人体解剖生理学
融合型教学问题解析

RENTI JIEPOU SHENGLIXUE RONGHEXING JIAOXUE
WENTI JIEXI

严亨秀 主编

四川科学技术出版社

图书在版编目（CIP）数据

人体解剖生理学融合型教学问题解析 / 严亨秀主编.成都：
四川科学技术出版社, 2024. 11. -- ISBN 978-7-5727-1619-5

Ⅰ. R324

中国国家版本馆CIP数据核字第2024YZ3198号

人体解剖生理学融合型教学问题解析

主　　编	严亨秀
出 品 人	程佳月
策划组稿	钱丹凝
责任编辑	万亭君
营销编辑	鄢孟君　刘　成
封面设计	筱　亮
责任出版	欧晓春
出版发行	四川科学技术出版社

成都市锦江区三色路238号　邮政编码 610023

官方微博 http://weibo.com/sckjcbs

官方微信公众号 sckjcbs

传真 028-86361756

成品尺寸	**185 mm × 260 mm**
印　　张	**13.5　字数 220 千**
印　　刷	**四川华龙印务有限公司**
版　　次	**2024年11月第1版**
印　　次	**2025年1月第1次印刷**
定　　价	**49.00元**

ISBN 978-7-5727-1619-5

邮　　购：成都市锦江区三色路238号新华之星A座25层　邮政编码：610023

电　　话：028-86361770

本书编委会

主　编：严亨秀

副主编：姜慧玲　张吉仲　仇丽颖

编　委：邵晓妮　任　艳　吕露阳

李　莹　王　琴

前　言

　　本书为适应新医科建设需求，以思维训练为目的，以医学转化为导向，体现学科交叉，反映学科前沿。全书以问和答的形式，解析人体解剖生理学中的重要知识点。

　　本书包括绪论、人体的基本组成、细胞的基本功能、运动系统的结构与功能、血液的组成与功能、循环系统的结构与功能、呼吸系统的结构与功能、消化系统的结构与功能等14章内容。每章以思维导图呈现主要内容，将当前生命科学研究热点作为导读，引入相关人体解剖生理学知识，凝练成四类问题，层层递进：关注生命科学研究热点，聚焦学生感兴趣的问题；强化基础知识，训练学生逻辑思维的问题；学科交叉融合，推动学生创新的问题；举一反三，体现实验室和临床双向转化（Bench to bedside and bedside to bench，B to B）的问题。本书内容按章的顺序排列，采用单选题、多选题、问答题和病案分析等题型，设置各类问题约1 200个，其中病案分析围绕药物的临床应用设置问题，引导药学专业学生运用解剖生理学知识去解决临床问题，激发学习兴趣。本书的所有习题均有参考答案，便于学生实战练习及自我反馈、矫正；答案中还涉及多学科前沿内容，可拓宽学生视野。

　　本书在编写过程中，得到了同行的大力支持和帮助。各位编写人员倾注了大量的心血，在此，我对长期支持本书编写的人员表示诚挚的感谢。

本书在编写过程中虽经反复推敲、修改，但限于编者水平和时间仓促，仍然可能存在不足之处，恳请广大读者在阅读和使用过程中提出宝贵意见，以便后续修改和完善内容。

严亨秀

2024 年 4 月

目　录

第一章

绪　论

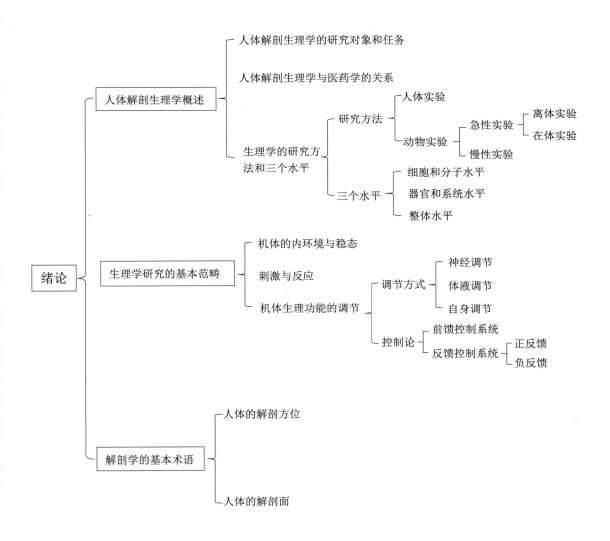

- 绪论
  - 人体解剖生理学概述
    - 人体解剖生理学的研究对象和任务
    - 人体解剖生理学与医药学的关系
    - 生理学的研究方法和三个水平
      - 研究方法
        - 人体实验
        - 动物实验
          - 急性实验
            - 离体实验
            - 在体实验
          - 慢性实验
      - 三个水平
        - 细胞和分子水平
        - 器官和系统水平
        - 整体水平
  - 生理学研究的基本范畴
    - 机体的内环境与稳态
    - 刺激与反应
    - 机体生理功能的调节
      - 调节方式
        - 神经调节
        - 体液调节
        - 自身调节
      - 控制论
        - 前馈控制系统
        - 反馈控制系统
          - 正反馈
          - 负反馈
  - 解剖学的基本术语
    - 人体的解剖方位
    - 人体的解剖面

一、关注生命科学研究热点→聚焦学生感兴趣的问题

转化医学

转化医学是一种新的医学发展模式，致力于克服基础研究与临床、公共卫生应用之间的严重失衡，通过打破基础医学研究与药物研发、临床应用之间的固有屏障，在它们之间建立直接关联，为开发新药品、研究新的治疗方法开辟一条具有革命性意义的新途径。转化医学的基本特征是多学科交叉合作，其一方面以临床问题为导向，深入开展相应的基础研究，再把基础研究成果快速转化为新药和防治新方法，实现"从实验室到临床（bench to bedside）"的转化；另一方面又从临床实践中提出新问题再回到实验室，为实验室研究提出新的研究思路，实现"从临床到实验室（bedside to bench）"的转化，这是一个连续、双向、开放的研究过程，被称为"实验室和临床的双向转化"。

转化医学的提出源自 20 世纪 90 年代的"转化研究（translational research）"。其时代背景是医学研究成果每十几年翻一番，但人们却在追问，发明了那么多新技术，积累了那么多新知识，发表了那么多高水平论文，为什么人们的健康状况并没有得到显著改善，比如在肿瘤研究领域，大量的分子生物学研究成果被发表，但是肿瘤的临床疗效并未同步提升。1992 年，Choi 在 *Science* 杂志上率先提出"从实验室到临床"概念，倡导把实验室的生物医学研究成果向临床应用的诊疗方法和技术转化。1996 年，Geraghty 在 *The Lancet* 上发表文章，首次提出"转化医学（translational medicine）"概念。

药物研究是转化医学的重要内容，转化医学研究成果是新药研发的引擎。转化医学是生物医学发展，特别是基因组学、蛋白质组学和生物信息学发展的时代产物，其中心环节是疾病生物标志物的发现、鉴定、确认及应用。生物标志物的应用，将有助于开发新的药物和治疗方法，提高药物筛选的成功率，也将有助于疾病的分子分型、相应的个体化治疗，及疾病的预后预测等。

近 30 年，转化医学在生命科学的各个领域蓬勃发展。例如随着肿瘤免疫学研究的发展，肿瘤免疫治疗取得了巨大进步，一系列新的免疫治疗手段逐步进入临床，其中以嵌合抗原受体 T 细胞（CAR-T 细胞）为代表的肿瘤细胞免疫疗法在血液系统恶性肿瘤治疗中取得了显著疗效；免疫检查点，如 CTLA-4 和 PD-1 的发现，促进了 PD-1 抑制剂在肺癌、肾癌、霍奇金淋巴瘤和黑色素瘤等肿瘤的临床治疗中取得积极成果，而抗 PD-1 和 CTLA-4 联合治疗黑色素瘤也取得了显著效果。在我国，转化医学已成为国家在生物医学领域里一个重要内容。《中共中央关于制定国民经济和社会发展第十二个五年规划的建议》辅导读物中明确指出："以转化医学为核心，大力提升医学科技水平，强化医药卫生重点学科建设。"

1. 单选题

（1）转化医学是一种（　　　）

A. 研究疾病机制的学科　　　　　　　　B. 进行药物研发的学科

C. 研究新疫苗的学科　　　　　　　　　D. 新的医学模式

E. 研究公共疾病防治新方法的学科

（2）转化医学的基本特征是（　　　）

A. 前沿性　　　　　　B. 多学科交叉　　　　C. 创新性

D. 科学性　　　　　　E. 先进性

（3）转化医学的中心环节是（　　　）

A. 阐明疾病发病机制　　B. 新药研发　　　　C. 疾病生物标记物的研究

D. 发现新的治疗方法　　E. 个体化治疗

（4）下列哪项不属于生命活动的基本特征（　　　）

A. 反应　　　　　　　B. 新陈代谢　　　　　C. 兴奋性

D. 适应性　　　　　　E. 衰老

（5）机体维持正常生命活动的必要条件是（　　　）

A. 自身调节　　　　　B. 体液调节　　　　　C. 负反馈

D. 神经调节　　　　　E. 内环境稳态

（6）能引起机体发生反应的各种环境变化，统称为（　　　）

A. 刺激　　　　　　　B. 反应　　　　　　　C. 反射

D. 兴奋　　　　　　　E. 兴奋性

（7）维持机体稳态的重要途径是（　　　）

A. 正反馈调节　　　　B. 负反馈调节　　　　C. 体液调节

D. 神经调节　　　　　E. 自身调节

（8）内环境稳态是指内环境（　　　）

A. 一成不变　　　　　B. 跳跃式变化　　　　C. 直线上升

D. 直线下降　　　　　E. 动态平衡

2. 多选题

（1）生命活动的基本特征包括（　　　）

A. 新陈代谢　　　　　B. 兴奋性　　　　　　C. 适应性

D. 生殖　　　　　　　E. 衰老

（2）关于稳态的描述中，正确的有（　　　）

A. 内环境的理化性质相对恒定　　　　　　B. 处于固定不变的静止状态

C. 是维持机体生命活动的必要条件　　　　D. 主要依靠体内的正反馈控制

E. 可维持机体各种生理功能的稳定

（3）维持机体内环境稳态的方式有（　　　）

A. 神经调节　　　　　B. 自身调节　　　　　C. 体液调节

D. 免疫调节　　　　　　E. 正反馈和负反馈调节

3. 问答题

（1）转化医学的核心任务是什么？举例说明目前所取得的进展。

（2）什么是内环境稳态？其生理意义是什么？

二、强化基础知识→训练学生逻辑思维的问题

1. 单选题

（1）人体的基本结构及功能单位是（　　　）

A. 细胞　　　　　　B. 组织　　　　　　C. 器官

D. 系统　　　　　　E. 分子

（2）机体的内环境是指（　　　）

A. 血液　　　　　　B. 体腔　　　　　　C. 组织间液

D. 细胞内液　　　　E. 细胞外液

（3）内环境的理化性质不包括（　　　）

A. 渗透压　　　　　B. 酸碱度　　　　　C. 温度

D. 营养成分　　　　E. 大气压

（4）阈值是指（　　　）

A. 能触发组织或细胞产生动作电位的最小刺激强度

B. 能触发组织或细胞产生动作电位的最大刺激强度

C. 能触发组织或细胞产生动作电位的最小刺激

D. 能触发组织或细胞产生动作电位的最大刺激

E. 能触发动作电位发生的临界膜电位值

（5）阈电位是指（　　　）

A. Na^+ 通道开始关闭的临界膜电位值

B. K^+ 通道开始关闭的临界膜电位值

C. K^+ 通道大量开放的临界膜电位值

D. Na^+ 通道少量开放的膜电位值

E. Na^+ 通道大量开放的临界膜电位值

（6）衡量组织兴奋性高低的指标是（　　　）

A. 组织反应强度　　B 强度时间变化率　　C. 局部电位

D. 阈值　　　　　　E. 动作电位幅度

（7）作用持久而广泛是哪种调节方式的特点（　　　）

A. 神经调节　　　　B. 体液调节　　　　C. 自身调节

D. 反馈调节　　　　E. 以上都不是

（8）下列各项调节中哪项不属于正反馈调节（　　　）

A. 排尿反射　　　　　　B. 排便反射　　　　　C. 血液凝固

D. 分娩　　　　　　　　E. 降压反射

（9）下列有关反射的描述，哪一项是错误的（　　　）

A. 反射是实现神经调节的基本方式

B. 完成反射所必需的结构基础是反射弧

C. 分为非条件反射和条件反射两类

D. 同一刺激所引起的反射效应应当完全相同

E. 在反射进行过程中可以有体液因素参与

（10）最快的生理功能调节方式是（　　　）

A. 自身调节　　　　　　B. 体液调节　　　　　C. 神经－内分泌调节

D. 免疫调节　　　　　　E. 神经调节

（11）对肾血流量调节具有重要意义的调节方式是（　　　）

A. 神经调节　　　　　　B. 自身调节　　　　　C. 体液调节

D. 免疫调节　　　　　　E. 负反馈调节

（12）关于解剖学姿势，下列描述不正确的是（　　　）

A. 身体直立　　　　　　B. 两眼平视正前方　　C. 上肢下垂于躯干两侧

D. 手背和足尖向前　　　E. 手掌和足尖向前

（13）靠近人体正中矢状面的方位称（　　　）

A. 内侧　　　　　　　　B. 内　　　　　　　　C. 前

D. 近侧　　　　　　　　E. 上

（14）将人体分为左右对称两部分的面叫作（　　　）

A. 水平面　　　　　　　B. 额状面　　　　　　C. 矢状面

D. 冠状面　　　　　　　E. 正中矢状面

2. 多选题

（1）生理学研究水平包括（　　　）

A. 整体水平　　　　　　B. 局部水平　　　　　C. 器官和系统水平

D. 细胞和分子水平　　　E. 细胞器水平

（2）受到刺激时，机体的表现形式包括（　　　）

A. 兴奋　　　　　　　　B. 激动　　　　　　　C. 抑制

D. 抑郁　　　　　　　　E. 以上都不是

（3）生理功能调节方式包括（　　　）

A. 神经调节　　　　　　B. 体液调节　　　　　C. 自身调节

D. 新陈代谢　　　　　　E. 适应

（4）反射弧的组成有（　　　）

A. 感受器　　　　　　　B. 传入神经　　　　　C. 中枢

D. 传出神经　　　　　　E. 效应器

（5）神经调节的特点有（　　　）

A. 持久　　　　　　　B. 作用广泛　　　　　　C. 迅速

D. 定位准　　　　　　E. 短暂性

3. 问答题

（1）人体解剖学和人体生理学的研究对象和任务是什么？

（2）什么是离体实验和在体实验？有何意义和优缺点？

（3）简述生理功能调节的主要方式及其特点。

三、学科交叉融合→推动学生创新的问题

1. 单选题

（1）男性，74岁，起床站立后出现明显的头晕症状，平卧时可以减轻，无视物旋转，无恶心、呕吐。卧位血压150/85 mmHg[*]，立位血压75/45 mmHg。诊断：体位性低血压。该患者的哪种调节方式出现了障碍（　　　）

A. 自身调节　　　　　B. 体液调节　　　　　　C. 神经调节

D. 神经－体液调节　　E. 免疫调节

（2）血钙浓度维持稳定依赖于（　　　）

A. 神经调节　　　　　B. 体液调节　　　　　　C. 自身调节

D. 神经－体液调节　　E. 前馈调节

（3）老师上课提问学生，学生脸红属于（　　　）

A. 自身调节　　　　　B. 体液调节　　　　　　C. 神经－体液调节

D. 神经调节　　　　　E. 负反馈调节

（4）下列活动中，存在前馈控制的是（　　　）

A. 画饼充饥　　　　　B. 排便反射　　　　　　C. 咳嗽反射

D. 肺牵张反射　　　　E. 膝跳反射

（5）下列生理活动的调节中，属于体液调节的是（　　　）

A. 维持身体姿势的调节　　　　　　　　　B. 强光下瞳孔缩小的调节

C. 动脉血压的短期调节　　　　　　　　　D. 血糖的调节

E. 寒冷时肌紧张增强的调节

（6）下列关于稳态的描述，错误的是（　　　）

A. 内环境稳态的维持只有神经和免疫调节的参与

B. 主要依靠体内的负反馈控制来维持

C. 是全身多器官参与调节的结果

---

[*] 1 mmHg ≈ 0.133 kPa。

D. 是机体维持生命活动的必要条件

E. 机体内环境的理化性质在一定范围内保持相对恒定

（7）下列关于负反馈控制的叙述，正确的是（　　　）

A. 是神经调节的专有形式

B. 是体液调节的专有形式

C. 使某种生理功能活动不断加强直至完成

D. 控制部分与受控部分之间存在双向联系

E. 只对受控部分活动有减弱作用

（8）在休克早期，使微循环血管收缩最主要的体液因素是（　　　）

A. 心肌抑制因子　　　　B. 血管紧张素Ⅱ　　　　C. 儿茶酚胺

D. 加压素　　　　E. TXA_2

（9）以下使氧自由基产生的体液因素是（　　　）

A. 肾上腺素　　　　B. 前列腺素　　　　C. 内皮素

D. 血管紧张素　　　　E. 血栓素

（10）既能升高血压，又能降低血压的药物是（　　　）

A. 麻黄碱　　　　B. 间羟胺　　　　C. 异丙肾上腺素

D. 肾上腺素　　　　E. 去甲肾上腺素

2. 多选题

（1）下列各项调节中属于正反馈调节的有（　　　）

A. 膝跳反射　　　　B. 排便反射　　　　C. 排尿反射

D. 分娩　　　　E. 血液凝固

（2）关于正反馈的描述中，正确的有（　　　）

A. 正反馈远不如负反馈多见

B. 正反馈常在局部和短时间内发挥作用

C. 正反馈没有纠正偏差的功效，对稳态的维持不发挥作用

D. 血液凝固属于正反馈

E. 降压反射属于正反馈

（3）负反馈的特点包括（　　　）

A. 反应可逆　　　　B. 有波动性　　　　C. 有滞后现象

D. 有预见性　　　　E. 维持稳态

（4）下列哪些情况下，可行低温疗法以维持稳态（　　　）

A. 切除大动脉瘤　　　　B. 心搏骤停复苏后　　　　C 大血管移植术

D. 重度创伤　　　　E. 脓毒症性休克

（5）下列属于内源性儿茶酚胺的是（　　　）

A. 多巴胺　　　　B 肾上腺素　　　　C. 异丙肾上腺素

D. 去甲肾上腺素　　　　E. 去氧肾上腺素

3. 问答题

（1）神经调节为什么具有迅速、准确的特点？

（2）人体解剖生理学与医药学有什么关系？

（3）什么是精准医学？有何意义？精准医学和转化医学的关系如何？

（4）试述《中庸》中"致中和，天地位焉，万物育焉"的稳态内涵。

（5）机体内环境在生理状态、疾病状态以及药物治疗过程中如何变化？

（6）请总结人体生理现象中的"矛"和"盾"，并简要说明其意义。

四、举一反三→体现 B to B 的问题

1. 问答题

（1）如何把生理学的研究方法用于新药研发？

（2）小明正在花丛中玩耍，突然一条恶狗向他跑来，吓得他面色苍白、汗毛直立、飞快地跑开，此时的他满头大汗、气喘吁吁、心咚咚地跳。请写出上述事件中体现生理现象的关键描述词，如"面色苍白"，并阐述这些生理现象的产生机制。

2. 病案分析

健康男性，40 岁，在夏季烈日炎炎的高温环境下进行户外劳作，一会儿便汗流浃背。由于未喝水，该男子持续工作 5 小时后，反而停止出汗，出现头晕、头痛、恶心、呕吐的症状，随后便思维模糊、意识不清，被同事送入医院。入院时患者处于高热、意识模糊的状态，诊断为中暑。

治疗：物理降温，给予 0.9% 氯化钠和 5% 葡萄糖注射液迅速补液、扩容，静脉滴注甘露醇与氯化钾注射液等。

问题：

（1）患者为何先是汗流浃背而后停止出汗？

（2）患者头晕、意识不清的原因是什么？

（3）患者的体温与血压有何变化？机体如何维持体温与血压的相对稳定？患者的症状与内环境稳态有何关系？

（4）为什么要用甘露醇和氯化钾进行治疗？

参考答案

一、关注生命科学研究热点→聚焦学生感兴趣的问题

1. 单选题：（1）～（8）DBCAE ABE

2. 多选题：（1）ABCDE　（2）ACE　（3）ABCDE

3. 问答题

（1）答：转化医学的核心任务是克服基础研究与临床、公共卫生应用之间的严重失衡，通过打破基础医学研究与药物研发、临床应用之间的固有屏障，在它们之间建立直接关联，为开发新药品、研究新的治疗方法开辟一条具有革命性意义的新途径。例如以嵌合抗原受体 T 细胞（CAR-T 细胞）治疗为代表的肿瘤细胞免疫疗法在血液系统恶性肿瘤治疗中取得了显著疗效；免疫检查点，如 CTLA-4 和 PD-1 的发现，促进了临床 PD-1 抑制剂在肺癌、肾癌、霍奇金淋巴瘤和黑色素瘤等肿瘤的治疗中取得积极成果，而抗 PD-1 和 CTLA-4 联合治疗黑色素瘤也取得了显著效果。

（2）答：内环境稳态是指内环境的理化性质，如温度、酸碱度、渗透压和各种液体成分的相对恒定状态。在正常生理情况下，机体内环境的各种成分和理化性质只在很小的范围内发生变动，不是处于固定不变的静止状态，而是处于动态平衡状态。

生理意义：内环境的稳态是细胞维持正常生理功能的必要条件，也是机体维持正常生命活动的必要条件，内环境稳态失衡可导致疾病。内环境稳态的维持有赖于各器官尤其是内脏器官功能状态的稳定、机体各种调节机制的正常以及血液的纽带作用。

二、强化基础知识→训练学生逻辑思维的问题

1. 单选题：（1）～（10）AEEAE DBEDE　　（11）～（14）BDAE
2. 多选题：（1）ACD　（2）AC　（3）ABC　（4）ABCDE　（5）CDE
3. 问答题

（1）答：人体解剖学是研究人体正常形态和结构的科学。任务是揭示构成人体的这些细胞、组织、器官以及系统的组成和形态结构。

人体生理学是研究人体正常生命活动规律的科学。任务是研究各项生理功能的表现形式、活动过程、发生机制及影响因素，阐明机体为适应环境变化和维持整体生命活动所做出的相应调节。

（2）答：离体实验是从活的或刚处死的动物体内取出所需的细胞、组织或器官，在类似于体内环境的人工环境中进行观察和实验。意义：研究某单一因素的作用。优点：容易控制实验条件，排除无关因素的干扰，研究某单一因素的作用更加直观。缺点：离体条件与真实整体环境下的条件有差异，不能真实反映影响因素在整体生理环境中的作用，应结合在体实验结果进行完整分析。

在体实验是在动物麻醉的条件下，手术暴露所需研究的某些器官或组织，观察在各种影响因素下，这些器官、组织的生理功能的变化。意义：真实反映整体条件下各影响因素的作用。优点：可在整体情况下，研究某一器官或组织的功能活动规律及与其他器官、系统间的相互联系。缺点：不利于单一因素的机制研究，有必要结合离体实验结果综合阐述某一生理现象及机制。

（3）答：生理功能调节的主要方式有神经调节、体液调节和自身调节。①神经调节是指通过神经系统的活动，对机体组织、器官的功能所进行的调节，其基本方式是反射。特点：反应速度快、准确、效应持续时间短暂。②体液调节是指体液因子（如激素、代谢产物）通过体液途径（如血液、组织液）对各组织、器官功能进行的调节。特点：反应速度较

慢、不够精确、作用广泛而持久。③自身调节是指组织、细胞在不依赖于神经或体液调节的条件下，自身对刺激发生的适应性反应过程。特点：调节强度弱且灵敏度低，涉及范围较小，只限于某些器官、组织或细胞，属于局部性调节。

三、学科交叉融合→推动学生创新的问题

1. 单选题：（1）～（10）CBDAD ADCAD

2. 多选题：（1）BCDE （2）ABD （3）ABCE （4）ABCDE （5）ABD

3. 问答题

（1）答：反射是神经调节的基本形式。反射活动的基本结构基础是反射弧，而反射弧的线路确定，为一条单线、专一、准确的通路，同时传导的主电信号、传导速度快。

（2）答：人体解剖生理学是医药学的基础，与药学专业的其他学科如药理学、生物化学等关系密切，并为药学工作者研制、开发新药，开展药效学、毒理学、药动学等方面工作提供必要的解剖学、生理学知识。医药学的发展有赖于人体解剖生理学的发展，而医药学领域的实践也必然反过来促进人体解剖生理学领域的研究。

（3）答：精准医学是指根据患者在基因、环境和生活方式上的特异性而制定个性化的精准诊断、精准治疗和精准预防方案，是具有颠覆性的全新医学模式。

几乎所有疾病，包括肿瘤、心脑血管疾病、代谢性疾病和神经系统疾病的发生、发展均涉及复杂的生物学过程，是外界环境、个体生活习惯和基因等多因素相互影响的结果。因此，疾病的防治也必须从人体基因差异和外界环境影响入手来开展，必须以个体，而不是以群体为核心来制定精准的诊疗方案。精准医学将从根本上解决因以群体为诊疗对象而误诊致患者损伤及医疗资源浪费的现今医学的问题，降低社会医疗成本，缓解医患矛盾，具有巨大社会效益和经济效益。

精准医学研究集合了诸多现代医学科技发展的知识与技术体系，体现了医学的科学发展趋势，也表明了临床实践的发展方向。精准医学是转化医学的目标，转化医学是实现精准医学的必由之路。转化医学将生物医学研究成果转化为改善健康的干预措施，加速了新药开发和临床转化的进程，成为精准治疗的加速器。

（4）答：内环境稳态是指内环境的理化性质，如温度、酸碱度、渗透压和各种液体成分的相对恒定状态。在正常生理情况下，机体内环境的各种成分和理化性质只在很小的范围内发生变动，不是处于固定不变的静止状态，而是处于动态平衡状态。"致中和，天地位焉，万物育焉"的意思是当达到中和的状态时，天地就各得其所，万物便生长发育，自然界便处于一种最佳的动态平衡之中，强调了中和的重要性，认为中和是宇宙间自然稳定的状态，是事物发展的理想境界，与内环境稳态有异曲同工之妙。

（5）答：在生理状态，机体内环境的各种理化性质在一定范围内变化，相对恒定，即处于稳态。在疾病状态下，内环境的这种相对恒定的状态被打破，理化性质变化超出了恒定范围，出现过高或过低的表现，也就是内环境稳态被打破，而药物治疗的目的或结果就是重建或恢复内环境稳态。

（6）答：主要的"矛"和"盾"包括急性实验－慢性实验，离体实验－在体实验，兴奋－抑制，正反馈－负反馈，被动转运－主动转运，同向转运－反向转运，入胞－出胞，

受体－配体，去极化－复极化，前负荷－后负荷，凝血－抗凝、溶栓，凝集原－凝集素，收缩－舒张，减压反射－升压反射，吸气－呼气，肺泡表面张力－肺表面活性物质，肺扩张反射－肺萎陷反射，胃黏液－碳酸氢盐屏障，吸收－排泄，体表温度－体核温度，产热－散热，热习服－冷习服，寒战－高热，重吸收－分泌，尿液的浓缩－尿液的稀释，低渗尿－高渗尿，近点－远点，近视－远视；暗适应－明适应，兴奋性突触后电位－抑制性突触后电位，受体激动剂－受体拮抗剂，突触后抑制－突触前抑制。意义："矛"与"盾"之间和谐相处，共同维持机体稳态。

四、举一反三→体现 B to B 的问题

1. 问答题

（1）答：生理学的研究方法涉及人体实验和动物实验，动物实验按其进程可分为急性实验和慢性实验，急性实验还可分为在体（in vivo）和离体（in vitro）实验。新药研究的内容包括临床前研究和临床研究。临床前研究多在动物或细胞上进行，可通过离体实验研究药物对细胞、分子的作用，亦可通过构建体外类器官研究药物对器官的作用。随着细胞生物学和分子生物学的发展，很多特殊的靶分子（分子标记物）被发现，如受体、细胞因子、通道、酶等在疾病的发生发展中起到关键作用，针对这些靶标设计并筛选药物（靶向药物）已成为目前药物研发的主流方式。然而，在药物的设计和研究中不仅要注重药物对细胞、分子的作用，还必须注重药物对器官、系统和整体的作用，因此在体动物实验必不可少。离体实验是将器官或细胞从体内分离出来，在一定实验条件下研究药物对它的作用，有利于排除无关因素的影响，但获取的结果不一定能代表在自然条件下的整体活动情况。而在体实验获得的结果比较接近整体的生理功能活动，但实验条件要求高，整体影响因素较多，所得的结果不易分析。可见急性、慢性实验作为常用的两种生理学实验方法在新药研发中可以互相补充、取长补短。同时，在进行药物毒理研究中也涉及急性毒理实验和慢性毒理实验。

动物实验的结果并不能直接应用于人，新药能否最终用于临床治疗患者，必须进行临床实验，包括临床Ⅰ期～Ⅳ期实验，均在人体上进行。可见，在新药研发中，必然涉及在分子、细胞、器官、系统、整体不同水平上的离体、在体、动物和人体实验的综合考量。

（2）答：面色苍白、汗毛直立、飞快地跑、满头大汗、气喘吁吁、心咚咚地跳。

产生机制：在应急状态下，交感神经兴奋，肾上腺髓质肾上腺素和去甲肾上腺素，皮肤血管收缩，竖毛肌收缩，呼吸肌收缩加快，心脏兴奋，汗腺分泌量增加。

2. 病案分析

分析：（1）发汗是机体散热的重要途径，人体主要通过汗腺分泌汗液，而汗腺广泛分布于皮肤。汗腺分泌的汗液来自细胞外液，包括水、NaCl、KCl及尿素等主要成分。高温环境下的户外劳作使患者体温升高，此时为了降低体温，机体主要通过发汗来散热所以患者先是汗流浃背。然而持续在高温环境下工作数小时，机体持续大量出汗且未及时补充液体，造成体液缺失，细胞外液和离子浓度稳态失衡，所以患者停止了出汗。

（2）细胞外液进一步减少，造成血容量不足、心脏泵血减少、血压降低、大脑血液供应减少，引起缺血缺氧，造成功能损害，最终导致患者头晕、意识不清。

（3）患者体温升高、血压下降。机体血压降低后通过减压反射的调节，使皮肤、内脏等部位的血管收缩，血流减少，以此保证心脏和大脑这些重要器官有足够的血液供应。正常人体的温度通过体内完善的体温调节机制保持恒定。当体温降低时，机体的散热减少，产热增加，从而使体温回升；相反，当体温升高时，机体的散热增加，产热减少，从而使体温降低。

（4）由于患者出现头晕、头痛、恶心、呕吐等颅内压增高的症状，用甘露醇注射液可降低颅内压、防治脑水肿；中暑后会大量出汗，带走体内的钾离子，从而导致血钾浓度下降，给予氯化钾注射液可以补充钾离子，纠正电解质紊乱。

第二章

人体的基本组成

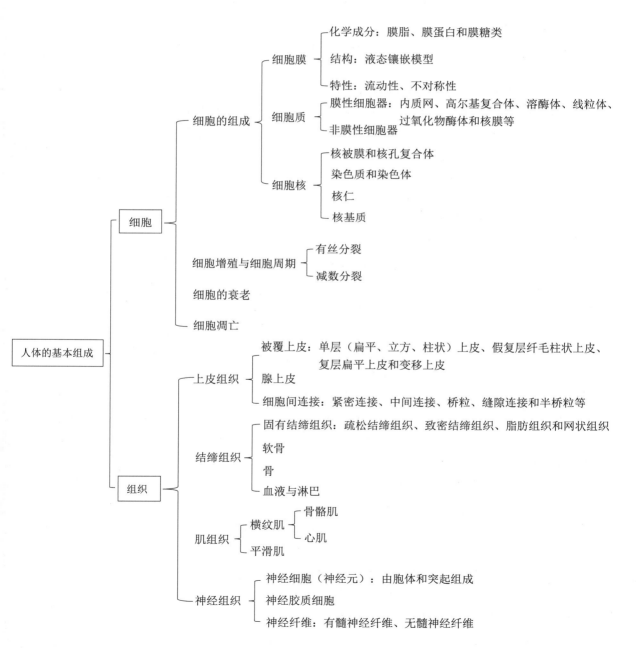

一、关注生命科学研究热点→聚焦学生感兴趣的问题

细胞死亡

细胞死亡是一种基本生物现象，在维持多细胞生物的稳态和发育中起关键作用。细胞死亡可分为程序性细胞死亡（programmed cell death，PCD）和意外性细胞死亡（accidental cell death，ACD）2类。PCD是机体内由遗传基因决定的细胞主动、有序的死亡方式，它在机体进化、维持机体稳态以及多个组织、器官的发育中发挥重要作用，而这一过程的调控异常还与包括癌症在内的多种人类疾病密切相关。

目前发现的PCD途径有细胞凋亡、坏死性凋亡、细胞焦亡、自噬和铁死亡，这些途径可在细胞受到各种内外刺激时被激活。细胞凋亡（apoptosis）是细胞在一定的生理条件或某些病理条件下，遵循自身的程序，自己结束生命活动的自然过程。当细胞凋亡发生时，细胞首先变圆，随即与邻近细胞脱离，失去微绒毛，胞质浓缩，内质网与线粒体肿胀，核仁消失，线粒体嵴断裂与消失。细胞凋亡有助于去除对机体有害的和衰老的细胞，调控器官的细胞数量。细胞凋亡主要由胱天蛋白酶（cysteine aspartic acid specific protease，caspase）来启动和执行。细胞凋亡包括2个主要途径，即外源性途径和内源性途径。其中，外源性途径的凋亡信号通过细胞外配体与细胞外死亡受体的跨膜结构域结合而启动；而内源性途径由细胞应激触发，如DNA损伤和代谢应激。在DNA损伤反应中，作为Bcl-2蛋白家族的促凋亡转录因子p53蛋白被激活。p53蛋白可通过转录激活Bax、Puma、Noxa、Bad和Bid等几种促凋亡Bcl-2蛋白家族成员的表达，并抑制 *Bcl-2* 和 *Bcl-xL* 等抗凋亡基因的转录，导致细胞凋亡。一些抗肿瘤药物就是根据细胞凋亡信号转导途径作为治疗靶点，通过诱导凋亡而发挥抗肿瘤的药理作用。

坏死性凋亡（necroptosis）是一种以引起细胞肿胀和质膜破裂等为主要特征，不依赖于caspase的新型程序性炎性细胞死亡方式，依赖于受体交互作用蛋白激酶1（receptor interacting protein kinase 1，RIPK1）、受体交互作用蛋白激酶3（RIPK3）和混合连接激酶结构域样蛋白（mixed lineage kinase domain-like，MLKL）的活化。RIPK1和RIPK3活化后通过其受体交互作用蛋白激酶（*RIPK*）同型相互作用基序形成坏死体。RIPK3磷酸化MLKL并将其招募到坏死体中，通过MLKL寡聚化并转位至细胞膜形成质膜孔，导致膜破裂，进而触发坏死性凋亡。

细胞焦亡（pyroptosis）是一种通过炎症小体激活的PCD，这一过程中伴有细胞肿胀与炎症反应。细胞受到细菌、病毒等外界因素刺激时，会激活caspase家族蛋白，使其可切割、激活Gasdermin蛋白，活化的Gasdermin蛋白转位到细胞膜上，破坏细胞膜的完整性并形成孔洞，导致细胞质外流，引起细胞焦亡。

自噬（autophagy）是细胞降解、回收蛋白质和细胞器以维持细胞内稳态的过程。自噬又分为依赖于自噬机制的自噬依赖性细胞死亡和依赖于其他细胞死亡模式的自噬介导的细

胞死亡。自噬通常被认为是细胞采取的一种促进生存的策略，但也被认为是包括恶性细胞在内的细胞通过自我消化而实施的"自杀"机制。LC3-Ⅱ、Beclin-1和P62等是激活细胞自噬发生的标志蛋白。

铁死亡（ferroptosis）是一种以铁依赖性膜脂质过氧化为特征的非凋亡细胞死亡方式，其特征在于线粒体变小、线粒体嵴减少、线粒体膜密度增加和线粒体膜破裂增加。铁死亡是通过非酶促和酶促机制引发的铁催化的脂质过氧化过程。很多疾病均报道与铁死亡有关，包括肿瘤、中风等。

PCD是当前研究的热点之一，对细胞死亡过程的调控机制及信号通路的阐释有助于全面深入理解细胞的功能及机制，为肿瘤、免疫性疾病治疗等临床医学难题提供理论基础。

1. 单选题

（1）下列关于细胞的描述中正确的是（　　　）

A. 所有细胞都只有一个细胞核

B. 人体的所有细胞都有细胞膜、细胞质和细胞核

C. 在核液内有各种各样的细胞器

D. 细胞膜为嵌有类脂的蛋白质双分子层结构

E. 细胞是构成人体结构和功能的基本单位

（2）关于细胞凋亡，描述正确的是（　　　）

A. 细胞分化发生在胚胎期，细胞衰老与凋亡发生在老年期

B. 蝌蚪向成体发育过程中尾部细胞的死亡是细胞凋亡

C. 细胞凋亡的根本原因是病原体

D. 细胞凋亡就是细胞坏死

E. 皮肤上的老年斑是细胞凋亡的产物

（3）细胞凋亡与坏死的本质区别在于二者分别是（　　　）

A. 主动死亡，被动死亡　　　　　　　　B. 主动死亡，主动死亡

C. 被动死亡，被动死亡　　　　　　　　D. 被动死亡，主动死亡

E. 既有主动死亡又有被动死亡

（4）下列哪种细胞死亡方式不属于程序性细胞死亡（　　　）

A. 凋亡　　　　　　　B. 坏死性凋亡　　　　　　C. 铁死亡

D. 坏死　　　　　　　E. 细胞焦亡

2. 多选题

（1）细胞膜的特性有（　　　）

A. 流动性　　　　　　B. 不对称性　　　　　　　C. 特异性

D. 对称性　　　　　　E. 选择通透性

（2）程序性细胞死亡包括（　　　）

A. 细胞凋亡　　　　　B. 坏死　　　　　　　　　C. 铁死亡

D. 坏死性凋亡　　　　E. 自噬

3. 问答题

（1）细胞中主要有哪几种细胞器？各有何生理功能？

（2）简述细胞凋亡与坏死的区别。

二、强化基础知识→训练学生逻辑思维的问题

1. 单选题

（1）下列哪一项不是上皮组织的特点（ ）

  A. 具有极性　　　　　B. 细胞排列紧密　　　C. 具有保护作用

  D. 有丰富的神经末梢　E. 含有丰富的血管

（2）关于骨骼肌纤维的描述，哪一项是正确的（ ）

  A. 是唯一表面有横纹的肌细胞

  B. 呈短柱状，末端分叉

  C. 多个细胞核，位于细胞周缘

  D. 一个细胞核，位于细胞中央

  E. 肌浆中的肌原纤维与骨骼肌纤维长轴垂直

（3）构成肌腱的主要组织是（ ）

  A. 脂肪组织　　　　　B. 致密结缔组织　　　C. 上皮组织

  D. 网状组织　　　　　E. 疏松结缔组织

（4）肌节由什么组成（ ）

  A. 暗带 + 明带　　　　　　　　　　B. 暗带 + 暗带

  C. 1/2 明带 + 暗带 +1/2 明带　　　　D. 1/2 明带

  E. 1/2 暗带

（5）关于心肌纤维的描述，哪一项是错误的（ ）

  A. 表面有横纹，但不如骨骼肌明显　　B. 细胞连接处有闰盘

  C. 一个细胞核，位于细胞中央　　　　D. 呈短柱状，末端分叉

  E. 具有三联体

（6）关于神经元结构的错误描述是哪一项（ ）

  A. 细胞均呈星形

  B. 突起可分为轴突和树突两类

  C. 一个神经元通常只有一个轴突

  D. 胞质内含有尼氏小体和神经元纤维

  E. 核大而圆，异染色质少

（7）分布于心血管腔面的组织是（ ）

  A. 间皮　　　　　　　B. 内皮　　　　　　　C. 单层立方上皮

  D. 单层柱状上皮　　　E. 假复层纤毛柱状上皮

（8）关于结缔组织描述正确的是（　　　）

　A. 脂肪组织属于疏松结缔组织

　B. 网状组织属于疏松结缔组织

　C. 真皮由规则致密结缔组织构成

　D. 腱膜由不规则致密结缔组织构成

　E. 淋巴是广义的结缔组织

（9）在疏松结缔组织中，参与过敏反应的细胞是（　　　）

　A. 浆细胞　　　　　　　B. 脂肪细胞　　　　　　C. 成纤维细胞

　D. 肥大细胞　　　　　　E. 巨噬细胞

（10）分布于呼吸道腔面的上皮组织是（　　　）

　A. 假复层纤毛柱状上皮　B. 单层柱状上皮　　　　C. 被覆上皮

　D. 间皮　　　　　　　　E. 单层扁平上皮

（11）形成类骨质的细胞是（　　　）

　A. 骨细胞　　　　　　　B. 破骨细胞　　　　　　C. 骨祖细胞

　D. 成骨细胞　　　　　　E. 软骨细胞

2. 多选题

（1）以下哪些属细胞、分子水平的研究（　　　）

　A. 心脏生物电现象的原理　　　　　　B. 突触传递的原理

　C. 肌肉收缩的原理　　　　　　　　　D. 缺氧时肺通气的变化

　E. 运动时心功能的变化

（2）关于细胞核的描述正确的是（　　　）

　A. 各类型细胞核孔数目基本一致

　B. 是细胞遗传、代谢、生长及繁殖的控制中心

　C. 由核被膜、核仁、染色质和核基质等组成

　D. 细胞核的形态和数目随物种的细胞类型及功能状态而异

　E. 细胞通常只有 1 个核，但也可有多个核

3. 问答题

（1）简述细胞膜形态结构及特性。

（2）简述构成人体各种组织的结构特点。

三、学科交叉融合→推动学生创新的问题

1. 单选题

（1）关于细胞膜结构与功能的叙述，哪项是错误的（　　　）

　A. 细胞膜以脂质双分子层为基架，镶嵌着不同生理功能的蛋白质

　B. 细胞膜是具有特殊结构和功能的半透膜

    C.细胞膜是细胞接受其他因素影响的门户

    D.细胞膜具有流动性和不对称性

    E.水溶性物质一般能自由通过细胞膜，而脂溶性物质则不能

（2）构成人体细胞的最基本的物质是（　　　）

    A.蛋白质　　　　　　　B.糖类　　　　　　　C.脂肪

    D.无机盐　　　　　　　E.维生素

（3）下列不属于骨组织的细胞是（　　　）

    A.骨祖细胞　　　　　　B.骨骼肌细胞　　　　C.破骨细胞

    D.骨细胞　　　　　　　E.成骨细胞

（4）不属于结缔组织作用的是（　　　）

    A.分泌　　　　　　　　B.支持　　　　　　　C.填充

    D 保护　　　　　　　　E.修复

（5）下列不属于广义结缔组织的是（　　　）

    A.固有结缔组织　　　　B.软骨　　　　　　　C.血浆

    D.淋巴　　　　　　　　E.骨

（6）变移上皮组织主要分布在（　　　）

    A.口腔黏膜　　　　　　B.皮肤　　　　　　　C.肠腔

    D.膀胱　　　　　　　　E.腹膜

（7）肌组织按其结构和功能分为（　　　）

    A.随意肌和不随意肌　　B.骨骼肌、心肌和平滑肌

    C.横纹肌和竖纹肌　　　D.横纹肌和平滑肌　　E.长肌和短肌

（8）髓鞘和神经膜呈节段性，相邻两段之间无髓鞘的狭窄处，称为（　　　）

    A.节间体　　　　　　　B.神经胶质　　　　　C.郎飞结

    D.尼氏体　　　　　　　E.缝隙连接

（9）哺乳动物运动系统的组成是（　　　）

    A.由关节组成　　　　　B.由骨骼和骨骼肌组成

    C.由全身骨骼组成　　　D.由神经和骨骼肌组成

    E.由血管和骨骼肌组成

（10）被分布于口腔和食道等腔面的上皮组织是（　　　）

    A.单层扁平上皮　　　　B.单层立方上皮　　　C.变移上皮

    D.复层扁平上皮　　　　E.单层柱状上皮

（11）称为通讯连接的是（　　　）

    A.紧密连接　　　　　　B.桥粒　　　　　　　C.黏着小带

    D.缝隙连接　　　　　　E.半桥粒

（12）在心肌的同步收缩中起重要作用的结构是（　　　）

    A.紧密连接　　　　　　B.缝隙连接　　　　　C.黏着小带

　　D. 桥粒　　　　　　　　　E. 半桥粒

（13）上皮细胞的极性是指（　　　）

　　A. 细胞的表面可分为游离面、基底面和侧面

　　B. 游离面和基底面的结构和功能具有明显的差别

　　C. 侧面常具有特殊的细胞连接

　　D. 细胞核常位于基底部

　　E. 浅层细胞和深层的细胞不同

（14）DNA 的基本结构单位是（　　　）

　　A. 碱基　　　　　　　　B. 磷酸　　　　　　　　C. 戊糖

　　D. 核糖核苷酸　　　　　E. 脱氧核糖核苷酸

（15）休克时，下列哪一细胞部位最早发生损伤（　　　）

　　A. 微粒体　　　　　　　B. 溶酶体　　　　　　　C. 高尔基复合体

　　D. 线粒体　　　　　　　E. 细胞膜

（16）自由基可造成细胞膜流动性改变与通透性增加，主要是由于（　　　）

　　A. 自由基引起核酸断裂　　　　　　　　B. 自由基催化氨基酸氧化

　　C. 自由基使多糖发生氧化　　　　　　　D. 自由基与蛋白质发生交联

　　E. 自由基引发脂质过氧化

（17）线粒体膜易受自由基损伤的原因是其外面缺乏以下哪种蛋白保护（　　　）

　　A. 组蛋白　　　　　　　B. 纤维蛋白　　　　　　C. 免疫球蛋白

　　D. 球蛋白　　　　　　　E. 白蛋白

（18）缺血 – 再灌注主要通过下列哪种应激诱导细胞凋亡（　　　）

　　A. 机械应激　　　　　　B. 情绪应激　　　　　　C. 氧应激

　　D. 化学应激　　　　　　E. 热应激

（19）细胞凋亡的主要执行者是（　　　）

　　A. Caspases　　　　　　B. 端粒酶　　　　　　　C. 超氧化物歧化酶

　　D. 过氧化氢酶　　　　　E. 内源性核酸外切酶

2. 多选题

（1）固有结缔组织包括（　　　）

　　A. 疏松结缔组织　　　　B. 致密结缔组织　　　　C. 脂肪组织

　　D. 网状组织　　　　　　E. 骨组织

（2）中枢神经系统的胶质细胞分为（　　　）

　　A. 星形胶质细胞　　　　B. 少突胶质细胞　　　　C. 小胶质细胞

　　D. 施万细胞　　　　　　E. 室管膜细胞

（3）细胞外基质包括（　　　）

　　A. 蛋白聚糖　　　　　　B. 胶原蛋白　　　　　　C. 弹力蛋白

　　D. 基膜　　　　　　　　E. 玻尿酸

（4）细胞外基质的功能包括（　　　　）

A. 影响细胞存活、生长与死亡　　　　　　B. 决定细胞形状

C. 控制细胞分化　　　　　　　　　　　　D. 参与细胞迁移

E. 合成分泌蛋白

（5）自由基攻击的细胞成分包括（　　　　）

A. 膜脂质　　　　　　　B. DNA　　　　　　　C. 线粒体

D. 电解质　　　　　　　E. 蛋白质

（6）下列与真核细胞内蛋白质降解有关的细胞器包括（　　　　）

A. 自噬溶酶体　　　　　B. 泛素　　　　　　　C. 溶酶体

D. 核糖体　　　　　　　E. 内质网

（7）以下哪些属于蛋白质合成后加工的内容（　　　　）

A. 形成正确的空间构象　　　　　　　　　B. 多肽链 N 端的修饰

C. 氨基酸的共价修饰　　　　　　　　　　D. 多肽链的糖基化

E. 二硫键的形成

（8）下列可干扰 mRNA 稳定性造成翻译抑制的 RNA 分子有（　　　　）

A. hnRNA　　　　　　　B. siRNA　　　　　　C. miRNA

D. tRNA　　　　　　　　E. rRNA

（9）严重低张性缺氧造成的细胞损伤有（　　　　）

A. 细胞自溶、坏死　　　B. 磷脂酶活性升高使溶酶体膜被分解

C. 细胞膜通透性增加　　D. 细胞内缺 K^+ 而 Na^+ 浓度增高

E. 线粒体脱氢酶活性升高

（10）休克造成的细胞损伤包括（　　　　）

A. 溶酶体膜破裂，释出水解酶　　　　　　B. 磷酸化酶活性减弱，糖原分解减弱

C. 细胞膜钠泵失灵，细胞水肿　　　　　　D. 有氧氧化减弱，ATP 生成减少

E. 无氧酵解增强，乳酸生成增多

（11）氧化应激诱导细胞凋亡的可能机制有（　　　　）

A. 活化 NF-κB　　　　　B. 激活 Ca^{2+}/Mg^{2+} 依赖的核酸内切酶

C. 激活 p53 基因　　　　D. 抑制转录因子 AP-1

E. 活化聚腺苷二磷酸核糖聚合酶

（12）下列关于艾滋病发病过程中细胞凋亡的描述，正确的是（　　　　）

A. HIV 感染可通过多因素、多途径诱导 $CD4^+T$ 淋巴细胞发生凋亡

B. HIV 感染的 $CD4^+T$ 淋巴细胞可形成合胞体而凋亡

C. HIV 感染可使 $CD4^+T$ 淋巴细胞处于激活状态，促进其迅速增殖

D. 除 $CD4^+T$ 淋巴细胞凋亡外，还存在其他免疫细胞的凋亡

E. 可终止病毒的复制和表达，因此具有一定的保护作用

（13）关于凋亡蛋白酶的描述正确的是（　　　）

A. Caspases 是一组对底物半胱氨酸部位有特异水解作用的蛋白酶

B. Caspases 能水解细胞的蛋白质结构，导致细胞解体，形成凋亡小体

C. Caspases 能灭活 Bcl-2

D. Caspases 家族至少有 13 个成员

E. Caspases 的活性中心富含半胱氨酸

3. 问答题

（1）简述细胞膜的重要性。

（2）顾名思义，"随意肌"体现了肌肉的何种特性？

（3）平行排列的多根神经纤维上的电传导为什么不出现短路现象？

（4）皮肤作为人体第一道屏障的结构基础是什么？

（5）痰液是如何形成并咳出的？

（6）缺氧时组织细胞发生何种代谢变化？

（7）试述细胞保护剂治疗休克患者的病理生理基础。

（8）试述 $p53$ 与 Bcl-2 对细胞凋亡的影响及机制。

四、举一反三→体现B to B的问题

1. 问答题

（1）细胞凋亡对于细胞的正常生长有何意义？肿瘤的发生和细胞凋亡有何关系？

（2）请阐述自噬和细胞焦亡与细胞生理功能的关系。

（3）根据骨的相关知识，思考如何构建组织工程骨。

（4）什么是上皮组织再生和上皮组织化生？上皮组织化生与肿瘤的发生有何关系？

（5）什么叫上皮 – 间充质转化和间充质 – 上皮转化？特征性表现有哪些？有何生理和病理意义？

（6）细胞外基质与肿瘤细胞的迁移和浸润有何关系？是否可作为抗肿瘤治疗的靶点？

2. 病案分析

患者，女，56 岁。在体检中扪及右侧乳腺包块，进一步钼靶检测发现右乳中央区内侧可见不规则毛刺状肿块，大小约为 17 mm×16 mm，边缘可见较多毛刺及增粗血管影，双侧腋窝未见淋巴结，诊断为乳腺癌，行右侧乳腺全切术，术后取肿瘤组织做病理和基因检测，病理诊断为浸润性导管癌和原位性导管癌，基因检测提示 $HER2$ 阳性。给予患者靶向抗 $HER2$ 的曲妥珠单抗治疗 6 个疗程后复查，无复发和转移。

问题：

（1）试述癌细胞有异于正常细胞的增殖速度，与其细胞同期有何特点。

（2）一些抗癌药物可通过诱导癌细胞凋亡而发挥抗癌作用，试述细胞凋亡与癌症发

生发展的关系。

（3）什么是分子靶向治疗？试述抗肿瘤靶向药物的作用机制，及其可能的作用靶点。

参考答案

一、关注生命科学研究热点→聚焦学生感兴趣的问题

1. 单选题：（1）～（4）EBAD

2. 多选题：（1）ABE　（2）ACDE

3. 问答题

（1）答：人体细胞内的细胞器主要有：线粒体、内质网、高尔基体、过氧化物酶体和溶酶体等。①线粒体是有氧呼吸和供能的主要场所，是"细胞动力车间"。②内质网是由膜连接而成的网状结构，为单层膜，是细胞内蛋白质加工以及脂质合成的"车间"。③高尔基体在蛋白质的分泌、合成与运输中起着重要的作用。④过氧化物酶体也称微体，含多种与过氧化氢代谢有关的酶，如过氧化氢酶，该酶可消除对细胞有害的 H_2O_2。⑤溶酶体是"消化车间"，内部含有多种水解酶，能分解衰老、损伤的细胞器，吞噬并杀死入侵的病毒或细菌。

（2）答：细胞凋亡与坏死的区别如表 2-1 所示。

表 2-1　细胞凋亡与坏死特征对比表

区别点	细胞凋亡	细胞坏死
起因	生理性或病理性	病理性变化或剧烈损伤
累及范围	单个散在细胞	大片组织或成群细胞
细胞膜	保持完整，一直到形成凋亡小体	破裂
染色质	凝聚在核膜附近形成块状或新月形小体	呈絮状
细胞器	无明显变化	肿胀、内质网崩解
细胞体积	固缩变小	肿胀变大
凋亡小体	有，被邻近细胞或巨噬细胞吞噬	无，细胞自溶，残余碎片被巨噬细胞吞噬
基因组DNA	有控降解，电泳图谱呈梯状	随机降解，电泳图谱呈涂抹状
蛋白质合成	有	无
调节过程	受基因调控	被动进行
炎症反应	无，不释放细胞内容物	有，释放细胞内容物

二、强化基础知识→训练学生逻辑思维的问题

1. 单选题：（1）～（10）ECBCE ABEDA　（11）D

2. 多选题：（1）ABC　（2）BCDE

3. 问答题

（1）答：目前公认的细胞膜分子结构模型为液态镶嵌模型，指细胞膜以液态的脂质双分子层作为基本骨架，其中镶嵌着不同分子结构和生理功能的蛋白质。细胞膜的特性包括流动性、不对称性和选择通透性。

（2）答：人体的基本组织有上皮组织、结缔组织、肌组织和神经组织。①上皮组织覆盖于皮肤表面及体内一切管腔的内表面和某些脏器的表面，由大量形态规则、排列密集的上皮细胞和极少量的细胞外基质构成，具有保护、分泌等功能，如皮肤的表皮、小肠腺上皮、消化道管壁的内表面等。②结缔组织的种类很多，骨组织、血液等都属于结缔组织，由细胞和细胞外基质构成，具有营养、支持、连接、保护等作用。③肌组织主要由肌细胞构成，具有收缩、舒张功能，如心肌、平滑肌等。④神经组织由神经细胞和神经胶质细胞构成，能接受刺激、整合信息和传导冲动。

三、学科交叉融合→推动学生创新的问题

1. 单选题：（1）～（10）EABAC ABCBD （11）～（19）DBBEE EACA

2. 多选题：（1）ABCD （2）ABCE （3）ABCDE （4）ABCD （5）ABCE
（6）ABC （7）ABCDE （8）BC （9）ABCD （10）ACDE
（11）ABCE （12）ABDE （13）BCDE

3. 问答题

（1）答：细胞膜对于保持细胞结构的完整性及正常的生命活动具有重要意义。

①分隔细胞内外环境：细胞膜可控制物质的进出和离子的通透性，保持细胞内外环境的稳定。②维持细胞形态：细胞膜可承受外力并维持细胞形态。③信号传递：细胞膜的受体和信号分子可使外界刺激转化为内部化学信号，从而调节细胞功能。④细胞附着和运动：细胞膜上的蛋白质可连接细胞与外界环境，实现细胞运动和细胞黏附等生理过程。因此，细胞膜的存在是维持细胞正常生理功能的必要条件。

（2）答：骨骼肌为随意肌，即受意识控制，能根据人的意愿进行收缩与舒张，不具备自律性。

（3）答：髓鞘具绝缘作用。

（4）答：皮肤是人体最大的器官，被覆于人体表面，由表皮、真皮及皮下组织构成，最外层的表皮由角化的复层扁平上皮构成。复层扁平上皮，其结构特点为由多层细胞组成，基底层为矮柱状或立方形细胞，中间层为多边形和梭形细胞，表层为数层扁平鳞状细胞，故又称复层鳞状上皮。复层扁平上皮细胞排列紧密，具有耐摩擦和阻止异物进入等作用，受损伤后有很强的再生修复能力。

（5）答：分布在呼吸道管腔面的是假复层纤毛柱状上皮，其中最多的柱状细胞表面有大量纤毛，具有向口腔方向的定向摆动能力。正常情况下呼吸道的腺体不断排出少量分泌物，并且形成一层薄的黏液层覆盖在呼吸道内表面，保持呼吸道湿润，同时吸附吸入的尘埃、颗粒等物质形成痰液，借假复层纤毛柱状上皮纤毛的定向摆动，使其排向喉头，并随咳嗽咳出或者被咽下。

（6）答：①糖酵解增强，乳酸生成增多；②有氧氧化减弱，导致 ATP 生成不足；③因

能量生成不足，钠泵运转失灵产生细胞内水肿及组织酸中毒。

（7）答：在休克过程中，细胞的损伤既可继发于微循环障碍导致的缺血、缺氧，也可由某些休克动因直接引起。这些因素都可引起细胞膜以及亚细胞器的膜功能和结构的损伤，进而引起细胞器损伤、细胞损伤甚至死亡。细胞保护剂的作用主要为稳膜，或抑制内毒素与细胞膜结合，从而在膜水平上对抗内毒素等致病因子的作用，并能提高细胞对缺血、缺氧的耐受性，从而缓解休克。

（8）答：① p53 蛋白具有促进细胞凋亡的作用。其机制是：野生型 p53 在细胞周期的 G1 期发挥检查点的功能，负责检查染色体 DNA 是否有损伤，一旦发现有缺陷就刺激相关基因的表达，阻止细胞进入细胞周期，并启动 DNA 修复机制；如果修复失败，p53 则启动细胞凋亡机制。② Bcl-2 蛋白具有抑制细胞凋亡的作用。其机制是：直接抗氧化；抑制线粒体释放促凋亡的蛋白质；抑制促凋亡调节蛋白 Bax 与 Bak 的细胞毒作用；抑制凋亡蛋白酶的激活；维持细胞钙稳态。

四、举一反三→体现 B to B 的问题

1. 问答题

（1）答：细胞凋亡是细胞在一定的生理条件或某些病理条件下，遵循自身的程序，自己结束生命活动的自然过程，又称程序性细胞死亡。细胞凋亡现象普遍存在于人类及多种动、植物中，是多细胞生物个体正常发育、维持成体组织结构不可缺少的部分，贯穿于生物全部的生命活动中，它是细胞生理性死亡的普遍形式。例如人体内每天有 5×10^{11} 个血细胞通过细胞凋亡被清除，以平衡骨髓中新生的血细胞。在哺乳动物神经系统的发育过程中，一般先产生过量的神经元，但只有那些与靶细胞（如肌细胞、腺细胞等）建立了良好突触联系，并充分接受了靶细胞释放的存活因子的神经元才被保留了下来，而其他神经元则通过细胞凋亡消失。

细胞凋亡失调可导致多种疾病，凋亡不足可引起肿瘤及自身免疫性疾病的发生，凋亡过量可引起败血症、心肌梗死、缺血、神经退行性疾病和糖尿病等。50% 以上的肿瘤细胞在凋亡机制上存在缺陷，凋亡不足直接导致本该死亡的细胞被保留下来，引起细胞增殖失控，从而形成肿瘤。细胞凋亡信号通路中的相关分子突变和异常表达均可导致肿瘤的发生，因此，从某种意义上讲，肿瘤是细胞凋亡异常引起的疾病。如在人的肿瘤细胞中常检测到抑癌基因 *TP53* 的突变或缺失，导致细胞凋亡发生障碍，本该凋亡的细胞进入无序、失控的生长状态，进而促进肿瘤的生长和转移。目前一些抗肿瘤药物就是把细胞凋亡信号转导途径作为治疗靶点，通过诱导细胞凋亡来发挥抗肿瘤的药理作用。

（2）答：细胞的多种死亡方式密切影响细胞的生理功能。自噬是指胞质内大分子物质和细胞器包被在囊泡中被降解的生物学过程。在自噬溶酶体中，待降解的物质在多种酶的作用下分解成氨基酸和核苷酸等进入三羧酸循环，产生的小分子和能量再次被细胞所利用，实现细胞本身的代谢需要和细胞器的更新。所以，自噬在消化的同时，也为细胞内新细胞器的构建提供原料，即细胞结构的再循环。在某些条件下，细胞自噬也能导致细胞死亡。细胞自噬与生物体的发育、分化相关。细胞焦亡，又称细胞炎性坏死，表现为细胞不断胀大直至细胞膜破裂，导致细胞内容物的释放进而激活强烈的炎症反应，是一种程序性细胞死亡方式。

细胞焦亡是机体一种重要的天然免疫反应，在抗击感染中发挥重要作用。相比于细胞凋亡，细胞焦亡发生得更快，并会伴随大量促炎症因子的释放。

（3）答：构建组织工程骨的过程涉及种子细胞、支架材料和生长因子。首先，在体外培养种子细胞，选择具有成骨分化潜能的干细胞或成骨细胞，如间充质干细胞和骨髓基质干细胞等，然后将这些细胞移植到适当的支架材料上。接下来，将这个细胞－支架复合体移植到患者骨缺损处，随着细胞在支架内增殖和分化，新骨形成。最后，支架材料会降解，从而完成对骨缺损的修补。组织工程骨的主要优势在于其自体细胞来源所带来的低感染性和低致癌率。

（4）答：上皮组织有很强的再生能力，根据刺激再生的条件不同，可分为生理性再生和病理性再生。在生理状态下，上皮细胞不断衰老、死亡和脱落，并不断地由上皮中的未分化细胞（干细胞）增殖补充，称为上皮组织的更新或生理性再生；而当上皮组织由于炎症或创伤等病理原因损伤时，其周围或深层未受损伤的上皮细胞增生并迁移到损伤表面，形成新的上皮，从而恢复原有上皮的形态结构，此为上皮组织的病理性再生。

上皮组织化生是指在某种生理或病理条件下，已分化成熟的上皮组织，其上皮细胞可适应改变的条件发生形态、排列和功能的转变。例如气管支气管上皮在反复受化学性气体刺激（如长期吸烟）或慢性炎症损害（如慢性气管炎）而反复再生时，假复层纤毛柱状上皮可变成复层扁平上皮，称为鳞状上皮化生；慢性胃炎时，胃黏膜上皮转变为含有杯状细胞的小肠或大肠黏膜上皮组织，称为肠上皮化生等。上皮组织化生是一种适应性反应，对抵抗不利的外界刺激（外因）有一定积极意义，但长期的外因刺激可导致细胞内部调控基因（内因）的紊乱，从而发生肿瘤。

（5）答：上皮－间充质转化（epithelial-mesenchymal transition，EMT）是指上皮细胞通过特定程序转化为间充质细胞的生物学过程，主要表现为上皮细胞失去极性，细胞连接消失，细胞彼此分离，运动能力增强；细胞骨架发生变化，由多边形上皮细胞变为梭形纤维细胞样形态；上皮性标志物，如E-钙黏蛋白、密封蛋白等表达降低、功能缺失，而间充质细胞标志物，如N-钙黏蛋白、波形蛋白、Snail蛋白等过量表达、功能增强。

EMT是发育过程中细胞的生理性重编程现象，在原肠胚、神经嵴形成及胰腺和肝脏等器官形成中起关键作用，而且还参与组织愈合、器官纤维化和癌症发生等过程。EMT是上皮细胞来源的恶性肿瘤细胞获得迁移和侵袭能力的重要生物学过程。

间充质－上皮转化（mesenchymal-epithelial transition，MET）是指间质细胞表型向上皮细胞表型转化现象，是与EMT相反的生物学过程。间质细胞获得上皮细胞特征，如细胞连接紧密，形状变得规则，细胞的移动和侵袭能力减弱，不容易发生迁徙。可通过将EMT逆转为MET状态来抑制癌细胞的转移和扩散。

（6）答：细胞外基质（extracellular matrix，ECM）由细胞合成并分泌到细胞外空间，是一个由许多大分子物质（主要是一些蛋白质和多糖类物质或蛋白聚糖）构成的精密有序的三维网状结构，是构成肿瘤侵袭与转移微环境的主要结构骨架。细胞外基质中的蛋白质主要包括胶原蛋白、纤维连接蛋白、透明质酸、弹性蛋白和蛋白多糖等，其特定的结构和组织分布决定了细胞迁移的路径和行为。肿瘤细胞可以通过这些分子与细胞外基质发生相互作用，促进细胞浸润和侵袭，进而导致肿瘤转移。细胞外基质可以调节肿瘤细胞的上皮－间充质转化，从而增强肿瘤细胞的浸润和转移能力。通过抑制特定的细胞外基质组分或信号通路，可以有效地抑制肿瘤细胞的迁移和浸润能力，从而达到阻断肿瘤转移的目的。因此，细胞外基质可作为抗肿瘤治疗的靶结构。

2. 病案分析

分析：（1）癌细胞。细胞周期主要分为四个阶段：G1 期、S 期、G2 期和 M 期。在 G1 期，细胞开始增长，从一个小的新生细胞发展到足够大的大小以进行 DNA 复制。在 S 期，细胞复制其基因组中的 DNA。在 G2 期，细胞准备进入 M 期并进行分裂。癌细胞细胞周期的特点：①癌细胞的细胞周期更短。正常细胞的细胞周期为 24 ～ 48 h，而某些癌细胞的细胞周期仅为 8 h。②癌细胞可忽略或"跳过"G1 和 G2 的检查点，使其在没有正确准备的情况下进行 DNA 复制和细胞分裂。③癌细胞可无限地分裂，而正常细胞具有有限的分裂能力，并会在达到某个点后停止分裂。④癌细胞可能在 M 期停留更长时间，导致染色体分离异常和基因组不稳定性。

（2）细胞凋亡与癌症发生、发展密切相关，正常细胞中的凋亡通路可有效阻止癌细胞的生长和扩散；当细胞凋亡通路受到抑制或损害时，癌细胞出现无限制的生长与增殖，最终形成恶性肿瘤。例如抑癌基因产物 p53 介导的细胞凋亡一旦受到抑制，可使细胞恶性变异，还能使相对良性的肿瘤转化为高度恶性的肿瘤，这是肿瘤细胞自然凋亡速度减慢所造成的。

（3）分子靶向治疗是针对参与肿瘤发生、发展过程的细胞信号转导和其他生物学途径的治疗手段。广义的分子靶点包括了参与肿瘤细胞分化、周期、凋亡、迁移、侵袭性行为、淋巴转移、全身转移等多过程，从 DNA 到蛋白 / 酶水平的任何细胞分子。

靶向药物可以通过多种机制干扰肿瘤细胞的增殖和播散，主要有干扰或阻断细胞分裂、迁移和细胞外信号转导等参与细胞基本功能调控的信号转导分子，抑制细胞增殖或诱导细胞凋亡；直接作用于与细胞凋亡相关的分子，诱导肿瘤细胞凋亡；通过刺激或激活免疫系统，直接识别和杀伤肿瘤细胞或通过携带毒性物质杀死肿瘤细胞。

主要作用靶点：①靶向细胞周期，如周期蛋白依赖性激酶（cyclin-dependent kinase，CDK）抑制剂和有丝分裂中 Aurora 激酶的抑制剂等。②靶向信号传导，如 EGFR 酪氨酸激酶抑制剂；RAF-MERK-ERK 信号转导通路抑制剂、Her-2 酪氨酸激酶抑制剂；Bcr-Abl 融合蛋白和 c-Kit 激酶抑制剂等。③靶向血管生成，如 VEGF 受体酪氨酸激酶抑制剂、抗 VEGF 抗体和血管内皮抑素等。④靶向泛素 - 蛋白酶体，（如硼替佐米）泛素 - 蛋白酶体抑制剂。⑤还有金属蛋白酶抑制剂、法尼基转移酶抑制剂、蛋白酶 C 抑制剂和组蛋白去乙酰化酶抑制剂等。

第三章

细胞的基本功能

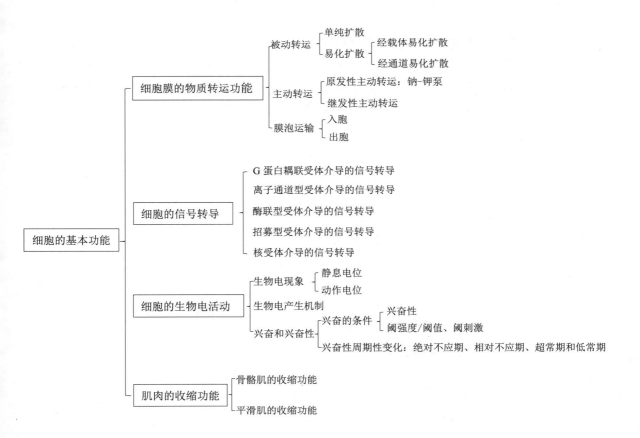

细胞的基本功能
- 细胞膜的物质转运功能
  - 被动转运
    - 单纯扩散
    - 易化扩散
      - 经载体易化扩散
      - 经通道易化扩散
  - 主动转运
    - 原发性主动转运：钠-钾泵
    - 继发性主动转运
  - 膜泡运输
    - 入胞
    - 出胞
- 细胞的信号转导
  - G 蛋白耦联受体介导的信号转导
  - 离子通道型受体介导的信号转导
  - 酶联型受体介导的信号转导
  - 招募型受体介导的信号转导
  - 核受体介导的信号转导
- 细胞的生物电活动
  - 生物电现象
    - 静息电位
    - 动作电位
  - 生物电产生机制
  - 兴奋和兴奋性
    - 兴奋的条件
      - 兴奋性
      - 阈强度/阈值、阈刺激
    - 兴奋性周期性变化：绝对不应期、相对不应期、超常期和低常期
- 肌肉的收缩功能
  - 骨骼肌的收缩功能
  - 平滑肌的收缩功能

一、关注生命科学研究热点→聚焦学生感兴趣的问题

新型冠状病毒

2019 年 12 月在全国乃至世界范围内广泛流行了一种由新型冠状病毒（以下简称新冠病毒，SARS–CoV–2）引起的新型冠状病毒感染（corona virus disease 2019，COVID–19）。新冠病毒所致肺炎发病机制是通过胞吞及胞膜融合的方式进入宿主细胞，未被核内体分解的病毒黏附并与马达蛋白结合，劫持核糖体及自身 RNA 为模板大肆复制，在高尔基体及内质网内出芽并生长、繁殖，最终破坏细胞骨架，使线粒体失效，细胞缺氧引起急性肺泡壁损伤，导致 Ⅱ 型肺泡上皮失黏附，剥脱至肺泡内，同时，内皮细胞损伤导致血管通透性增加，血浆及炎性细胞外渗，红细胞外漏，肺泡腔内积液而实变。

新冠病毒所致肺炎的病理机制：细胞受体血管紧张素转换酶 2（angiotensin converting enzyme 2，ACE2）和跨膜丝氨酸蛋白酶 2 共同表达是新冠病毒进入宿主细胞的关键因素。新冠病毒感染始于病毒刺突蛋白（spike protein，SP）与细胞表面 ACE2 的结合，这导致病毒颗粒的内吞（细胞进入）和病毒内容物的释放，以允许病毒复制。分子对接研究表明，新冠病毒的天然 SP 还可以直接结合并激活 Toll 样受体（Toll like receptor，TLR），导致 NF–κB 通路的激活，从而诱导炎症反应。因此，阻断 SP 介导的新冠病毒进入细胞对预防新冠病毒感染至关重要，改善 SP 介导的细胞因子风暴被认为是预防新冠病毒所致肺炎发展到更严重阶段的关键治疗方法。

1. 单选题

（1）新冠病毒通过胞吞或胞膜融合的方式进入宿主细胞，这属于何种转运方式（   ）

    A. 被动转运   B. 易化扩散   C. 单纯扩散

    D. 主动转运   E. 膜泡运输

（2）新冠病毒感染人体，会在体内诱发细胞因子风暴，与细胞因子跨膜信号转导有关的受体主要是（   ）

    A. 促离子型受体   B. 促代谢型受体   C. 鸟苷酸环化酶受体

    D. 招募型受体   E. 核受体

（3）葡萄糖或氨基酸逆浓度梯度跨膜转运的方式属于（   ）

    A. 单纯扩散   B. 原发性主动转运   C. 继发性主动转运

    D. 经载体易化扩散   E. 经通道易化扩散

（4）水分子快速进出细胞膜主要借助于（   ）

    A. 水泵   B. 载体蛋白   C. 单纯扩散

    D. 水通道   E. 离子通道

（5）缺氧、低温或代谢抑制剂抑制细胞 Na^+–K^+–ATP 酶的活性时，将导致（　　）

A. 静息电位和动作电位均不受影响

B. 静息电位减小，动作电位幅度增大

C. 静息电位增大，动作电位幅度增大

D. 静息电位减小，动作电位幅度减小

E. 静息电位增大，动作电位幅度减小

（6）腹泻患者通常口服糖盐水（含葡萄糖和 NaCl）而非单纯生理盐水来防止脱水，其主要原因是（　　）

A. 摄入 NaCl 和葡萄糖混合液在胃内的排空速度大于生理盐水

B. 服用含有 NaCl 和葡萄糖的糖盐水能有效减少粪便形成

C. 葡萄糖能促进小肠上皮细胞顶端膜 Na^+ 和 Cl^- 的协同转运

D. 服用糖盐水可同时补充 NaCl 和能量物质

E. 葡萄糖在小肠中通过 Na^+–葡萄糖继发性主动转运被吸收，可促进小肠上皮细胞顶端膜对 Na^+ 和水的吸收

（7）有机磷农药中毒可使（　　）

A. ACh 释放量减少　　　B. ACh 释放量增加　　　C. 激活胆碱酯酶活性

D. 抑制胆碱酯酶活性受到抑制　　　　　E. ACh 释放量减少且胆碱酯酶活性降低

（8）重症肌无力的常见原因是（　　）

A. ACh 释放量减少　　　B. ACh 与 N_2 受体结合减少

C. 小脑受损　　　D. 大脑运动皮质受损　　　E. 脊髓运动神经元受损

（9）体外实验中，用葡萄糖逐渐代替浸浴液中的 Na^+，神经元或神经纤维动作电位的幅度将（　　）

A. 逐渐减小　　　　　B. 逐渐增大　　　　　C. 先增大后减小

D. 先减小后增大　　　　　E. 不发生改变

2. 多选题

（1）记录静息电位和动作电位时（　　）

A. 须将微电极插入细胞内

B. 记录到的是细胞内外的电位差

C. 增大刺激强度可增加动作电位的幅度

D. 增大刺激强度可增加动作电位去极化的速度

E. 减小刺激强度可降低动作电位去极化的幅度

（2）G 蛋白耦联受体介导的信号转导包括（　　）

A. G 蛋白效应器　　　B. G 蛋白耦联受体　　　C. 蛋白激酶

D. G 蛋白　　　E. 第二信使

（3）机体增强骨骼肌收缩程度是通过（　　）

A. 增加参与收缩的运动单位数量　　　　　B. 增加产生动作电位的幅度

C. 加快收缩频率 D. 增加每个肌细胞每次收缩幅度

E. 增加每个肌纤维每次收缩幅度

3. 问答题

（1）新冠病毒入侵人体时，体内免疫系统是如何进行应答的？新冠病毒如何引起细胞因子风暴？

（2）葡萄糖跨膜转运的方式有哪些？请举例说明。

（3）钠泵的化学本质和功能是什么？其活动有何生理意义？

（4）何谓横桥周期？粗肌丝与细肌丝是如何通过横桥周期完成相互滑行的？

二、强化基础知识→训练学生逻辑思维的问题

1. 单选题

（1）不需要额外消耗能量的转运方式是（ ）

A. 原发性主动转运 B. 继发性主动转运 C. 易化扩散

D. 出胞 E. 入胞

（2）形成静息电位的主要离子流是（ ）

A. 钠离子外流 B 钠离子内流 C. 钾离子外流

D. 钾离子内流 E. 钠、钾离子均内流

（3）细胞从去极化状态回到原来极化状态的过程（ ）

A. 极化 B. 超极化 C. 超射

D. 复极化 E. 反极化

（4）动作电位产生的基本条件是膜电位达到（ ）

A. 锋电位 B. 静息电位 C. 阈电位

D. 负后电位 E. 正后电位

（5）当神经纤维兴奋时，相邻两个锋电位的时间间隔至少应大于其（ ）

A. 绝对不应期 B. 相对不应期 C. 超常期

D. 低常期 E. 相对不应期 + 超常期

（6）若有髓神经纤维锋电位持续时间为 2.0 ms，理论上每秒内最多能产生的可传导动作电位数为（ ）

A. 50 次 B. 200 次 C. 500 次

D. 1 000 次 E. 2 000 次

（7）动作电位在有髓神经纤维上的传导方式为（ ）

A. 连续式传导 B. 跳跃式传导 C. 间断式传导

D. 触发式传导 E. 耦联式传导

（8）同一细胞上细胞大小与动作电位传导速度的关系是（ ）

A. 细胞直径越大，动作电位传导越快

B. 细胞直径越大，动作电位传导越慢

C. 细胞直径越小，动作电位传导越快

D. 细胞直径越小，动作电位传导先快后慢

E. 细胞直径与动作电位传导速度无关

（9）在肌细胞上，由 T、I 和 C 3 个亚单位组成的球形分子是（　　　）

A. 肌动蛋白　　　　　　B. 原肌凝蛋白　　　　　C. 原肌球蛋白

D. 肌球蛋白　　　　　　E. 肌钙蛋白

（10）肌肉收缩的力学表现不受以下哪个因素影响（　　　）

A. 肌肉的收缩能力　　　B. 前负荷　　　　　　　C. 后负荷

D. 肌肉细胞的兴奋性　　E. 肾上腺素

（11）在细胞膜脂质双分子层中，脂质分子的亲水端（　　　）

A. 均朝向细胞膜的外表面　　　　　　　　B. 均朝向细胞膜的内表面

C. 在细胞膜的内外表面

D. 外层的朝向细胞膜的外表面，内层的朝向双分子层中央

E. 外层的朝向细胞膜的内表面，内层的朝向双分子层中央

（12）O_2 和 CO_2 跨膜转运方式是（　　　）

A. 单纯扩散　　　　　　B. 主动转运　　　　　　C. 易化扩散

D. 经载体介导的跨膜转运　　　　　　　　E. 经通道介导的跨膜转运

（13）葡萄糖进入红细胞属于（　　　）

A. 单纯扩散　　　　　　B. 易化扩散　　　　　　C. 吞噬

D. 吞饮　　　　　　　　E. 主动转运

（14）安静时细胞膜内 K^+ 向膜外移动属于（　　　）

A. 单纯扩散　　　　　　B. 简单扩散　　　　　　C. 易化扩散

D. 出胞　　　　　　　　E. 入胞

（15）以下关于细胞膜离子通道的叙述，正确的是（　　　）

A. 在静息状态下，Na^+ 和 K^+ 通道都处于关闭状态

B. 细胞受刺激刚开始去极化时，就有 Na^+ 通道大量开放

C. 在动作电位去极相，K^+ 通道也被激活，但出现较慢

D. Na^+ 通道关闭，出现动作电位的复极相

E. K^+ 通道有静息态、激活态和失活态 3 种功能状态

（16）白细胞吞噬细菌属于（　　　）

A. 主动转运　　　　　　B. 易化扩散　　　　　　C. 被动转运

D. 入胞　　　　　　　　E. 简单扩散

（17）大分子药物进入细胞的跨膜转运方式是（　　　）

A. 单纯扩散　　　　　　B. 易化扩散　　　　　　C. 原发性主动转运

D. 入胞　　　　　　　　E. 继发性主动转运

（18）以下哪项是经载体易化扩散的物质（　　　）

A. Na^+　　　　　　　　B. 葡萄糖　　　　　　　　C. 尿素

D. Ca^{2+}　　　　　　　　E. CO_2

（19）以下关于细胞跨膜信号转导的叙述，错误的是（　　　）

A. 可通过 G 蛋白耦联受体完成转导　　　　　B. 可通过离子通道受体完成转导

C. 可通过鸟苷酸环化酶受体完成转导　　　　D. 可通过酪氨酸激酶受体完成转导

E. 可通过钠泵完成转导

（20）Na^+ 顺浓度梯度跨膜转运方式是（　　　）

A. 易化扩散　　　　　　　B. 离子泵转运　　　　　　C. 单纯扩散

D. 主动转运　　　　　　　E. 载体协助

（21）下列关于钠泵的叙述，错误的是（　　　）

A. 可逆浓度差，主动转运 Na^+ 和 K^+

B. 是膜蛋白质

C. 可维持膜内外 Na^+、K^+ 的浓度差

D. 将细胞内 K^+ 泵出，将膜外的 Na^+ 泵入

E. 具有 ATP 酶的作用

（22）细胞膜的液态镶嵌模型以（　　　）

A. 单糖双分子层为基架　　　　　　　　B. 鞘脂双分子层为基架

C. 胆固醇分子层为基架　　　　　　　　D. 磷脂双分子层为基架

E. 蛋白质为基架

（23）通过单纯扩散机制通过细胞膜的是（　　　）

A. 二氧化碳　　　　　　　B. 甘油一酯　　　　　　　C. 氨基酸

D. 葡萄糖　　　　　　　　E. 氯离子

（24）带电离子的跨膜移动属于（　　　）

A. 单纯扩散　　　　　　　B. 主动转运　　　　　　　C. 载体介导的易化扩散

D. 入胞　　　　　　　　　E. 通道介导的易化扩散

（25）葡萄糖在小肠黏膜的重吸收属于（　　　）

A. 载体介导的易化扩散　　　　　　　　B. 通道介导的易化扩散

C. 继发性主动转运　　　　　　　　　　D. 原发性主动转运

E. 单纯扩散

（26）在一般生理情况下，每分解一分子 ATP，钠泵可转运（　　　）

A. 2 个 Na^+ 出胞　　　　　　　　　　B. 2 个 K^+ 入胞

C. 2 个 Na^+ 出胞，同时 2 个 K^+ 入胞　　　D. 3 个 Na^+ 出胞，同时 2 个 K^+ 入胞

E. 3 个 Na^+ 出胞，同时 3 个 K^+ 入胞

（27）细胞膜内外正常的 Na^+ 和 K^+ 浓度差的形成和维持是由于（　　　）

A. Na^+、K^+ 易化扩散的结果　　　　　　　B. 膜上 Na^+-K^+ 泵的作用

C. 膜在安静时对 K^+ 通透性大 　　　　D. 膜在兴奋时对 Na^+ 通透性增加

E. 膜在安静时对 Na^+ 通透性大

（28）以下关于钠泵生理作用的叙述，哪项是错误的（　　　）

A. 细胞内高 K^+ 为许多代谢反应所必需

B. 降低细胞膜内外的 Na^+、K^+ 离子浓度差

C. 是神经、肌肉等组织具有兴奋性的基础

D. 维持胞内渗透压和细胞容积

E. 建立离子势能储备

（29）在安静状态下，细胞膜对哪种离子通透性最大（　　　）

A. K^+ 　　　　　　B. Na^+ 　　　　　　C. Cl^-

D. Ca^{2+} 　　　　　E. Fe^{3+}

（30）在骨骼肌细胞动作电位的去极相，细胞膜对哪种离子通透性最大（　　　）

A. K^+ 　　　　　　B. Na^+ 　　　　　　C. Cl^-

D. Ca^{2+} 　　　　　E. Fe^{3+}

（31）判断组织兴奋性高低的常用指标是（　　　）

A. 阈电位 　　　　　B. 阈值 　　　　　　C. 刺激时间

D. 刺激频率 　　　　E. 刺激强度 – 时间变化率

（32）阈值指的是（　　　）

A. 用最小刺激强度，刚刚引起组织兴奋的最短作用时间

B. 保持一定的刺激强度不变，能引起组织兴奋的最适作用时间

C. 保持一定的刺激时间不变，引起组织发生兴奋的最小刺激强度

D. 刺激时间不限，能引起组织兴奋的最适刺激强度

E. 刺激时间不限，能引起组织兴奋的最小刺激强度

（33）下列关于 G 蛋白的叙述，错误的是（　　　）

A. G 蛋白由 α、β、γ 3 个亚单位组成

B. G 蛋白的活性形式是 α –GDP

C. G 蛋白既能结合 GTP，也能结合 GDP

D. 激素 – 受体复合物能激活 G 蛋白

E. G 蛋白可抑制腺苷酸环化酶的活性

（34）胞外蛋白分子选择性进入胞内的跨膜转运方式属于（　　　）

A. 原发性主动转运 　　B. 经载体易化扩散 　　C. 吞噬

D. 受体介导入胞 　　　E. 液相入胞

（35）在心肌、平滑肌的同步性收缩中起重要作用的结构是（　　　）

A. 缝隙连接 　　　　　B. 紧密连接 　　　　　C. 桥粒

D. 曲张体 　　　　　　E. 化学性突触

（36）单纯扩散、易化扩散和主动转运的共同特点是（　　　）

    A. 需要膜蛋白帮助　　　B. 有饱和性　　　　　C. 转运的物质都是小分子

    D. 要消耗能量　　　　　E. 顺浓度梯度

（37）属于主动转运的是（　　　）

    A. 小肠肠上皮细胞对 Na^+ 的吸收　　　　　B. 葡萄糖由细胞外液进入红细胞

    C. 安静时 K^+ 由细胞内向细胞外转运　　　　D. 兴奋时 Na^+ 由细胞外进入细胞内

    E. 胞浆内 Ca^{2+} 流入肌浆网内

（38）静息电位负值减小的过程称为（　　　）

    A. 极化　　　　　　　　B. 去极化　　　　　　C. 复极化

    D. 超极化　　　　　　　E. 反极化

（39）神经细胞动作电位幅值接近（　　　）

    A. Na^+ 平衡电位　　　　B. K^+ 平衡电位　　　C. 超射值

    D. 静息电位绝对值与 Na^+ 平衡电位之差　　　E. 静息电位绝对值与超射值之和

（40）静息电位的实测值小于 K^+ 平衡电位的理论值，主要是由于静息状态时膜对（　　　）

    A. Na^+ 有一定的通透性　　　　　　　　　B. Cl^- 有一定的通透性

    C. H^+ 有一定的通透性　　　　　　　　　D. Ca^{2+} 有一定的通透性

    E. Mg^{2+} 有一定的通透性

（41）逐渐增加细胞外液中的 K^+ 浓度，静息电位将（　　　）

    A. 不变　　　　　　　　B. 逐渐减小　　　　　C. 逐渐增大

    D. 先增大后减小　　　　E. 先减小后增大

（42）可兴奋组织受刺激后产生兴奋的共同表现形式是出现（　　　）

    A. 收缩　　　　　　　　B. 分泌　　　　　　　C. 收缩和分泌

    D. 动作电位　　　　　　E. 局部电位

（43）下列物质属于第一信使的是（　　　）

    A. Ca^{2+} 　　　　　　　B. cAMP　　　　　　C. cGMP

    D. IP3　　　　　　　　E. 肾上腺素

（44）cAMP 作为第二信使主要激活（　　　）

    A. PKA　　　　　　　　B. PKC　　　　　　　C. PKG

    D. AC　　　　　　　　E. PLC

（45）细胞内能使蛋白质磷酸化的酶是（　　　）

    A. 磷脂酶 C　　　　　　B. 蛋白激酶　　　　　C. 磷酸二酯酶

    D. 乙酰胆碱酯酶　　　　E. 腺苷酸环化酶

（46）一般生长因子激活的信号通路属于（　　　）

    A. G 蛋白耦联受体介导的信号转导通路

    B. 核招募型受体介导的信号转导通路

C. 离子通道型受体介导的信号转导通路

D. 受体介导的信号转导通路

E. 酶联型受体介导的信号转导通路

（47）下列哪个受体为 7 次跨膜型受体（　　　）

A. G 蛋白耦联受体　　　B. 核受体　　　C. 离子通道型受体

D. 鸟苷酸环化酶受体　　E. 招募型受体

（48）激素反应元件是指（　　　）

A. 激素 - 受体复合物　　　　　　B. 热休克蛋白

C. 称为分子伴侣的蛋白质　　　　D. 核受体的一个功能区段

E. 启动子或增强子中能与激素受体结合的一段 DNA 序列

（49）ACh 在骨骼肌终板膜上实现信号转导的结构是（　　　）

A. 酶耦联受体　　　B. G 蛋白耦联受体　　　C. 化学门控通道

D. 机械门控通道　　E. 电压门控通道

（50）骨骼肌收缩，肌纤维缩短时而长度保持不变的结构是（　　　）

A. 肌原纤维　　　B. 肌小节　　　C. 明带

D. 暗带　　　E. H 带

（51）骨骼肌细胞三联管结构是指（　　　）

A. 横管及其两侧的终池　　　　　B. 横管、纵管和终板膜

C. 纵管及其两侧的横管　　　　　D. 横管及其两侧的肌小节

E. 纵管及其两侧的肌小节

（52）安静时在体骨骼肌肌节的长度为（　　　）

A. 1.5 ～ 1.6 μm　　　B. 2.0 ～ 2.2 μm　　　C. 2.5 ～ 3.0 μm

D. 3.0 ～ 3.2 μm　　　E. 3.5 ～ 4.0 μm

（53）当肌肉收缩时，如果后负荷越小，则（　　　）

A. 收缩产生的张力越大　　　　　B. 收缩开始出现的时间越迟

C. 缩短的速度越快　　　　　　　D. 缩短的速度越慢

E. 完成的机械功越大

2. 多选题

（1）细胞膜的物质转运方式包括（　　　）

A. 膜泡运输　　　B. 单纯扩散　　　C. 易化扩散

D. 继发性主动转运　　E. 原发性主动转运

（2）有关单纯扩散的叙述，正确的有（　　　）

A. 不耗能　　　B. 借助膜上泵的作用　　　C. 通过脂质分子间歇转运

D. 顺浓度差转运　　E. 依靠膜载体转运

（3）经通道易化扩散完成的生理过程有（　　　）

A. 静息电位的产生　　　　　　　B. 动作电位去极相的形成

　　C. 动作电位复极相的形成　　　　　　　　D. 局部电位的形成

　　E. 葡萄糖在肠上皮细胞上的跨膜转运

（4）需要细胞本身耗能的是（　　　）

　　A. 动作电位去极化过程中的大量 Na^+ 内流

　　B. 动作电位复极相中的 K^+ 外流

　　C. 维持正常的静息电位

　　D. 氧的跨膜转运

　　E. 骨骼肌胞浆中 Ca^{2+} 向肌浆网内部聚集

（5）经载体易化扩散的特点是（　　　）

　　A. 有结构特异性　　　　B. 有饱和现象　　　　C. 逆电 – 化学梯度进行

　　D. 存在竞争性抑制　　　E. 通道门控特性

（6）关于跨膜转运正确的描述是（　　　）

　　A. O_2 与 CO_2 的跨膜转运属于单纯扩散

　　B. 水的跨膜转运属于易化扩散

　　C. Na^+ 的跨膜外移和 K^+ 的内移是主动转运

　　D. 动作电位去极化过程中的 Na^+ 内流属经通道易化扩散

　　E. 复极过程中的 K^+ 外流属经通道易化扩散

（7）局部兴奋的特征有哪些（　　　）

　　A. 不具有"全或无"特征　　B. 不衰减传播　　　　C. 具有电紧张电位的特征

　　D. 可产生空间总和　　　　E. 可产生时间总和

（8）动作电位在单一神经纤维上传导的特点有（　　　）

　　A. 单向传导　　　　　　　B. 不随距离延长而衰减　　C. 可总和

　　D. 相对不疲劳　　　　　　E. 双向传导

（9）细胞的信号转导通路包括（　　　）

　　A. 核受体介导的信号转导通路

　　B. 离子通道型受体介导的信号转导通路

　　C. 招募型受体介导的信号转导通路

　　D. 酶联型受体介导的信号转导通路

　　E. G 蛋白耦联受体介导的信号转导通路

（10）关于骨骼肌神经 – 肌接头处兴奋传递的叙述，正确的有（　　　）

　　A. 兴奋传递是一对一的

　　B. 接头前膜量子式释放的递质是 ACh

　　C. 接头后膜上的 N_2 型 ACh 受体是化学门控 Na^+ 通道

　　D. 在接头后膜上产生动作电位

　　E. 具有 Ca^{2+} 依赖性

（11）钠离子通道的功能状态包括（　　）

A. 活跃态　　　　　　B. 安静态　　　　　　C. 失活态

D. 静息态　　　　　　E. 激活态

3. 问答题

（1）单纯扩散和易化扩散有何异同？请举例说明。

（2）经载体易化扩散和经通道易化扩散有何异同？

（3）原发性主动转运和继发性主动转运有何异同？请举例说明。

（4）动作电位有何特征？试述动作电位在单一细胞上的传导机制。

（5）举例说明何谓局部兴奋？局部兴奋与动作电位比较有何特点？

（6）试述跨膜信号转导的主要方式。

（7）在离体制备的神经–肌肉标本中，电刺激神经引起肌肉收缩依次发生了哪些生理活动？

（8）试比较横纹肌与平滑肌的主要特点。

（9）动作电位又称 Na^+ 平衡电位，这里的平衡指什么？

三、学科交叉融合→推动学生创新的问题

1. 单选题

（1）内分泌细胞分泌蛋白类激素到组织液的过程属于（　　）

A. 入胞　　　　　　B. 易化扩散　　　　　　C. 出胞

D. 主动转运　　　　　　E. 单纯扩散

（2）利用药理学手段阻断钠泵后（　　）

A. 细胞容积增大　　　　B. 阻止细胞水肿　　　　C. 细胞内 K^+ 浓度升高

D. 细胞内 Na^+ 移向细胞外增多　　　　E. 细胞膜发生超极化

（3）完全由膜固有电学性质决定而没有离子通道激活的膜电位是（　　）

A. 动作电位　　　　　　B. 局部反应　　　　　　C. 终板电位

D. 电紧张电位　　　　　　E. 突触后电位

（4）将一对刺激电极置于神经轴突外表面，当通以直流电进行刺激时兴奋将发生在（　　）

A. 刺激电极正极处　　B. 刺激电极负极处　　C. 两个刺激电极处同时发生

D. 两个刺激电极处均不发生　　　　E. 先正极后负极

（5）将神经纤维的膜电位由静息水平突然上升并固定到 0 mV 水平时（　　）

A. 先出现内向电流，而后逐渐变为内向电流

B. 先出现外向电流，而后逐渐变为外向电流

C. 仅出现内向电流　　　　　　D. 仅出现外向电流

E. 不出现任何电流

（6）用河豚毒素处理神经轴突后，其生物电的改变为（　　）

A. 静息电位值与动作电位幅度均显著减小

B. 静息电位值显著减小，动作电位幅度显著增大

C. 静息电位值几乎不变，动作电位幅度显著减小

D. 静息电位值与动作电位幅度均显著增大

E. 静息电位值显著增大，动作电位幅度显著减小

（7）即使给予非常强的刺激，神经元也不能产生动作电位的时期是（　　）

A. 绝对不应期　　　　　B. 相对不应期　　　　　C. 超常期

D. 低常期　　　　　　　E. 绝对不应期和相对不应期

（8）在实验中，如果同时刺激神经纤维的两端，产生的两个动作电位（　　）

A. 将各自通过中点后传导到另一端

B. 将在中点相遇，然后传回到起始点

C. 将在中点相遇后停止传导

D. 只有较强的动作电位通过中点到达另一端

E. 在到达中点后将复合成一个更大的动作电位

（9）神经轴丧失髓鞘后，其空间常数将（　　）

A. 增加　　　　　　　　B. 减小　　　　　　　　C. 不变

D. 先增大后减小　　　　E. 先减小后增大

（10）维甲酸是临床治疗急性早幼粒细胞性白血病的常用药，为维生素 A 的代谢产物，具有较高的脂溶性。它经单纯扩散通过细胞膜后，通过与核受体结合参与诱导细胞分化而发挥疗效。此类脂溶性物质在通过细胞膜时，对跨膜扩散能力影响最大的是该物质的（　　）

A. 分子量　　　　　　　B. 所带电荷　　　　　　C. 脂溶性

D. 分子大小　　　　　　E. 空间结构

（11）葡萄糖在小肠黏膜上皮处的吸收是通过继发性主动转运实现的，抑制哪种功能活动可以影响葡萄糖的吸收（　　）

A. 钠泵　　　　　　　　B. 钙泵　　　　　　　　C. 质子泵

D. 钠钙交换体　　　　　E. 钠氢交换体

（12）用哇巴因抑制钠泵活动后，细胞的静息电位将会（　　）

A. 逐渐增大　　　　　　B. 逐渐减小　　　　　　C. 基本不变

D. 先增大后减小　　　　E. 先减小后增大

（13）能够通过胞内成像观察其细胞内微区域时空特性的第二信使物质是（　　）

A. cGMP　　　　　　　B. cAMP　　　　　　　C. AA

D. DG　　　　　　　　E. Ca^{2+}

（14）下列关于 MAPK 的描述，正确的是（　　）

A. 与细胞生长、分化、凋亡密切相关　　　　　　B. 与巨人症的发病密切相关

C. 与心力衰竭的发病密切相关　　　　　　D. 与缺血 – 再灌注损伤密切相关

E. 与炎症密切相关

（15）研究发现，糖皮质激素可以作用于神经元的细胞膜而影响其功能，可见类固醇激素调控靶细胞功能的机制（　　　）

A. 主要是膜受体机制

B. 主要是核受体机制，也有膜受体机制

C. 主要是膜受体机制，也有核受体机制

D. 是热休克蛋白机制　　　　　　　　　　E. 仅为核受体机制

（16）在蛙坐骨神经 – 腓肠肌标本的刺激神经观察肌肉收缩实验中，若给予连续刺激则肌肉收缩容易出现疲劳，其原因是（　　　）

A. 神经传导的动作电位幅度越来越小

B. 神经传导动作电位的频率越来越低

C. 神经 – 肌接头处兴奋传递的能力越来越弱

D. 肌纤维疲劳，产生动作电位的能力越来越弱

E. 肌细胞三联管结构的兴奋 – 收缩耦联能力越来越弱

（17）体内 ATP 生成的主要方式为（　　　）

A. 氧化磷酸化　　　　　B. 肌酸磷酸化　　　　　C. 糖原磷酸化

D. 有机酸脱羧　　　　　E. 底物水平磷酸化

（18）肌肉组织的能量贮存形式为（　　　）

A. ADP　　　　　　　　B. GTP　　　　　　　　C. 磷酸烯醇式丙酮酸

D. ATP　　　　　　　　E. 磷酸肌酸

（19）酶激活、失活的主要调节方式是（　　　）

A. 聚合与解聚　　　　　B. 甲基化与去甲基化　　C. 磷酸化与去磷酸化

D. 乙酰化与去乙酰化　　E. 以上都不是

（20）多肽和蛋白质类药物不包括（　　　）

A. 胰高血糖素　　　　　B. 生物素　　　　　　　C. 胰岛素

D. 干扰素　　　　　　　E. 降钙素

（21）脂类药物中不包括（　　　）

A. 磷酯类　　　　　　　B. 卟啉类　　　　　　　C. 降钙素

D. 固醇类　　　　　　　E. 胆酸类

（22）反义药物与靶基因的结合方式为（　　　）

A. 疏水作用　　　　　　B. 共价作用　　　　　　C. 形成二硫键

D. 形成离子键　　　　　E. 碱基互补

（23）K^+ 从胞内转移到胞外引起高钾血症见于（　　　）

A. 静脉输入大量胰岛素　B. 碱中毒　　　　　　　C. 静脉输入大量氨基酸

D. 血管内溶血　　　　　E. 静脉输入大量葡萄糖

（24）关于急性轻度高钾血症对神经肌肉的影响，描述正确的是（　　　）

A. 兴奋性降低，肌肉弛缓性麻痹　　　　　B. 兴奋性降低，肌肉软弱无力

C. 兴奋性增高，肌肉软弱无力　　　　　　D. 兴奋性增高，肌肉弛缓性麻痹

E. 兴奋性增高、感觉异常、肌肉疼痛、肌束震颤

（25）碱中毒时出现神经 – 肌肉应激性增高并出现手足抽搐是由于（　　　）

A. 血清 Cl^- 减少　　　B. 血清 Mg^{2+} 减少　　　C. 血清 Ca^{2+} 减少

D. 血清 K^+ 减少　　　E. 血清 Na^+ 减少

（26）休克时钠泵运转失灵的原因是（　　　）

A. 糖原分解加强而耗竭　　　　　　　　　B 磷酸化酶的活性加强

C. 己糖激酶活性加强　　　　　　　　　　D. 有氧氧化减弱，ATP 生成减少

E. 无氧酵解增强，乳酸生成增多

（27）缺血 – 再灌注损伤时细胞内钙超载的机制最主要的是（　　　）

A. 细胞膜通透性高　　　　　　　　　　　B. 儿茶酚胺释放增多

C. Na^+-Ca^{2+} 交换增强　　　　　　　　D. Ca^{2+}– 依赖性蛋白水解酶功能障碍

E. Ca^{2+}–ATP 酶功能障碍

（28）再灌注心律失常时，主要产生的一过性内向离子流是（　　　）

A. 经由 Na^+-Ca^{2+} 交换的钙电流　　　　B. 经由快钠通道的钠电流

C. 经由 L– 型钙通道的钙电流　　　　　　D. 经由 T– 型钙通道的钙电流

E. 氯离子电流

（29）促使肌浆网释放 Ca^{2+} 引起心肌细胞内钙超载的物质是（　　　）

A. 2,3– 二磷酸甘油酸（2,3–DPG）　　　　B. 三磷酸肌醇（IP_3）

C. 磷脂酰肌醇（PI）　　　　　　　　　　D. 环鸟苷酸（cAMP）

E. 二酰甘油（DG）

（30）肿瘤坏死因子 –α 和白介素 –1 是介导炎症反应的重要细胞因子，二者均可诱导（　　　）

A. $Gs\alpha$ 持续激活　　　B. G 蛋白耦联受体上调　　C. 受体 TPK 激活

D. NO 合酶活性增强　　　E. NF–κB 激活

（31）当氨中毒时，氨进入大脑干扰脑细胞的能量代谢活动中属耗能过程的是（　　　）

A. 氨抑制丙酮酸氧化脱羧　　　　　　　　B. 氨与谷氨酸结合形成谷氨酰胺

C. 氨与 α – 酮戊二酸形成谷氨酸　　　　　D. 氨抑制 γ – 氨基丁酸转氨酶

E. 氨增强磷酸果糖激酶活性

2. 多选题

（1）可以通过幅度变化、总和效应在细胞上实现信号整合的电活动有（　　　）

A. 动作电位　　　　B. 静息电位　　　　C. 终板电位

D. 突触后电位　　　E. 跨膜电位

（2）利用生理学或药理学手段增加细胞膜对钠和钾的通透性比值（PNa/PK），细胞将（　　）

A. 发生去极化　　　　　B. 发生超极化　　　　　C. 不影响细胞的静息电位

D. 可能发生局部电位　　E. 发生负极化

（3）质膜上的电压门控 Na^+ 通道或 Ca^{2+} 通道打开后，肌细胞的膜电位（　　）

A. 将向该离子的平衡电位移动　　　　　B. 胞内负值将减小

C. 将远离钾离子的平衡电位　　　　　　D. 将发生去极化

E. 将发生负极化

（4）下列物质中可以作为第二信使的有（　　）

A. 三磷酸肌醇　　　　　B. 二酰甘油　　　　　C. Ca^{2+} 和钙调蛋白

D. 环腺苷酸　　　　　　E. 激素

（5）横纹肌兴奋 – 收缩耦联的主要步骤包括（　　）

A. 三联管或二联管结构处终池中 Ca^{2+} 的释放　　B. T 管膜的动作电位传导

C. 胞质中 Ca^{2+} 触发肌丝滑行　　　　　　　　D. 原肌凝蛋白转变为肌凝蛋白

E. T 型钙通道被激活

（6）关于 ATP 在代谢中作用，下列描述正确的是（　　）

A. 能量的生成、贮存和利用的中心

B. 体内的合成反应所需的能量均由 ATP 直接供给

C. ATP 是生物界普遍的直接供能物质

D. 可通过对氧化磷酸化的作用调节 ATP 生成

E. ATP 是化学能，可转变为机械能、电能和热能等

（7）下列可作为药物作用靶点的是（　　）

A. 受体　　　　　　　　B. 离子通道　　　　　　C. 结构蛋白

D. 酶　　　　　　　　　E. 核酸

（8）酸中毒影响心肌兴奋 – 收缩耦联的机制包括（　　）

A. 增加肌浆网对 Ca^{2+} 的亲和力　　　　　　B. 细胞外液 Ca^{2+} 内流减慢

C. 肌浆网释放 Ca^{2+} 减少　　　　　　　　　D. H^+ 与 Ca^{2+} 竞争结合肌钙蛋白

E. H^+ 与 K^+ 竞争结合肌钙蛋白

3. 问答题

（1）阐述生理子中功能蛋白质的含义。

（2）为什么心肌不会发生强直收缩？

（3）神经 – 肌接头的兴奋传递过程中，肌细胞上的动作电位是否就是神经纤维上的动作电位？二者之间有何关系？

（4）可兴奋细胞发生兴奋后，其兴奋性有何变化？各期与动作电位有何对应关系？

（5）在细胞外用电极给予神经纤维直流电刺激时，兴奋首先是出现在正极下方的细胞膜还是负极下方的细胞膜？为什么？

（6）急性低钾血症对神经肌肉有何影响？

（7）试述缺血－再灌注时交感神经兴奋导致细胞内钙超载的机制。

（8）什么是受体异常症？受体异常有何表现？

（9）简述巨人症和肢端肥大症中 G 蛋白耦联受体介导的信号转导有何异常？

四、举一反三→体现 B to B 的问题

1. 问答题

（1）细胞内 K^+ 浓度约为细胞外 K^+ 浓度的 30 倍，相比于胞内外 Na^+ 浓度差更高，是否是因为细胞内对 K^+ 的需求量更大？

（2）是否若施加的刺激强度足以使膜去极化达到阈电位就能引发动作电位，若未达到阈电位则形成局部电位？

（3）试以一种人类疾病为例，说明信号转导通路异常在其发病机制中的作用。

（4）影响横纹肌收缩效能的因素有哪些？各有何影响？

2. 病案分析

病案一：患者，男，35 岁，6 天前无明显诱因出现双侧眼睑下垂，左侧为甚，晨轻暮重，无视物模糊，不伴肢体无力，遂入院就诊。肌电图结果示：重复电刺激试验（+），新斯的明试验（+）及上睑提肌疲劳试验（+）。诊断为重症肌无力（眼肌型）。予以溴吡斯的明、醋酸泼尼松、氯化钾等治疗后，患者症状明显改善。

问题：

（1）重症肌无力的常见原因是什么？

（2）在神经－肌接头的兴奋传递过程中，胆碱酯酶发挥什么作用？

（3）试分析溴吡斯的明治疗重症肌无力的机制。

病案二：患者，男，60 岁，因反复咳嗽、咳痰、骨痛 6^+ 月就诊。胸部 CT 显示：左肺上叶毛刺样结节，纵隔多发淋巴结肿大，癌胚抗原水平明显升高。经皮穿刺肺活检，确诊为 IV 期（$T_3N_0M_1$）低分化非小细胞肺癌（non-small cell lung cancer，NSCLC），伴有骨转移和颅内转移。肿瘤组织经基因检测发现表皮生长因子受体 19（epidermal growth factor receptor 19，EGFR19）突变阳性，给予第一代 EGFR 酪氨酸激酶抑制剂（tyrosine kinase inhibitors，TKI）吉非替尼联合全脑放疗（计划靶区 30 Gy/10F），用唑来膦酸治疗骨转移。患者在治疗 1 年内病情发展稳定，病灶没有明显变化；但 1 年后患者病情进展，产生吉非替尼耐药，面临多靶点药物联用结局耐药问题。

问题：

（1）阐述 G 蛋白耦联受体介导的信号转导过程。

（2）试述患者所用分子靶向药物吉非替尼的作用机制。

（3）试述抗肿瘤的分子靶向药相比细胞毒性药物的优缺点及可能的主要作用靶点。

（4）根据细胞信号转导特点，分析哪些策略有助于克服分子靶向药物的耐药性问题？

病案三：患者，男性，40 岁，颈椎粉碎性骨折致完全性截瘫后 47 天，在静脉复合麻醉下行椎板减压术。术前血压 120/70 mmHg，脉搏 84 次 / 分，血钾 4.03 mmol/L。静注琥珀胆碱（作用与 ACh 类似，但不易被胆碱酯酶分解）等进行麻醉诱导，患者肌肉松弛后顺利插入气管导管。琥珀胆碱注入后约 2 分钟，患者四肢曾有一过性"强直"样痉挛，插管后血压降至 50/0 mmHg，脉搏降至 14 次 / 分，血钾升至 10.15 mmol/L。立马静注阿托品，在静注琥珀胆碱后约 15 分钟，患者血压、脉搏逐渐恢复正常。

问题：

（1）琥珀胆碱为什么能产生肌松作用？

（2）琥珀胆碱为什么可引起高血钾？

（3）琥珀胆碱过量时能否用胆碱酯酶抑制剂来处理？

参考答案

一、关注生命科学研究热点→聚焦学生感兴趣的问题

1. 单选题：（1）～（9）EDCDD EDBA

2. 多选题：（1）AB　（2）ABCDE　（3）AC

3. 问答题

（1）答：COVID-19 通过它的刺突蛋白 SD 与宿主肺上皮细胞表面的血管紧张素 2 受体（ACE2）结合而进入细胞，随后在宿主细胞中进行病毒基因的复制和子代病毒的组装，然后子代病毒从感染细胞中释放继续感染其他细胞。机体抗病毒免疫主要是细胞免疫。早期激活的 DCs、NK 细胞等可以释放 Ⅰ 型和 Ⅱ 型干扰素抑制病毒的复制，同时被激活的 CTL、NK、巨噬细胞等产生抗体依赖细胞介导的细胞毒作用（ADCC）作用，清除被感染的细胞。而 B 细胞产生的中和性抗体可阻止病毒结合宿主细胞上的病毒受体，防止感染进一步扩散。此外，由于新冠病毒可以在上皮细胞内大量表达炎症抑制蛋白 ORF6，炎症反应会进一步受到抑制。因此，新冠病毒感染的早期阶段主要以病毒复制为主，只有微弱的炎症反应，也就是我们平时所说的无症状感染期。

在新冠病毒感染的晚期阶段，病毒载量达到顶峰，病毒复制开始下降，免疫细胞被大量招募至肺部。COVID-19 的结构蛋白 E 和 M 被免疫细胞膜上高表达的 TLR1 受体识别并结合，通过内吞作用进入免疫细胞，进入免疫细胞的 COVID-19 病毒因无法形成复制转录复合物 RTC 来转录病毒的亚基因组 RNA，而不能进行复制，称为顿挫感染，但促炎蛋白 NSP14 却可以直接通过基因组 RNA 进行翻译。由于仅 NSP14 的表达而没有抗炎

的 ORF6 的表达，炎症反应被进一步放大，免疫细胞释放大量炎症因子，炎症因子风暴产生，引发剧烈的炎症反应激活。TLR1 小分子抑制剂具有开发为治疗重症新冠患者新药的潜能。

（2）答：主要有以下两种方式。①载体介导的易化扩散，如细胞外葡萄糖顺浓度梯度进入细胞内，这一过程就是在葡萄糖转运体的协助下完成的，如红细胞对葡萄糖的吸收；②继发性主动转运，如葡萄糖在小肠黏膜上皮细胞的吸收和在近端肾小管上皮细胞的重吸收都是通过 Na^+-葡萄糖同向转运体实现的，其中 Na^+ 顺浓度梯度进入细胞，同时将葡萄糖逆浓度梯度转运至胞内。

（3）答：钠泵的化学本质是 Na^+-K^+-ATP 酶，是一种镶嵌在细胞膜上的蛋白质。钠泵的主要功能：每水解 1 分子 ATP 可逆着浓度梯度将 3 个 Na^+ 移出胞外，将 2 个 K^+ 移入胞内，从而形成和保持膜内高 K^+ 和膜外高 Na^+ 的不均衡离子分布。生理意义：①建立和维持细胞内外 Na^+、K^+ 浓度梯度，是细胞生物电产生的重要条件之一；②钠泵活动造成的细胞内高 K^+，是细胞内许多代谢反应所必需的；③维持细胞内液正常渗透压和细胞容积相对稳定；④细胞外较高 Na^+ 浓度所贮存的势能可用于其他物质，如葡萄糖、氨基酸逆着浓度梯度进行继发性主动转运，以及提供 Na^+-H^+ 交换及 Na^+-Ca^{2+} 交换动力等；⑤具有生电作用，可以直接影响膜电位，使膜内电位的负值增大。

（4）答：粗肌丝与细肌丝间的相互滑行是通过横桥周期完成的。横桥周期是指肌球蛋白的横桥与肌动蛋白结合、扭动、复位的过程。①肌球蛋白的横桥与肌动蛋白结合：在舒张状态下，横桥的 ATP 酶活性分解 ATP，同时与腺苷二磷酸（ADP）和无机磷酸盐（Pi）结合，形成高势能状态。②横桥扭动：胞质中的 Ca^{2+} 与肌钙蛋白结合，导致原肌球蛋白构象变化，暴露出肌动蛋白上的横桥结合位点。横桥的头部向桥臂方向扭动 45°，产生"棘齿作用"，从而拖动细肌丝向 M 线方向滑行。③横桥复位：横桥头部释放 Pi，失去 Pi 的横桥向肌小节中央方向摆动，然后 ADP 从横桥头部释放，横桥与肌动蛋白结合形成肌肉僵直状态。④横桥与肌动蛋白分离：当新的 ATP 结合到横桥头部，触发横桥头部构象变化，导致横桥与肌动蛋白亲和力下降，粗肌丝与细肌丝分离，产生横桥复位。

二、强化基础知识→训练学生逻辑思维的问题

1. 单选题：（1）～（10）ACDCA CBAED （11）～（20）CABCC DDBEA
（21）～（30）DDAEC DBBAB （31）～（40）BCBDA CEBEA
（41）～（50）BDEAB EAECD （51）～（53）ABC

2. 多选题：（1）ABCDE （2）ACD （3）ABCD （4）CE （5）ABD （6）ACDE
（7）ACDE （8）BDE （9）ABCDE （10）ABCE （11）CDE

3. 问答题

（1）答：单纯扩散和易化扩散相同之处在于二者都属于被动转运，都不耗能，是物质顺浓度和 / 或电位梯度跨膜转运的过程。二者不同之处在于单纯扩散属于一种简单的物理过程，没有生物学转运机制参与，转运的物质是脂溶性物质或少数不带电荷的极性小分

子物质，如 CO_2、O_2、乙醇、尿素、甘油和水等。易化扩散则涉及非脂溶性的小分子物质或带电离子，如 K^+、Na^+、Ca^{2+}、葡萄糖和氨基酸等，这种扩散需要膜结构中的特殊蛋白质的帮助，这些蛋白质可以是通道或载体，根据这些蛋白质的不同，易化扩散又可以分为经通道易化扩散和经载体易化扩散。

（2）答：经载体易化扩散和经通道易化扩散的异同点如表 3-1 所示。

表 3-1　经载体易化扩散和经通道易化扩散的异同

途径	相同点	不同点				
		膜蛋白种类	转运速率	选择性	饱和性	门控特性
经载体易化扩散	①顺浓度差和 / 或电位差 ②被动转运，不消耗 ATP ③均需膜蛋白协助	载体蛋白	慢（$10^3 \sim 10^5$ 个 / 秒）	高	有	无
经通道易化扩散		通道蛋白	快（$10^6 \sim 10^8$ 个 / 秒）	相对较差	无	大多数有

（3）答：原发性主动转运和继发性主动转运相同之处在于两者都是借助膜上的载体蛋白、逆电 - 化学梯度将底进行跨膜转运的，两者都要消耗能量。两者不同之处在于原发性主动转运的载体蛋白（也称泵蛋白）其本质是 ATP 酶，可以将结合的 ATP 进行水解，产生的能量直接用于底物的主动转运，如 Na^+-K^+ 泵、Ca^{2+} 泵和质子泵等；继发性主动转运的载体（也称共转运体）本身不是 ATP 酶，其主动转运所需能量不是直接来自 ATP 水解，而是来自原发性主动转运所形成的某些离子的浓度梯度，如钠泵活动形成的膜两侧 Na^+ 浓度差。当这些共转运体在离子浓度差推动下将结合的离子顺浓度梯度转运时，也同时将结合的其他底物逆浓度差完成跨膜转运，如 Na^+- 葡萄糖同向转运、Na^+-Ca^{2+} 交换、Na^+-H^+ 交换等。

（4）答：动作电位的特征有"全或无"现象、不衰减传播及脉冲式发放。

动作电位在单一细胞上的传导机制可用局部电流学说来解释。①当细胞的某一部位产生动作电位，即兴奋时，兴奋区与邻近未兴奋区之间将出现电位差，并产生由正电位区流向负电位区的电流，即局部电位。②局部电位流动的方向在膜内侧是由兴奋区经细胞内液流向邻近的未兴奋区，向外穿过质膜后，又经细胞外液返回兴奋区，构成电流回路。③局部电位流动的结果是使邻近未兴奋区的膜电位减小，即产生去极化，当此处的去极化达到阈电位时即可触发该区爆发动作电位，使之成为新的兴奋区，而原来的兴奋区则进入复极化状态。因此，动作电位的传导，实质上是在局部电流作用下新的动作电位不断产生的过程。在有髓神经纤维上，由于髓鞘较厚，局部电流发生在兴奋和安静的郎飞结之间，动作电位从一个郎飞结跨越结间区"跳跃"到下一个郎飞结的传导方式称为跳跃式传导。

（5）答：局部兴奋是组织受到阈下刺激后，由细胞膜上少量 Na^+ 通道激活产生的去极化膜电位波动。例如，发生在肌细胞终板膜上的终板电位和神经元突触后膜上的兴奋性突触后电位等。局部兴奋的特点：①不表现"全或无"的特征。局部电位幅度随刺激强度的增加而增大，呈等级性电位。②衰减性传播（电紧张性扩布）。局部电位幅度随着传播距离增加而逐渐减小，直至最后消失。③总和现象。包括空间总和和时间总和。

（6）答：根据不同的介导配体和受体，跨膜信号转导的主要方式有两类，一类是水溶性配体或物理信号作用于膜受体而产生效应，涉及由 G 蛋白耦联受体、离子通道型受体、酶联型受体和招募型受体介导的信号转导；另一类是脂溶性配体直接与胞质受体或核受体结合通过影响基因表达而产生的效应。① G 蛋白耦联受体介导的信号转导：受体与配体结合，激活耦联的 G 蛋白，再引发一系列信号蛋白的级联反应，这个过程涉及 G 蛋白耦联受体、G 蛋白、G 蛋白效应器和蛋白激酶等。②离子通道型受体介导的信号转导：由配体结合部位和离子通道两部分组成，受化学信号分子、电信号、机械信号激活后产生跨膜离子电流而改变细胞的功能。③酶联型受体介导的信号转导：本身就具有酶活性或能与酶结合的膜受体，胞外结构域可结合配体，而胞内结构域则具有酶的活性或含有酶结合位点，磷酸化功能蛋白质产生生物效应。④招募型受体介导的信号转导：受体本身没有酶的活性，但与配体结合后，可招募激酶或转接蛋白，激活下游不涉及经典第二信使的信号转导通路。⑤核受体介导的信号转导：核受体实质上是激素调控特定蛋白质转录的一大类转录调节因子，常为单链多肽，含有激素结合域、DNA 结合域、转录激活结合域和铰链区等功能区段，受激素激活后指导 DNA 转录合成新的功能蛋白质。

（7）答：①神经上兴奋的产生；②兴奋在神经纤维上的传导；③神经 - 肌接头处的兴奋传递；④兴奋 - 收缩耦联；⑤骨骼肌的收缩。

（8）答：横纹肌与平滑肌的主要特点如表 3-2 所示。

表 3-2 横纹肌与平滑肌特征对比表

对比项	横纹肌	平滑肌
细肌丝：粗肌丝	2：1	（10～15）：1
肌节和横纹	有	无
Z盘	有	无，对应的是致密体和致密斑
横桥	伸出方向相同	相反的方向在不同方位上伸出
钙结合蛋白	肌钙蛋白	钙调蛋白
肌管系统	T管、L管形成三联管（骨骼肌）；二联管（心肌）	无T管，肌膜纵向袋状凹入
致密带	无	有
缝隙连接	骨骼肌没有，心肌有	单个单位平滑肌有，多单位平滑肌几乎没有
细胞外 Ca^{2+} 依赖性	骨骼肌不依赖，心肌少部分依赖	大部分依赖
自律性	骨骼肌没有，部分心肌有	单个单位平滑肌有，多单位平滑肌没有
耦联机制	兴奋-收缩耦联	电-机械耦联和药物-机械耦联
肌丝滑行触发机制	Ca^{2+}→细肌丝中肌钙蛋白→原肌凝蛋白变构	$Ca^{2+}-CaM$→MLCK→粗肌丝横桥中 MLC 磷酸化

（9）答：这里的平衡指 Na^+ 浓度差造成的势能与电场力达到平衡。

三、学科交叉融合→推动学生创新的问题

1. 单选题：（1）～（10）CADBA CACBA　　（11）～（20）ABEAB CAECB

　　　　　　（21）～（30）CEDEC DCABE　（31）B

2. 多选题：（1）CD　（2）AD　（3）ABCD　（4）ABD　（5）ABC

　　　　　（6）ACDE（7）ABCDE（8）BCD

3. 问答题

（1）答：构成人体的组织细胞执行功能者为蛋白质。

（2）答：心肌细胞的有效不应期特别长，使得心肌细胞的整个收缩期和舒张早期都处于有效不应期内，因此心肌不可能在收缩期内再接受刺激而产生一个新的兴奋，而不发生强直收缩，这一特征保证心脏交替有序地进行收缩和舒张活动，有利于心脏的充盈和泵血。

（3）答：不是。肌细胞上的动作电位与神经纤维上的动作电位有区别，是一个全新的动作电位，但二者间具有因果关系，肌细胞动作电位是由神经动作电位产生的。

（4）答：可兴奋细胞在发生兴奋后，其兴奋性会经历一个有序变化，即绝对不应期，相对不应期，超常期，低常期。①绝对不应期：兴奋性为零，无论施加多强的刺激，细胞都无法再次兴奋，这个时期对应动作电位的锋电位时间，此时钠通道失活。②相对不应期：兴奋性从零逐渐恢复，细胞对超过阈强度的刺激产生反应，相当于负后电位前半期。③超常期：兴奋性轻度增高，阈下刺激可能引起细胞兴奋，相当于负后电位的后半期。④低常期：兴奋性轻微降低，只有阈上刺激才能引起细胞兴奋，相当于动作电位的正后电位时期。

（5）答：以直流电刺激神经纤维时，动作电位首先出现在负极下方的细胞膜。细胞膜具有电容特性，静息状态下，膜外侧带正电荷，内侧带负电荷。当用直流电刺激神经纤维时，正极下方的膜外表面正电荷的聚集，将使该部位膜发生超极化；负极下方的细胞膜则由于负离子的聚集使细胞膜外表面原有的正电荷被中和，从而使膜两侧的极化程度减小，甚至发生反极化。

（6）答：在急性低钾血症时，由于细胞外液 K^+ 浓度降低，细胞内、外 K^+ 浓度差增大，静息状态细胞内 K^+ 外流增多，导致静息电位负值增大，静息电位和阈电位之间的距离增大，神经肌肉兴奋性降低，造成骨骼肌无力，腱反射减弱甚至消失，严重时可出现肢体或呼吸肌麻痹。

（7）答：缺血－再灌注时交感神经兴奋，内源性儿茶酚胺释放增加，刺激心肌 α_1 和 β 受体引起 Ca^{2+} 内流增加。① α_1 肾上腺素能受体激活 G 蛋白－磷脂酶 C 介导的信号转导通路，促进磷脂酰肌醇分解，生成三磷酸肌醇（IP_3）和二酰甘油（DG）。IP_3 可促使肌浆网释放 Ca^{2+}，而 DG 激活蛋白激酶 C，刺激 Na^+-H^+ 交换，进而引起 Na^+-Ca^+ 交换，使细胞内钙超载。② β 受体兴奋，通过受体依赖性钙通道和电压依赖性 L-型钙通道，引起 Ca^{2+} 内流增加。③儿茶酚胺自氧化生成氧自由基损伤细胞膜，增加细胞膜通透

性，导致 Ca^{2+} 内流增加。

（8）答：受体异常症指因受体的数量、结构或调节功能变化，使之不能介导配体在靶细胞中应有的效应引起的疾病。该病可根据病因不同，分为三类：一是受体基因突变，致使受体缺乏或结构异常引起遗传性或原发性受体疾病，如非胰岛素依赖型糖尿病；二是机体自身产生受体的抗体可导致自身免疫性受体疾病，如重症肌无力；三是机体自身代谢紊乱引发继发性受体疾病，如心功能不全可使心肌细胞的受体数量减少。

受体异常可表现为受体下调 / 减敏及受体上调 / 增敏。当递质分泌不足时，受体的数量将逐渐增加，亲和力也逐渐升高，称为受体的上调；反之则称为受体的下调。

（9）答：垂体腺瘤→编码 Gs 的基因点突变→Gs 的 GTP 酶活性↓→Gs 持续激活→腺苷酸环化酶↑→cAMP↑→生长激素↑→骨骼生长过度→巨人症（儿童）或肢端肥大症（成人）。

四、举一反三→体现 B to B 的问题

1. 问答题

（1）答：不是。细胞内 K^+ 浓度约为细胞外 K^+ 浓度的 30 倍是细胞为了维持正常的生理功能而主动调节细胞内外离子浓度差的结果，是由 K^+ 在细胞内的特殊功能和细胞膜的转运机制决定的。首先，K^+ 在细胞内发挥着多种重要生理功能：① K^+ 是细胞内许多酶促反应的辅助因子，参与细胞内代谢过程的调节。② K^+ 还参与细胞内的渗透压平衡和细胞体积的调控。因此，细胞需要维持较高的 K^+ 浓度来确保这些生理功能的正常进行。其次，这与细胞膜上的 K^+ 通道和钠泵的作用有关。钠泵每水解 1 分子 ATP 可逆着浓度梯度将 3 个 Na^+ 移出胞外，2 个 K^+ 移入胞内，使得 K^+ 能够在细胞内积累并保持高浓度，而 Na^+ 在细胞内的浓度较低，确保细胞内外的 K^+ 和 Na^+ 浓度差，以维持细胞的正常生理功能。

（2）答：是。若刺激足够强且持续时间足够长，使得膜电位去极化达到或超过阈电位，那么会引发动作电位。动作电位是一种快速、可逆的电位变化，其一旦产生，其幅度和持续时间几乎不随刺激强度的变化而变化。动作电位可以在细胞膜上进行传导，从而传递信息到细胞的其他部分或相邻细胞。然而，如果刺激较弱或持续时间较短，使得膜电位去极化但未达到阈电位，那么只会产生局部电位。局部电位是一种较小的、局部的、非传导的电位变化，其幅度和持续时间随刺激强度的变化而变化。局部电位通常不足以触发动作电位，但它们可以在空间和时间上进行总和，从而增加达到阈电位的机会。因此，同一个刺激若能达到阈电位则为动作电位，若未达到阈电位则会形成局部电位。这种机制使得细胞能够对不同强度和持续时间的刺激产生不同的响应，从而更精确地调节其生理功能。

（3）答：霍乱是一种烈性传染病，病原体霍乱弧菌产生的霍乱毒素选择性催化 Gs 蛋白 α 亚基的精氨酸 201 核糖化，使 Gs 蛋白 α 亚基的 GTP 酶活性丧失，不能将结合的 GTP 水解成 GDP，从而使 Gs 蛋白 α 亚基处于不可逆性激活状态，不断刺激 AC 生成 cAMP，可使胞浆中的 cAMP 含量增加为正常量的 100 倍以上，导致小肠上皮细胞膜蛋白

构型改变，大量 Cl^-、Na^+ 和水分子持续转运入肠腔，引起严重的腹泻和脱水。

（4）答：影响横纹肌收缩效能的因素有前负荷、后负荷和肌肉收缩能力。①前负荷指肌肉在收缩前所承受的负荷，可影响肌肉的初长度。在一定范围内，初长度增大，收缩张力增大。达到最适初长度时，肌肉收缩能使肌肉产生最大张力。②后负荷是指肌肉在收缩开始后所遇到的阻力。在一定范围内，后负荷越大，收缩张力增加，但肌肉缩短的程度和速度减小，故后当负荷为 0 时，肌肉缩短速度达到最快；而当后负荷增加到使肌肉不能缩短时，肌肉产生最大收缩张力。③肌肉收缩能力：与负荷无关，决定收缩效能的肌肉内在特性，肌肉收缩能力增强则收缩效能提高。

2. 病案分析

病案一

分析：（1）重症肌无力是一种自身免疫性疾病，是机体产生自身抗体破坏 N_2 型 ACh 受体阳离子通道，导致神经 - 肌接头兴奋传递障碍，从而造成骨骼肌收缩无力。

（2）胆碱酯酶存在于胆碱能神经末梢突触末梢、效应器接头或突触间隙等部位，能将 ACh 水解为胆碱和乙酸，终止 ACh 作用。

（3）溴吡斯的明是一种可逆性的抗胆碱酯酶药，能抑制胆碱酯酶的活性，减少胆碱能神经末梢释放的 ACh 的分解，促使 ACh 在突触间隙中积聚，出现毒蕈碱样（M）和烟碱样（N）胆碱受体兴奋作用。此外，还可直接兴奋运动终板上的烟碱样胆碱受体（N_2 受体），并促进运动神经末梢释放 ACh，进而提高胃肠道、支气管平滑肌和全身骨骼肌的肌张力。

病案二

分析：（1）G 蛋白耦联受体介导的信号转导示意图如下。

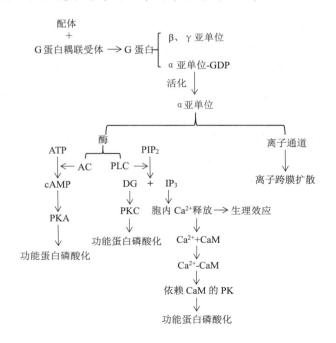

（2）*EGFR* 是肺癌驱动基因之一，是在 NSCLC 中发现的第一个致癌靶点，*EGFR* 的异常激活和突变被认为是 NSCLC 发生的分子机制之一。吉非替尼是一种选择性的 *EGFR* 酪氨酸激酶抑制剂，它可以通过阻断配体与 EGFR 的结合，抑制表皮生长因子受体酪氨酸激酶的活性，阻断酪氨酸激酶的自身磷酸化，从而切断异常的酪氨酸激酶信号转导，抑制肿瘤的生长、转移和血管的生成，促进肿瘤细胞凋亡，并提高患者对放疗、化疗激素治疗的敏感性，能显著延长患者的生存期并改善患者的临床症状。

（3）相比细胞毒细胞，分子靶向药提高了药物作用的靶向性，降低了毒副作用。但因肿瘤细胞生长过程中信号通路的复杂性，仅仅应用针对一两个靶点的药物很难达到根治肿瘤的效果，故多数分子靶向药的有效率仅为 10% 左右。另外，随着肿瘤的发展，患者可能发生新的基因突变而出现耐药性。

抗肿瘤分子靶向药的主要作用靶点及相关药物如下。①靶向细胞周期：如周期蛋白依赖性激酶（CDK）抑制剂和有丝分裂中 Aurora 激酶的抑制剂等。②靶向信号传导：如 EGFR 酪氨酸激酶抑制剂；RAF-MERK-ERK 信号转导通路抑制剂、Her-2 酪氨酸激酶抑制剂；Bcr-Abl 融合蛋白和 c-Kit 激酶抑制剂等。③靶向血管生成：如 VEGF 受体酪氨酸激酶抑制剂、抗 VEGF 抗体和血管内皮抑素等。④靶向泛素 - 蛋白酶体：泛素 - 蛋白酶体抑制剂，如硼替佐米。⑤其他靶点：金属蛋白酶抑制剂、法尼基转移酶抑制剂、蛋白酶 C 抑制剂和组蛋白去乙酰化酶抑制剂等。

（4）多靶点药物的使用、靶向治疗药的联用、靶向药物与化疗药物的联合、靶向药物与中药的联合等方式都可能有助于克服耐药性问题。

病案三

分析：（1）琥珀胆碱是一种去极化肌松药，和突触后膜上的 N_2 型 ACh 受体结合，产生持续的去极化，进而导致 Na^+ 通道失活，肌细胞兴奋性降低，不能产生动作电位。不仅琥珀胆碱对 N_2 型 ACh 受体阳离子通道的激活不能引起肌肉收缩，而且运动神经末梢释放的 ACh 也不能发挥兴奋传递的作用，最终阻断神经 - 肌接头兴奋传递，导致肌肉松弛。

（2）琥珀胆碱引起的持续去极化作用使 K^+ 由肌纤维膜内向膜外扩散致血钾升高。

（3）琥珀胆碱过量时不能用胆碱酯酶抑制剂来处理。因为胆碱酯酶抑制剂通过抑制接头处的乙酰胆碱酯酶，减少 ACh 的消除而使 ACh 蓄积，会进一步激活 N_2 型 ACh 受体阳离子通道而加重琥珀酰胆碱引起的持续性去极化作用。

第四章

运动系统的结构与功能

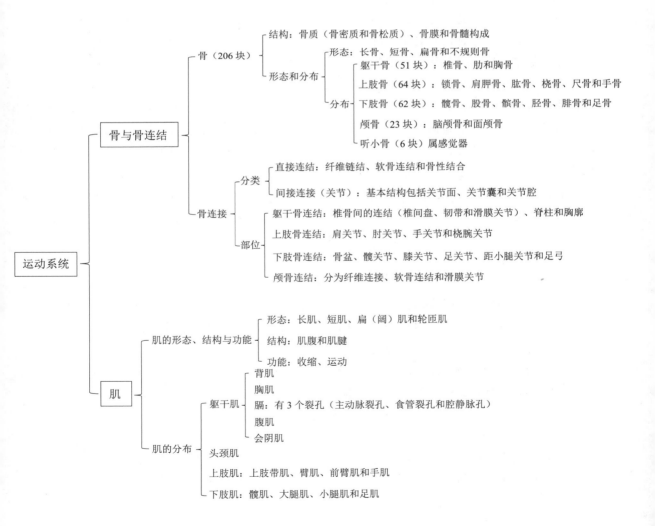

运动系统
- 骨与骨连结
  - 骨（206块）
    - 结构：骨质（骨密质和骨松质）、骨膜和骨髓构成
    - 形态和分布
      - 形态：长骨、短骨、扁骨和不规则骨
      - 分布
        - 躯干骨（51块）：椎骨、肋和胸骨
        - 上肢骨（64块）：锁骨、肩胛骨、肱骨、桡骨、尺骨和手骨
        - 下肢骨（62块）：髋骨、股骨、髌骨、胫骨、腓骨和足骨
        - 颅骨（23块）：脑颅骨和面颅骨
        - 听小骨（6块）属感觉器
  - 骨连接
    - 分类
      - 直接连结：纤维链结、软骨连结和骨性结合
      - 间接连接（关节）：基本结构包括关节面、关节囊和关节腔
    - 部位
      - 躯干骨连结：椎骨间的连结（椎间盘、韧带和滑膜关节）、脊柱和胸廓
      - 上肢骨连结：肩关节、肘关节、手关节和桡腕关节
      - 下肢骨连结：骨盆、髋关节、膝关节、足关节、距小腿关节和足弓
      - 颅骨连结：分为纤维连接、软骨连结和滑膜关节
- 肌
  - 肌的形态、结构与功能
    - 形态：长肌、短肌、扁（阔）肌和轮匝肌
    - 结构：肌腹和肌腱
    - 功能：收缩、运动
  - 肌的分布
    - 躯干肌
      - 背肌
      - 胸肌
      - 膈：有3个裂孔（主动脉裂孔、食管裂孔和腔静脉孔）
      - 腹肌
      - 会阴肌
    - 头颈肌
    - 上肢肌：上肢带肌、臂肌、前臂肌和手肌
    - 下肢肌：髋肌、大腿肌、小腿肌和足肌

一、关注生命科学研究热点→聚焦学生感兴趣的问题

乳酸

长期以来，乳酸代谢一直是生理学、临床医学以及运动医学领域研究的焦点。1985年，Brooks 提出了乳酸穿梭假说，认为乳酸可以作为代谢底物，通过单羧酸转运体从一种细胞转移到另一种细胞。乳酸穿梭是一种正常现象，存在于各种细胞、组织和器官，包括肌肉、心脏、肝脏、精子、脂肪组织、大脑和肺，在癌组织中也有类似的代谢过程。而后，在此基础上，Brooks 又于1998年提出细胞内乳酸穿梭理论，认为细胞质内由糖酵解或糖原分解生成的乳酸可以直接进入该细胞的线粒体中被氧化，而不需要在细胞质中氧化为丙酮酸后再进入线粒体，但细胞内乳酸穿梭理论在学术界一直存在争议。

乳酸是糖酵解无氧代谢过程的最终产物，剧烈运动时，不仅可以被再利用避免代谢性酸中毒，还能够在一定程度上缓解剧烈运动时的 pH 值降低，延缓酸中毒的发生和运动能力的下降。乳酸穿梭理论打破了"乳酸是代谢废物"的错误观点，将糖酵解和氧化磷酸化过程联系起来，认为乳酸作为重要的有氧代谢底物和糖异生前体不仅能维持能量稳态，还能作为细胞间信号传导信使，通过不同的信号传导通路作用于靶向部位，调节能量代谢，促进肌肉合成，调节炎症免疫反应等。运动状态下，乳酸代替葡萄糖和糖原成为大脑的主要能源物质，以达到节省糖的氧化分解和减缓疲劳的目的，刺激下丘脑调节能量摄入和不同神经元兴奋性。此外，乳酸可改善脑的认知和记忆功能的过程，对脑代谢和功能具有重要意义。未来研究需进一步探索乳酸代谢对运动表现的影响和人体不同组织部位调节作用的机制，以利于从乳酸代谢角度切入，提升运动表现并充分发挥运动促进健康的作用。

1. 单选题

（1）运动过后肌肉酸痛是因为（　　　）

  A. 乳酸堆积　　　　　　B. 运动方式不当　　　　　C. 软组织损伤

  D. 韧带损伤　　　　　　E. 肌无力

（2）下列关于乳酸代谢对机体的意义，错误的是（　　　）

  A. 乳酸在肌肉的代谢过程中，产生的热量可以帮助肌肉维持正常的温度

  B. 乳酸不可以进入心肌进行氧化释能

  C. 糖异生的底物，加速肝糖原、肌糖原的恢复

  D. 防止乳酸过多引起代谢性酸中毒

  E. 乳酸的及时清除有利于糖酵解的继续进行

（3）运动停止后，肺通气量并不立刻恢复到安静水平，原因是（　　　）

  A. 乳酸血症引起的 H^+ 浓度升高　　　　　　B. 血液中 PCO_2 升高

  C. 血液中 O_2 下降　　　　　　　　　　　　D. 脑脊液中 PCO_2 升高

  E. 脑脊液中 O_2 下降

（4）体内乳酸生成速度最快的组织是（　　　）

A. 皮肤　　　　　　　　B. 脑　　　　　　　　C. 小肠黏膜

D. 红细胞　　　　　　　E. 骨骼肌

2. 多选题

（1）运动时心输出量增加的原因（　　　）

A. 回心血量增加　　　　B. 心肌收缩力增强　　　C. 后负荷增加

D. 心率增快　　　　　　E. 前负荷增加

（2）人剧烈运动时会产生大量乳酸，下列有关乳酸的代谢途径正确的是（　　　　）

A. 乳酸主要来源于糖类分解

B. 在血液中与碳酸氢钠发生作用生成乳酸钠

C. 进入肝细胞无氧分解

D. 进入肝细胞转化为肝糖原

E. 进入血液引起血浆 pH 值发生剧烈变化

3. 问答题

（1）简述运动系统的组成和功能。

（2）简述乳酸对心脏收缩活动的影响。

二、强化基础知识→训练学生逻辑思维的问题

1. 单选题

（1）关节的辅助结构不包括（　　　）

A. 关节盘　　　　　　　B. 韧带和半月板　　　　C. 关节唇

D. 滑膜囊　　　　　　　E. 滑膜襞

（2）椎骨在幼年时共有（　　　）块

A. 32　　　　　　　　　B. 28　　　　　　　　　C. 33

D. 60　　　　　　　　　E. 35

（3）下肢骨共有（　　　）块

A. 65　　　　　　　　　B. 66　　　　　　　　　C. 62

D. 63　　　　　　　　　E. 60

（4）位于大腿，人体最长和最结实的长骨是（　　　）

A. 胫骨　　　　　　　　B. 腓骨　　　　　　　　C. 髂骨

D. 股骨　　　　　　　　E. 髌骨

（5）下列说法错误的是（　　　）

A. 膝关节是人体最大、最复杂的关节

B. 颅骨共有 23 块，其中面颅骨 15 块

C. 躯干骨的 24 块椎骨、1 块骶骨和 1 块尾骨借骨连结形成脊柱

D. 胸骨包括胸骨柄和胸骨体两部分

E. 骨与骨之间借助纤维结缔组织、软骨或骨相连，形成骨连结

（6）下列关于骨的构造的描述，正确的是（　　　）

A. 骨的表面全部被覆有骨膜　　　　　　B. 由骨质、骨膜和骨髓构成

C. 由骨密质、骨松质和骨髓构成　　　　D. 由骨密质、骨松质和黄骨髓构成

E. 由骨密质、骨松质和骨膜构成

（7）椎间孔由（　　　）

A. 椎体和椎弓围成　　　　　　　　　　B. 椎弓根和椎弓板围成

C. 所有椎孔连接而成　　　　　　　　　D. 由所有横突孔连接而成

E. 相邻椎骨的上、下切迹围成

（8）成对的颅骨是（　　　）

A. 额骨　　　　　　　B. 枕骨　　　　　　　C. 腭骨

D. 下颌骨　　　　　　E. 筛骨

（9）全身活动度最大的关节是（　　　）

A. 肘关节　　　　　　B. 腕关节　　　　　　C. 膝关节

D. 踝关节　　　　　　E. 肩关节

（10）骨骼肌（　　　）

A. 属于平滑肌　　　　B. 辅助结构没有腱鞘　　C. 不属于随意肌

D. 主要由肌腹和筋膜构成　　　　　　　E. 主要由肌腹和肌腱构成

（11）膈肌的功能是（　　　）

A. 舒张时膈肌中心腱下降，助呼气　　　B. 舒张时膈肌中心腱上升，助吸气

C. 收缩时膈肌中心腱下降，助吸气　　　D. 收缩时膈肌中心腱下降，助呼气

E. 收缩时膈肌中心腱上升，助吸气

（12）下列属于前臂肌的是（　　　）

A. 肱肌　　　　　　　B. 三角肌　　　　　　C. 胸大肌

D. 肱桡肌　　　　　　E. 肩胛下肌

2. 多选题

（1）骨按形态分为（　　　）

A. 长骨　　　　　　　B. 短骨　　　　　　　C. 扁骨

D. 不规则骨　　　　　E. 躯干骨

（2）关节的基本结构包括（　　　）

A. 韧带　　　　　　　B. 关节面　　　　　　C. 关节囊

D. 关节腔　　　　　　E. 关节盘

（3）髋骨是由下列哪些骨骨化而成的（　　　）

A. 耻骨　　　　　　　B. 尾骨　　　　　　　C. 坐骨

D. 髂骨　　　　　　　E. 骶骨

（4）关于膈肌的食管裂孔，描述正确的是（　　　）

A. 有食管通过　　　　　B. 平第 9 胸椎　　　　　C. 平第 10 胸椎

D. 有胸导管通过　　　　E. 有迷走神经通过

3. 问答题

（1）膈上有哪些孔或裂孔？其中有什么结构通过？

（2）简述肩关节的构成、特点及运动形式。

三、学科交叉融合→推动学生创新的问题

1. 单选题

（1）下列哪种维生素能促进骨骼的发育（　　　）

A. 维生素 A　　　　　　B. 维生素 B_1　　　　　C. 维生素 C

D. 维生素 D　　　　　　E. 维生素 E

（2）肌肉的初长度取决于（　　　）

A. 前负荷　　　　　　　B. 后负荷　　　　　　　C. 前负荷与后负荷之和

D. 前负荷与后负荷之差　　　　　　　　　　　　E. 肌肉收缩能力

（3）在强直收缩中，肌肉的动作电位（　　　）

A. 不发生叠加　　　　　B. 发生叠加　　　　　　C. 幅值变大

D. 幅值变小　　　　　　E. 幅值先变大后变小

（4）下列属于骨骼肌兴奋 – 收缩耦联的过程是（　　　）

A. 动作电位通过纵管传向肌细胞深部

B. 肌浆网释放 Ca^{2+} 到肌浆内

C. 终池中的 Ca^{2+} 逆浓度差进入细胞质内

D. 横管释放 Ca^{2+} 到肌细胞质内

E. 胞质内 Ca^{2+} 浓度降低

（5）在骨骼肌收缩过程中，能与细肌丝结合的是（　　　）

A. Na^+　　　　　　　B. K^+　　　　　　　C. Ca^{2+}

D. Mg^{2+}　　　　　　E. Fe^{3+}

（6）鼻窦炎患者在直立体位时，引流最不畅的鼻旁窦是（　　　）

A. 蝶窦　　　　　　　　B. 上颌窦　　　　　　　C. 额窦

D. 筛窦后群　　　　　　E. 筛窦前、中群

（7）幼儿 4 岁前，肘关节伸直位猛力牵拉前臂易发生桡骨小头半脱位，是由于（　　　）

A. 尺侧副韧带发育不全　　　　　　　B. 桡侧副韧带发育不全

C. 桡骨环状韧带发育不全　　　　　　D. 幼儿缺钙，骨骼发育不好

E. 桡骨小头尚在发育中，桡骨环状韧带松弛

（8）大面积肌肉挤压伤患者易出现（　　　）

A. 低钠血症　　　　　　B. 高钠血症　　　　　　C. 低镁血症

D. 低钾血症　　　　　　E. 高钾血症

（9）人在感觉寒冷时，会不由自主地出现"寒战"现象，此反射的效应器是（　　　）

A. 血管平滑肌　　　　　B. 骨骼肌　　　　　　　C. 皮肤毛细血管

D. 心肌　　　　　　　　E. 立毛肌

（10）开放性骨折后出现体温升高的原因是（　　　）

A. 失血　　　　　　　　B. 组织液丢失　　　　　C. 疼痛刺激

D. 感染　　　　　　　　E. 休克

2. 多选题

（1）膝关节的构成包括（　　　）

A. 股骨下端　　　　　　B. 胫骨上端　　　　　　C. 股骨头

D. 髌骨　　　　　　　　E. 腓骨下端

（2）肌的外形复杂多样，大致可分为（　　　）

A. 长肌　　　　　　　　B. 短肌　　　　　　　　C. 轮匝肌

D. 环形肌　　　　　　　E. 扁（阔）肌

（3）下列关于急性脚踝扭伤后，处理正确的是（　　　）

A. 保护脚踝部位，以免再次受伤，必要时使用支具

B. 24 h 内冰敷，24 h 后热敷

C. 用绷带将扭伤部位缠紧，以减轻肿胀

D. 抬高患肢，促进血液回流，减少淤血

E. 加强锻炼，有助于脚踝功能的恢复

（4）下列关于横纹肌溶解症的描述，正确的有（　　　）

A. 脂肪代谢异常和糖原贮积症均可导致横纹肌溶解症

B. 横纹肌溶解症的治疗主要包括病因治疗和对症治疗

C. 他汀类降脂药可引起横纹肌溶解症

D. 确诊依据主要是肌电图和临床症状

E. 药物的直接和非直接毒性作用均可引起横纹肌溶解症

（5）治疗腰椎间盘突出症的方法有（　　　）

A. 卧床休息　　　　　　B. 药物　　　　　　　　C. 麻醉下推拿

D. 骨盆牵引　　　　　　E. 手术

（6）类风湿性关节炎的治疗药物包括（　　　）

A. 双氯芬酸钠　　　　　B. 雷公藤　　　　　　　C. 甲氨蝶呤

D. 塞来昔布　　　　　　E. 泼尼松

3. 问答题

（1）简述维生素 D 缺乏性佝偻病患儿的骨骼改变。

（2）试述慢性肾功能不全患者易发生骨折的机制。

四、举一反三→体现B to B的问题

1. 问答题

（1）简述影响骨生长发育的因素。

（2）根据腰椎间盘的结构，推测腰椎间盘突出可能出现的病理改变有哪些？在椎间盘突出早期可用什么药物治疗，其作用机制是什么？

2. 病案分析

患者，女，50岁，因全身疼痛、乏力5年，加重4个月入院就诊。患者平素体力活动少，晒太阳少，饮食不佳，睡眠一般，便秘，小便正常，身高、体重较前无明显变化。查体：身高160 cm，脊柱无畸形，活动无明显受限，腰部轻叩击痛，双下肢肌力、感觉无异常，病理征阴性。辅助检查：骨密度检查，$L_1 \sim L_4$ T值均低于 –2.5；骨代谢指标显示维生素D水平下降，1型胶原氨基端延长肽（N_1NP）超高，β胶原降解产物（β–CTX）偏高，骨骼高转换状态；腰椎CT显示$L_3 \sim L_4$、$L_4 \sim L_5$椎间盘膨出，腰椎骨质疏松，退行性变。诊断为原发性骨质疏松症，给予碳酸钙D_3、骨化三醇与唑来膦酸抗骨质疏松治疗，患者症状改善。

问题：

（1）原发性骨质疏松的病因有哪些？

（2）骨是为肌肉收缩提供附着处及保护内脏的重要器官，在不停地进行着细胞代谢和骨重建。在骨重建过程中不断进行着骨的更新，维持骨的强壮。成年人骨重建率为每年5% ~ 15%。请阐述骨重建的过程。

（3）从骨质疏松的病理生理过程入手，考虑有哪些药物可以治疗骨质疏松？

参考答案

一、关注生命科学研究热点→聚焦学生感兴趣的问题

1. 单选题：（1）~（4）ABAE

2. 多选题：（1）ABDE　（2）ABD

3. 问答题

（1）答：运动系统由骨、骨连结和骨骼肌组成。在运动中，骨起杠杆作用，骨连结是运动的枢纽，骨骼肌则是运动的动力。

（2）答：乳酸使心脏收缩性降低。乳酸中的H^+可以抑制钙离子通道，与钙离子竞争肌钙蛋白，抑制肌浆网释放钙离子，导致胞浆中钙离子浓度降低，心肌收缩性降低。

二、强化基础知识→训练学生逻辑思维的问题

1. 单选题：（1）～（10）BCCDD BACEE （11）～（12）CD

2. 多选题：（1）ABCD （2）BCD （3）ACD （4）ACE

3. 问答题

（1）答：膈上有主动脉裂孔、食管裂孔和腔静脉孔3个裂孔。其中主动脉裂孔中有降主动脉和胸导管通过；食管裂孔内有食管和迷走神经的前、后干通过；腔静脉孔中有下腔静脉通过。

（2）答：肩关节由肱骨头和肩胛骨的关节盂构成。肩关节的结构特点：肱骨头大，关节盂浅而小，关节盂缘附有关节唇；关节囊薄而松弛，囊的上、前、后壁均有韧带和肌腱加强，囊内有肱二头肌长头腱穿过，唯有下壁是其薄弱之处，肱骨头易从此脱出。肩关节的运动形式：肩关节是全身最灵活、活动范围最大的关节，可做屈、伸、收、展、旋内、旋外和环转运动。

三、学科交叉融合→推动学生创新的问题

1. 单选题：（1）～（10）DAABC BEEBD

2. 多选题：（1）ABD （2）ABCE （3）ABCD （4）ABCE （5）ABCDE
（6）ABCDE

3. 问答题

（1）答：头部骨骼表现有颅骨软化（乒乓球样头）、方颅、马鞍状或十字状头形。胸部骨骼表现有串珠肋、郝氏沟或肋膈沟、鸡胸或漏斗胸。四肢骨骼表现有手镯征或脚镯征、"O"形腿或"X"形腿、"K"形下肢畸形。脊柱骨骼表现有脊柱后凸或侧凸畸形。

（2）答：慢性肾功能不全患者可合并肾性骨营养不良而出现骨质疏松，故易发生骨折。机制：①钙磷代谢障碍和继发性甲状旁腺功能亢进致使骨质疏松和骨硬化。高血磷和低血钙不利于成骨；甲状旁腺激素增多引起溶骨。② $1,25-(OH)_2D_3$ 合成减少导致骨盐沉着障碍。肠吸收钙、磷减少；肾小管重吸收磷减少。③酸中毒促进肾性佝偻病或骨软化症的发生。促使骨盐溶解；干扰 $1,25-(OH)_2D_3$ 的合成；抑制小肠对钙、磷的吸收。

四、举一反三→体现 B to B 的问题

1. 问答题

（1）答：①遗传因素。当父母身材高大时，子女在通常情况下会比较高大，反之亦然。②饮食因素。人在成长发育期间如果经常挑食，可能导致身体缺乏钙元素或者其他营养物质，这种情况也可影响骨骼正常的生长发育。③激素因素。影响骨骼生长发育的激素是非常多的，如生长激素、甲状腺素、甲状旁腺激素、糖皮质激素及雌激素等等。这些激素一旦出现异常，就会明显地影响骨的生长发育。④运动因素。运动对于骨的生长发育也至关重要，合适的体育运动会刺激骨骼生长。⑤疾病因素。尤其是骨性的肿瘤疾病会严重地影响骨的生长发育；患有内分泌疾病，可能导致身体缺乏多种生长所需的激素，也可在一定程度上影响骨骼正常的生长发育。

（2）答：腰椎间盘突出症是指腰椎间盘发生退行性改变以后，在外力作用下，纤维环部分或全部破裂，单独或者连同髓核、软骨终板向外突出，刺激或压迫窦椎神经和神经根引起的以腰腿痛为主要症状的一种病变，椎间盘退变是根本原因。

药物治疗用非甾体抗炎药物，作用机制主要是通过抑制环氧化酶，减少前列腺素的合成而发挥抗炎作用。

2. 病案分析

分析：（1）原发性骨质疏松的病因分为 5 类。①雌激素缺乏。这是导致原发性骨质疏松发作的重要因素，因为雌激素具有抑制骨吸收的作用，一旦雌激素减少，那么对破骨细胞的抑制能力就会减弱，因此很容易发生骨质疏松。②遗传性因素。这种因素对于骨髓大小、骨量以及微结构、内部特性等方面，也会产生影响，因此，如果父母是骨质疏松患者，那么子女的发病率就会高得多。③机体功能减退、年龄增长及运动量减少。这些因素也会导致骨细胞的含量减少，从而诱发原发性骨质疏松。④不健康的生活方式。例如过量吸烟喝酒、长期卧床、经常喝咖啡或者是碳酸类的饮料、节食挑食等，也会增加这种疾病的发病率。⑤药物副作用。例如过量服用糖皮质激素或者是促性腺激素，以及抗病毒药物、质子泵抑制剂等都可能导致原发性骨质疏松。

（2）参与骨更新的细胞主要是破骨细胞和成骨细胞。破骨细胞负责骨吸收，成骨细胞负责骨形成，两者分布在骨膜、骨小梁及骨皮质处。两种细胞在骨表面同一部位相继进行活动，与骨细胞一起构成重建的基本多细胞单位。在一个基本多细胞单位中，骨重建过程包括 3 个阶段。①骨吸收：骨重建周期始于破骨细胞前体细胞的激活，接着细胞因子诱导其分化成熟为多核破骨细胞。破骨细胞吸附在骨表面，吸收少量骨，形成一个能分泌 H^+ 和蛋白水解酶的凹陷，主要分泌组织蛋白酶 K。这个过程中逐渐释放细胞因子，如胰岛素生长因子 -1（insulin-like growth factor 1，IGF-1）和转化生长因子 - β（transforming growth factor- β，TGF- β），使成骨细胞前体细胞陆续激活，生成成骨细胞。②类骨质分泌：成骨细胞进入凹陷部位，在这些凹陷中的成骨细胞分泌类骨质（骨基质），类骨质主要包含胶原蛋白，还包含骨钙素、骨粘连蛋白、磷蛋白质。此时一些细胞因子如 IGF-1 和 TGF- β 等也在逐渐分泌中。③骨矿化：磷酸钙结晶（羟基磷灰石）沉积于骨基质的孔腔中使骨基质矿化形成新骨。类骨质分泌和矿化过程即骨形成。新形成的骨量正常情况下应该相当于吸收的骨量。

（3）骨质疏松的病理生理过程：在骨代谢过程中，骨吸收与骨形成的动态平衡紊乱，骨重建紊乱，骨吸收大于骨形成，导致骨量丢失，引起骨质疏松症。抗骨质疏松症药物根据疾病发生的情况，主要有骨吸收抑制药、骨形成促进药和骨矿化促进药。临床上，抑制破骨细胞的骨吸收是主要的治疗措施，药物主要有双膦酸盐、雌激素及其受体调节剂、降钙素等；骨形成促进药主要包括甲状旁腺激素、前列腺素 E2、他汀类降脂药及氟化物等；骨矿化促进药是基础治疗药物，主要包括钙剂和维生素 D。此外，双膦酸盐类（如阿仑膦酸钠、利塞膦酸钠、唑来膦酸钠）是目前临床上应用最为广泛的抗骨质疏松症药物。

第五章

血液的组成与功能

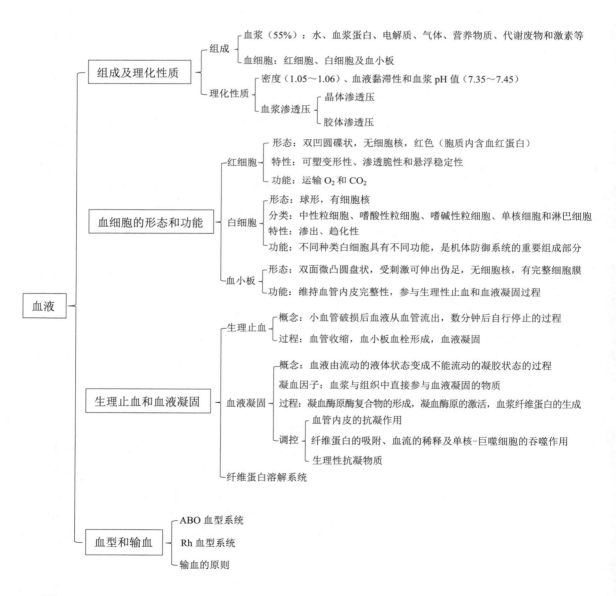

组成及理化性质
- 组成
  - 血浆（55%）：水、血浆蛋白、电解质、气体、营养物质、代谢废物和激素等
  - 血细胞：红细胞、白细胞及血小板
- 理化性质
  - 密度（1.05~1.06）、血液黏滞性和血浆 pH 值（7.35~7.45）
  - 血浆渗透压
    - 晶体渗透压
    - 胶体渗透压

血细胞的形态和功能
- 红细胞
  - 形态：双凹圆碟状，无细胞核，红色（胞质内含血红蛋白）
  - 特性：可塑变形性、渗透脆性和悬浮稳定性
  - 功能：运输 O_2 和 CO_2
- 白细胞
  - 形态：球形，有细胞核
  - 分类：中性粒细胞、嗜酸性粒细胞、嗜碱性粒细胞、单核细胞和淋巴细胞
  - 特性：渗出、趋化性
  - 功能：不同种类白细胞具有不同功能，是机体防御系统的重要组成部分
- 血小板
  - 形态：双面微凸圆盘状，受刺激可伸出伪足，无细胞核，有完整细胞膜
  - 功能：维持血管内皮完整性，参与生理性止血和血液凝固过程

血液

生理止血和血液凝固
- 生理止血
  - 概念：小血管破损后血液从血管流出，数分钟后自行停止的过程
  - 过程：血管收缩，血小板血栓形成，血液凝固
- 血液凝固
  - 概念：血液由流动的液体状态变成不能流动的凝胶状态的过程
  - 凝血因子：血浆与组织中直接参与血液凝固的物质
  - 过程：凝血酶原酶复合物的形成，凝血酶原的激活，血浆纤维蛋白的生成
  - 调控
    - 血管内皮的抗凝作用
    - 纤维蛋白的吸附、血流的稀释及单核-巨噬细胞的吞噬作用
    - 生理性抗凝物质
- 纤维蛋白溶解系统

血型和输血
- ABO 血型系统
- Rh 血型系统
- 输血的原则

一、关注生命科学研究热点→聚焦学生感兴趣的问题

造血干细胞

　　造血干细胞（hematopoietic stem cell，HSC）是血液系统中的成体干细胞，是一个异质性的群体，具有长期自我更新的能力和分化成各类成熟血细胞的潜能。造血干细胞在人胚胎2周时可出现于卵黄囊；妊娠5个月后，骨髓开始造血，成为造血干细胞的主要来源。在造血组织中，造血干细胞所占比例甚少，但它们却有强大的自我复制和多向分化能力，可以分化成血液中的所有细胞类型。有研究表明，一个单独的造血干细胞就可以重建整个造血系统。除了骨髓，造血干细胞还存在于外周血和脐带血中。现代医学中，造血干细胞在骨髓移植和疾病治疗方面有重要作用。

　　目前比较明确的造血干细胞的表面标记有 $CD34^+$、$CD38^-$、Lin^-、HLA^- 和 $CD45RA^-$等，可用于造血干细胞的分离纯化，其中 CD34 是临床上应用最多的表面标志物。骨髓移植或外周血造血干细胞移植就是利用了造血干细胞可以重建造血系统的生物学特性，在白血病的治疗中取得了巨大的成功，使白血病患者的长期生存率提高到50%甚至70%。爱德华·唐纳尔·托马斯（E. D. Thomas）于1956年成功实施了世界首例人类骨髓移植手术，于1990年获诺贝尔生理学或医学奖。

1. 单选题

（1）各种血细胞均起源于骨髓的（　　　）

　A. 髓系干细胞　　　　　B. 原始多潜能干细胞　　C. 淋巴系干细胞

　D. 成纤维细胞　　　　　E. 红系定向祖细胞

（2）成年人的造血组织是（　　　）

　A. 所有骨髓腔的骨髓　　B. 脾脏　　　　　　　　C. 扁骨及长骨近端骨骺骨髓

　D. 淋巴结　　　　　　　E. 肝脏

（3）促红细胞生成素的作用是促进（　　　）

　A. 骨髓造血和红细胞成熟　B. 叶酸的吸收　　　　C. 铁的吸收

　D. 维生素 B_2 的吸收　　E. 雄激素的释放

（4）骨髓中自我复制能力最强的细胞是（　　　）

　A. 前体细胞　　　　　　B. 定向祖细胞　　　　　C. 造血干细胞

　D. 网织红细胞　　　　　E. 淋巴细胞

2. 多选题

（1）红细胞的生理特性有（　　　）

　A. 化学趋向性　　　　　B. 悬浮稳定性　　　　　C. 渗透脆性

　D. 可塑变形性　　　　　E. 对促红细胞生成素的敏感性

（2）造血干细胞的来源包括（　　　）

　　A. 肝脏　　　　　　　　　B. 外周血　　　　　　　C. 脾脏

　　D. 脐带血　　　　　　　　E. 骨髓

（3）造血干细胞的主要特征有（　　　）

　　A. 数目相对稳定　　　　B. 自我复制能力强　　　　C. 能够多向性分化

　　D. 具有特殊的形态特点　　　　　　　　　　　　　E. 自我复制能力弱

（4）血小板的生理功能有（　　　）

　　A. 损伤会刺激血小板释放使局部血管收缩的物质　　B. 在损伤处血小板黏聚

　　C. 形成止血血栓　　　　　　　　　　　　　　　　D. 促进血液凝血

　　E. 对血管壁的营养支持功能

3. 问答题

（1）造血干细胞是全能干细胞吗？

（2）试述血细胞发育成熟的一般过程。

二、强化基础知识→训练学生逻辑思维的问题

1. 单选题

（1）血液的组成为（　　　）

　　A. 血浆和血细胞　　　　B. 血浆和白细胞　　　　C. 血浆和红细胞

　　D. 血浆和血小板　　　　E. 血浆、红细胞和白细胞

（2）正常人血液的 pH 值为（　　　）

　　A. 7.35～7.45　　　　　B. 7.25～7.35　　　　　C. 7.55～7.65

　　D. 7.35～7.55　　　　　E. 不确定

（3）无细胞核和细胞器，直径为 7～8 μm，呈双凹圆碟状的人血细胞为（　　　）

　　A. 白细胞　　　　　　　B. 红细胞　　　　　　　C. 血小板

　　D. 淋巴细胞　　　　　　E. 中性粒细胞

（4）血浆中最主要的缓冲对为（　　　）

　　A. $KHCO_3/H_2CO_3$　　　B. $KHPO_4/KH_2PO_4$　　　C. $NaHPO_4/NaH_2PO_4$

　　D. $NaHCO_3/H_2CO_3$　　　　　　　E. 蛋白质钠盐 / 蛋白质

（5）有吞噬活性，能吞噬细菌、病毒、寄生虫、抗原抗体复合物及坏死的组织碎片的一类白细胞为（　　　）

　　A. 中性粒细胞　　　　　B. 肥大细胞　　　　　　C. 嗜碱性粒细胞

　　D. 淋巴细胞　　　　　　E. 单核细胞

（6）下列关于人红细胞的描述，错误的是（　　　）

　　A. 是血液中数量最多的血细胞

　　B. 具有可塑变形性、渗透脆性和悬浮稳定性

C. 呈双凹圆碟状

D. 有细胞核，直径为 $7 \sim 8 \ \mu m$

E. 因红细胞胞质内含有血红蛋白而使血液呈红色

（7）表现型为 AB 型的父母不能生下表现型为（　　　　）子女

A. AB 型　　　　　　　B. O 型　　　　　　　C. B 型

D. A 型　　　　　　　　E. A、B、C、D 皆不能

（8）刺激原始淋巴细胞发育成 T 淋巴细胞的是（　　　）

A. 集落刺激因子　　　　B. 胸腺激素　　　　　C. 调理素

D. 促淋巴细胞生成素　　E. 雄激素

（9）血浆晶体渗透压降低可引起（　　　）

A. 红细胞萎缩　　　　　B. 尿量减少　　　　　C. 组织液增多

D. 组织液减少　　　　　E. 红细胞膨胀、破裂

（10）下列关于淋巴细胞的叙述，错误的是（　　　）

A. 占白细胞总数的 20% ～ 30%　　　　B. T 淋巴细胞的寿命从数月到数年不等

C. T 淋巴细胞与细胞免疫有关　　　　　D. 淋巴细胞与体液免疫有关

E. B 淋巴细胞从骨髓迁移，在胸腺中胸腺激素的作用下发育成熟

（11）血浆胶体渗透压的生理作用是（　　　）

A. 影响毛细血管内外水的交换　　　　　B. 影响细胞内外水的交换

C. 维持细胞正常体积　　　　　　　　　D. 维持细胞正常形态

E. 决定血浆总渗透压

（12）血细胞比容是指（　　　）

A. 血细胞与血浆容积之比　　　　　　　B. 血细胞与血管容积之比

C. 血细胞与白细胞容积之比　　　　　　D. 血细胞在血液中所占的重量百分比

E. 血细胞在血液中所占的容积百分比

（13）血清是指（　　　）

A. 血液去掉纤维蛋白

B. 血液加抗凝剂后离心沉淀后的上清物

C. 血浆去掉纤维蛋白原及其他某些凝血因子

D. 全血去掉血细胞

E. 血液去掉纤维蛋白和血细胞

（14）参与体液免疫的白细胞主要是（　　　）

A. 单核细胞　　　　　　B. T 淋巴细胞　　　　C. B 淋巴细胞

D. 嗜酸性粒细胞　　　　E. 嗜碱性粒细胞

（15）下列不属于血浆蛋白组成成分的是（　　　）

A. α_1 球蛋白　　　　　B. β 球蛋白　　　　　C. γ 球蛋白

D. 白蛋白　　　　　　　E. 纤维蛋白

（16）以下描述血小板功能的选项中哪一项是错误的（　　　）

A. 血小板减少，出血后不易止血　　　　　B. 具有止血作用

C. 保持血管内皮的完整或修复作用　　　　D. 参与凝血过程

E. 具有吞噬作用

（17）医用生理盐水为（　　　）

A. 0.9%NaCl 溶液　　　B. 1.9%NaCl 溶液　　　C. 0.6%NaCl 溶液

D. 0.5%NaCl 溶液　　　E. 3%NaCl 溶液

（18）血浆蛋白的功能不包括（　　　）

A. 维持血浆晶体渗透压　B. 运输物质　　　　C. 缓冲 pH 值

D. 参与机体的免疫　　　E. 参与生理性止血

（19）生理盐水与血浆相同的是（　　　）

A. 胶体渗透压　　　　　B. 总渗透压　　　　C. Na^+ 浓度

D. K^+ 浓度　　　　　E. Ca^{2+} 浓度

（20）血液中含量最多的细胞是（　　　）

A. 红细胞　　　　　　　B. 白细胞　　　　　C. 血小板

D. 中性粒细胞　　　　　E. 淋巴细胞

（21）血液凝固后析出的液体为（　　　）

A. 血清　　　　　　　　B. 体液　　　　　　C. 细胞外液

D. 血浆　　　　　　　　E. 血细胞

（22）下列凝血因子不属于蛋白质的是（　　　）

A. 凝血因子Ⅰ　　　　　B. 凝血因子Ⅱ　　　C. 凝血因子Ⅲ

D. 凝血因子Ⅳ　　　　　E. 凝血因子Ⅴ

（23）机体细胞内液与组织液通常具有相同的（　　　）

A. Na^+ 浓度　　　　　B. K^+ 浓度　　　　C. Ca^{2+} 浓度

D. 胶体渗透压　　　　　E. 总渗透压

（24）用溶血标本测定血清中的离子浓度，其结果是（　　　）

A. K^+ 浓度偏高　　　B. Na^+ 浓度偏高　　C. Ca^{2+} 浓度偏高

D. Cl^- 浓度偏高　　　E. 各种离子浓度变化不大

（25）红细胞沉降率加快表示红细胞的（　　　）

A. 可塑性差　　　　　　B. 悬浮稳定性差　　　C. 红细胞比容增大

D. 膜通透性增大　　　　E. 脆性增大

（26）红细胞沉降率加快，主要是由于（　　　）

A. 红细胞比容增大　　　　　　　　　　　　B. 血浆纤维蛋白原减少

C. 血浆卵磷脂含量增多　　　　　　　　　　D. 血浆球蛋白含量增多

E. 血浆白蛋白含量增多

（27）血管外清除红细胞的场所主要是（　　）

　　A. 肝和肾　　　　　　B. 脾和肝　　　　　　C. 大肠和骨髓

　　D. 心脏和淋巴结　　　E. 肌肉和骨髓

（28）内源性凝血过程一般始于（　　）

　　A. 凝血因子Ⅲ的释放　　B. 血小板黏附　　　　C. 凝血因子Ⅻ的激活

　　D. Ca^{2+} 的参与下　　　E. 凝血因子Ⅶ的激活

（29）Rh 阳性指红细胞膜上含有（　　）

　　A. A 抗原　　　　　　B. B 抗原　　　　　　C. C 抗原

　　D. D 抗原　　　　　　E. E 抗原

（30）我们通常所说的血型是指（　　）

　　A. 红细胞表面特异凝集原的类型　　　　　　B. 红细胞表面特异凝集素的类型

　　C. 红细胞上的受体类型　　　　　　　　　　D. 血浆中特异凝集素的类型

　　E. 血浆中特异凝集原的类型

（31）以下哪一项无延缓血液凝固的作用（　　）

　　A. 适当降温　　　　　B. 去除血浆中的 Ca^{2+}　　C. 提供光滑面

　　D. 加肝素　　　　　　E. 注射维生素 K

（32）能引起血液凝固减缓或停止的因素是（　　）

　　A. 往血液中加入生理盐水　　　　　　　　　B. 往血液中加入纱布块

　　C. 往血液中加入肝素　　　　　　　　　　　D. 将血液收集到表面粗糙的玻璃管中

　　E. 将血液的温度由 20℃升高到 37℃

（33）交叉配血试验的主侧是指（　　）

　　A. 供血者的血浆与受血者的红细胞进行配血

　　B. 供血者的红细胞与受血者的红细胞进行配血

　　C. 供血者的红细胞与受血者的血浆进行配血

　　D. 供血者的血浆与受血者的血浆进行配血

　　E. 供血者的红细胞与受血者的骨髓造血细胞进行配血

2. 多选题

（1）血液的主要功能有（　　）

　　A. 运输功能　　　　　B. 缓冲功能　　　　　C. 参与体温的维持

　　D. 免疫防御功能　　　E. 在生理止血过程中发挥重要作用

（2）白细胞的功能包括（　　）

　　A. 形成抗体　　　　　B. 吞噬外来微生物　　C. 吞噬抗原抗体复合物

　　D. 吞噬衰老红细胞　　E. 产生和储存组胺和肝素

（3）下列关于血型和输血的叙述，错误的是（　　）

　　A. 已知某人血清中含抗 B 凝集素可判断该人必然是 A 型

　　B. 不论同型输血或异型输血，在输血前均应做交叉配血实验

C. Rh 阳性血型者，其血清中含有抗 Rh 凝集素

D. O 型血红细胞无 A、B 凝集原，在任何情况下均可输血给他人

E. 成分输血能提高疗效，减少不良反应

（4）Rh 血型的临床意义在于（　　　　）

A. 避免 Rh 阳性受血者第 2 次接受 Rh 阴性的血液

B. 避免 Rh 阴性受血者第 2 次接受 Rh 阳性的血液

C. 避免 Rh 阳性女子再孕育 Rh 阳性的胎儿

D. 避免 Rh 阴性女子首次孕育 Rh 阳性的胎儿

E. 避免 Rh 阴性女子再次孕育 Rh 阳性的胎儿

（5）血浆蛋白的主要生理功能是（　　　　）

A. 参与生理性止血 　　　　　　　　　B. 参与机体免疫功能

C. 多种代谢物的运输载体 　　　　　　D. 维持血浆胶体渗透压

E. 维持细胞正常体积与形态

（6）下列情况能使红细胞沉降率加快的是（　　　　）

A. 将红细胞沉降率加快者的红细胞置入正常血浆 　　B. 增加血浆纤维蛋白原

C. 减少血浆白蛋白 　　　　　　　　　D. 增加血浆球蛋白

E. 增加卵磷脂

（7）维持血管内外和细胞内外水平衡的主要因素分别是（　　　　）

A. 血浆中碳酸氢盐浓度 　　　　　　　B. 血浆与组织液的胶体渗透压

C. 血浆中 Ca^{2+} 浓度 　　　　　　　　D. 血浆中 O_2 和 CO_2 浓度

E. 血浆与组织液的晶体渗透压

（8）血浆中的抗凝物质有（　　　　）

A. 肝素 　　　　　　B. 柠檬酸盐 　　　　　　C. 抗凝血酶

D. 维生素 K 　　　　　E. 组织因子途径抑制物

3. 问答题

（1）简述红细胞的形态和生理特性。

（2）何为生理性止血？生理性止血过程包括哪些时相？

三、学科交叉融合→推动学生创新的问题

1. 单选题

（1）新生儿溶血性贫血可能发生在（　　　　）

A. Rh 阳性母亲所生 Rh 阳性婴儿 　　　　B. Rh 阳性母亲所生 Rh 阴性婴儿

C. Rh 阴性母亲所生 Rh 阳性婴儿 　　　　D. Rh 阴性母亲所生 Rh 阴性婴儿

E. B 和 C 选项都可能

（2）在患过敏性疾病和某些寄生虫病时，下列中细胞计数百分率增加的是（　　）

A. 中性粒细胞　　　　B. 单核细胞　　　　C. 淋巴细胞

D. 嗜酸性粒细胞　　　E. 嗜碱性粒细胞

（3）阿司匹林抑制血小板聚集，主要作用于（　　）

A. 磷脂酶 A2　　　　B. 血栓素合成酶　　　C. 血栓素

D. 环加氧酶　　　　E. 前列环素合成酶

（4）人类血液中的主要吞噬细胞是（　　）

A. T 淋巴细胞　　　　B. B 淋巴细胞　　　C. 中性粒细胞

D. 嗜酸性粒细胞　　　E. 嗜碱性粒细胞

（5）某人的血细胞与 B 型的血浆凝集，而其血浆与 B 型的血细胞不凝集，此人血型为（　　）

A. A 型　　　　B. B 型　　　　C. O 型

D. AB 型　　　　E. 以上都不是

（6）输血时主要应考虑献血者的（　　）

A. 红细胞不被受血者红细胞所凝集　　　B. 红细胞不被受血者血浆所凝集

C. 红细胞不发生叠连　　　D. 血浆不使受血者的血浆发生凝固

E. 血浆不使受血者的红细胞发生凝集

（7）蛋白质的浓度在体液中的分布是（　　）

A. 细胞内液＞血浆＞组织液　　　B. 细胞内液＞组织液＞血浆

C. 血浆＞组织液＞细胞内液　　　D. 细胞内液＝组织液＞血浆

E. 血浆＞细胞内液＞组织液

（8）与血液凝固密切相关的成分是（　　）

A. 白蛋白　　　　B. 球蛋白　　　　C. 纤维蛋白原

D. 肾素　　　　E. 肝素

（9）痛风患者血中哪种物质含量较正常人升高（　　）

A. 尿酸　　　　B. 尿素　　　　C. NH_4

D. 肌酸　　　　E. 胆红素

（10）下列哪项是应激时血液系统的变化（　　）

A. 白细胞数目增加，核左移　　　B. 纤维蛋白浓度降低

C. 红细胞沉降率降低　　　D. 凝血因子 V、Ⅷ浓度降低

E. 血小板数量减少，黏附能力减弱

（11）引起休克的机体急性失血量为超过全身血量的（　　）

A. 10%　　　　B. 15%　　　　C. 20%

D. 25%　　　　E. 30%

（12）长期大量使用升压药治疗休克反而加重休克是由于（　　）

A. 血管平滑肌对升压药物失去反应　　　B. 机体丧失对应激反应的能力

C. 机体对升压药耐受性增强　　　D. 升压药加重微循环障碍

E. 机体交感神经系统已处于衰竭状态

（13）严重组织损伤诱发弥散性血管内凝血的主要机制是（　　　）

　　A. 凝血因子Ⅲ入血　　　　B. 血小板受损　　　　　C. 红细胞受损

　　D. 凝血因子Ⅴ被激活　　　E. 凝血因子Ⅻ被激活

（14）单核吞噬细胞系统功能障碍引起弥散性血管内凝血的直接原因为（　　　）

　　A. 清除内毒素减少　　　　　B. 清除血液中纤溶物质减少

　　C. 清除细菌减少　　　　　　D. 清除坏死组织减少

　　E. 清除血液中促凝物质减少

（15）下列哪项是心肌缺血再灌注导致微血管血流阻塞的主要原因（　　　）

　　A. 红细胞集聚　　　　　　　B. 白细胞黏附　　　　　C. 血小板沉积

　　D. 气栓形成　　　　　　　　E. 脂肪颗粒栓塞

（16）急性肾功能不全中血液黏滞度升高的主要因素可能是（　　　）

　　A. 红细胞比容增高　　　　　B. 血小板聚集　　　　　C. 纤维蛋白原增多

　　D. 红细胞聚集　　　　　　　E. 红细胞变形能力下降

（17）下列哪项是低渗性脱水时首先出现的变化（　　　）

　　A. 血浆渗透压增加　　　　　　　　　　　B. 细胞外液渗透压降低

　　C. 细胞外液渗透压正常　　　　　　　　　D. 细胞外液渗透压升高

　　E. 组织间液渗透压增加

2. 多选题

（1）维持体液酸碱度恒定的必需机制是（　　　）

　　A. 血液的缓冲系统　　　　　　　　　　　B. 肺的呼吸功能

　　C. 肾的排泄和重吸收功能　　　　　　　　D. 每天饮水量的调节

　　E. 每天摄入一定量的钠盐

（2）对血浆总渗透压的正确叙述是（　　　）

　　A. 近似于 7 个大气压　　　　　　　　　　B. 维持毛细血管内外的水平衡

　　C. 主要由 Na^+ 和 Cl^- 形成　　　　　　D. 与 0.9% NaCl 溶液的渗透压相近似

　　E. 其大小取决于血浆中晶体物质的数目

（3）血浆与血清的区别在于血清（　　　）

　　A. 白蛋白含量多　　　　　　　　　　　　B. 缺乏纤维蛋白原

　　C. 缺乏某些凝血因子　　　　　　　　　　D. 增加了血小板释放的物质

　　E. 占血液总容积的 55%

（4）凝血酶的作用有（　　　）

　　A. 激活凝因因子Ⅷ　　　　B. 使纤维蛋白原水解成纤维蛋白单体

　　C. 使血小板活化　　　　　D. 使纤维蛋白单体形成不溶性纤维蛋白多聚体

　　E. 激活凝血因子ⅩⅢ生成凝血因子ⅩⅢa

（5）下列情况中可延缓或防止体外凝血的是（　　　）

A. 血液中加入肝素　　　　　　　　B. 血液中加入枸橼酸钠

C. 血液中加入华法林　　　　　　　D. 血液中加入草酸钾或草酸铵

E. 血液置于硅胶管中

（6）组成血浆脂蛋白的化合物包括（　　　）

A. 甘油三酯　　　　　B. 胆固醇及其酯　　　　C. 载脂蛋白

D. 脂肪酸　　　　　　E. 磷脂

（7）缺氧时血液系统发生的代偿反应包括（　　　）

A. 血红蛋白与氧的结合增加　　　　B. 氧解离曲线左移

C. 氧解离曲线右移　　　　　　　　D. 骨髓造血功能增强

E. 机体对红细胞的破坏被抑制

（8）应激时血液凝固性升高的原因是（　　　）

A. 儿茶酚胺增多　　　B. 纤维蛋白原增多　　　C. 凝血因子增多

D. 血小板数目增多　　E. 血小板黏附与聚集能力增强

（9）慢性应激诱导机体贫血的机制包括（　　　）

A. 骨髓功能抑制　　　B. 红细胞破坏加速　　　C. 铁利用率下降

D. 铁吸收减少　　　　E. 铁摄入不足

（10）休克时血液流变学改变的特点包括（　　　）

A. 血浆黏滞性增加　　B. 红细胞叠连增多　　　C. 白细胞附壁增多

D. 血小板聚集　　　　E. 红细胞变形能力增强

（11）低血容量性休克的原因包括（　　　）

A. 呕吐、腹泻　　　　B. 烧伤　　　　　　　　C. 大失血

D. 严重创伤　　　　　E. 急性心肌梗死

（12）直接引起弥散性血管内凝血出血的原因有（　　　）

A. 纤溶酶增加　　　　B. 微循环障碍　　　　　C. 血小板减少

D. 凝血因子大量消耗　E. 纤维蛋白降解产物增多

（13）血小板的激活剂包括（　　　）

A. 肾上腺素　　　　　B. 胶原　　　　　　　　C. 凝血酶

D. 蛋白 C　　　　　　E. TXA$_2$

3. 问答题

（1）为什么说血小板在生理性止血过程中居中心地位？

（2）根据所学的生理学知识，分析产生贫血的可能原因。

（3）血库血液保存应考虑哪些问题？

（4）试述严重肝病患者易出血的原因。

（5）慢性肾功能不全时发生肾性贫血的机制是什么？

四、举一反三→体现B to B的问题

1. 问答题

（1）血液凝固是否属于生理现象？为什么在正常情况下，我们机体血管内的血液没有凝固？

（2）根据所学的生理学知识，分析溶栓的可能途径。

（3）运用生理学知识思考抗凝血药物的设计原则。

2. 病案分析

患者，男，40岁，5天前无明显诱因下出现右下肢疼痛，活动后加重，休息后缓解，后右下肢肿胀疼痛较前加重，遂到医院就诊。双下肢动静脉超声示：右侧大隐静脉起始段、右侧下肢深静脉血栓形成。诊断：右下肢血栓性静脉炎，右下肢深静脉血栓形成。给予患者利伐沙班（凝血因子Xa抑制剂），保持下腔静脉滤网治疗。

问题：

（1）简述下肢静脉血栓形成的主要原因。

（2）试分析利伐沙班的药理作用。

（3）如何预防下肢深静脉血栓形成。

参考答案

一、关注生命科学研究热点→聚焦学生感兴趣的问题

1. 单选题：（1）～（4）BCAC

2. 多选题：（1）BCD （2）BDE （3）ABC （4）ABCDE

3. 问答题

（1）答：不是。两者都属于干细胞这一大类，根据干细胞的分化能力，可以分为全能干细胞、多能干细胞和单能干细胞。造血干细胞为多能干细胞，是各类血细胞以及免疫细胞的起源，主要存在于骨髓、外周血、脐带血中，可分化为红细胞、B细胞、T细胞、白细胞和血小板等。另外，造血干细胞既具有增殖和分化的生物学特征，也具有不断自我更新和自我复制的能力，可以维持恒定的数量。全能干细胞具有全部分化潜能，有分化成任一类型细胞的能力，可分化为所有胚内和胚外组织及器官的干细胞，直至形成一个复杂的有机体，而且具有激活休眠细胞、替换坏死细胞、调节人体免疫等功能。

（2）答：血细胞起源于造血干细胞，由造血干细胞到成熟血细胞的过程为造血，分为造血干细胞、造血祖细胞（hematopoietic progenitor cell）和前体细胞（precursor cell），3个阶段，最后发育为各类血细胞。造血祖细胞只能定向分化为一种血细胞；前体细胞在

形态学上已是可以辨认的各系幼稚细胞，这些幼稚细胞再经历原始、幼稚（又分早、中、晚 3 期）及成熟 3 个发育阶段，最后发育成熟。

二、强化基础知识→训练学生逻辑思维的问题

1. 单选题：（1）～（10）AABDA DBBEE　（11）～（20）AECCE EAADA

　　　　　　（21）～（30）ADEAB DBCDA　（31）～（33）ECC

2. 多选题：（1）ABCDE　（2）ABCDE　（3）ACD　（4）BE　（5）ABCD

　　　　　　（6）BCD　　（7）BE　　（8）ACE

3. 问答题

（1）答：正常成熟的红细胞无细胞核，直径 7～8 μm，形如双凹圆碟状，边缘厚，中央薄，胞质内含有血红蛋白，因而使血液呈红色。红细胞的生理特性有可塑变形性、悬浮稳定性和渗透脆性。

（2）答：生理性止血指小血管破损后血液将从血管流出，数分钟后即可自行停止。生理性止血过程包括血管收缩、血小板血栓形成和血液凝固 3 个时相。

三、学科交叉融合→推动学生创新的问题

1. 单选题：（1）～（10）CDDCD BACAA　（11）～（17）CDAE　BCB

2. 多选题：（1）ABC　（2）ACD　（3）BCD　（4）ABCE　（5）ABD

　　　　　　（6）ABCE　（7）CD　（8）ABCDE　（9）BC　（10）ABCD

　　　　　　（11）ABCD　（12）ACDE　（13）ABCE

3. 问答题

（1）答：血小板与生理性止血的三个过程密切相关。①在受损处，血小板通过膜表面的糖蛋白 GPⅡb/Ⅲa 和 GPⅠb/Ⅸa 与血浆中的 vWF、内皮下成分胶原纤维结合，黏附于胶原纤维上，被激活释放 ADP、TXA_2，引起损伤血管收缩和血小板聚集，形成一个松软的止血栓堵塞血管破口。②血小板通过表面磷脂吸附、聚集并激活部分凝血因子，还可释放纤维蛋白原、凝血因子 V 等凝血因子，大大加速凝血过程；凝血过程中产生的凝血酶又可加强血小板的活化，通过正反馈促进凝血。此外，凝血块中的血小板可伸出伪足，通过收缩蛋白使血凝块回缩，挤压出血清，而形成坚实的止血栓子，牢固地封住伤口。③血小板释放的 TXA_2 是缩血管物质，能使局部血管收缩，限制和减缓血流以利于生理性止血的顺利进行。可见，血小板在生理性止血过程中居于中心地位，当血小板减少或功能降低时，出血时间就会延长。

（2）答：贫血的发生可概括为红细胞生成不足、破坏过多和大量丢失三个方面的原因。①红细胞生成不足：铁缺乏可引起缺铁性贫血；缺乏叶酸或维生素 B_{12} 导致巨幼细胞贫血。因维生素 B_{12} 的吸收与内因子有关，所以胃壁细胞的大量破坏或胃大部切除，回肠远端病变或切除均可因维生素 B_{12} 缺乏而发生巨幼细胞贫血；由于物理、化学和生物等因素损害红骨髓，造血干细胞可发生质的异常和量的减少，或造血微环境的缺陷，可引起再生障碍性贫血；肾脏病变可因 EPO 缺乏而导致肾性贫血。②红细胞破坏过多：脾功能亢进可引起红细胞破坏增多而出现脾性贫血；母亲的血型抗体进入胎儿体内可引起新生儿溶血性贫血。③红细胞大量丢失：急性红细胞大量丢失可引起失血性贫血。

（3）答：血库血液保存应考虑抗凝，保护细胞生存及功能的作用。血细胞离体后，可以在一种类似人体的生理环境中存活并保持正常的生理功能。这种环境包括相对稳定的渗透压、酸碱度和维持细胞内环境稳定及代谢的适宜条件。同时，必须使各种血细胞维持在一种非常低的代谢水平，这样才不会导致在保存期内因代谢产物的过度积聚而发生细胞死亡。随着血袋技术的发展和新的血液添加剂的应用，血液保存质量得到了提高，血液有效期不断延长。目前，血库中血液的保存温度是影响血液质量的重要因素之一。

（4）答：生理情况下，肝脏在凝血和抗凝血过程中起着重要的调节作用。严重肝病时，机体的凝血和抗凝血系统功能出现异常，从而使患者易出现出血。其主要机制是：①凝血因子合成减少；②凝血因子消耗过多，因此急性肝功能衰竭和少数肝硬化失代偿期患者时常并发弥散性血管内凝血；③循环中抗凝物质增多，如类肝素物质及纤维蛋白降解产物产生增多；④纤溶系统激活，易发生原发性纤维蛋白溶解；⑤血管内皮损伤，血小板数量与功能异常。

（5）答：①促红细胞生成素生成减少，导致骨髓红细胞生成减少；②血液中的毒性物质增加抑制骨髓造血功能；③毒性物质使红细胞破坏速度加快，毒性物质潴留使红细胞脆性增加；④铁的再利用障碍，如铁从单核吞噬细胞释放受阻；⑤患者的出血倾向与出血进一步加重贫血。

四、举一反三→体现 B to B 的问题

1. 问答题

（1）答：是。在正常情况下，机体血管内血液没有凝固的原因是血液内存在凝血系统和抗凝系统的动态平衡。具体包括：①血管内膜光滑，血小板不易破损而释放血小板因子，凝血因子XII不易被激活。②血液处于持续流动状态，即使有少量凝血因子被激活，也很快被冲走而不发挥作用。③血液中存在抗凝物质，如抗凝血酶III与肝素。④由于纤溶酶系统的活动，即使有少量纤维蛋白形成，随即也被溶解。

（2）答：血栓形成是指在心血管中形成血凝块的过程。可通过下列途径进行溶栓治疗：①抑制凝血过程。采用肝素增强抗凝血酶III的活性而发挥间接抗凝作用。肝素还可刺激血管内皮细胞释放凝血因子而抑制凝血过程。采用维生素 K 拮抗剂，如华法林，抑制凝血因子II、凝血因子VII、凝血因子IX、凝血因子X等维生素 K 依赖性凝血因子的合成，均可抑制凝血过程，阻止血栓的进一步扩大。②抑制血小板的功能。血小板具有促进凝血作用，阿司匹林通过抑制环加氧酶可抑制血小板 TXA_2 的产生，抑制血小板的聚集和活化，抑制血栓的形成。同理，人工合成的 PGI2 也可有效抑制血小板的激活和血栓的形成。③促进纤维蛋白溶解。采用尿激酶直接激活纤溶酶原为纤溶酶，促进已形成的血栓溶解，恢复血管的畅通。

（3）答：①直接和凝血因子结合。凝血因子抑制剂可选择性抑制凝血因子，延长凝血时间，减少凝血酶生成达到抗血栓作用。②抑制凝血酶的活性。间接凝血酶抑制剂通过

与抗凝血酶结合使凝血酶灭活或抑制凝血酶的生成，其依赖抗凝血酶来发挥作用；直接凝血酶抑制剂能够直接抑制凝血酶而不需要抗凝血酶辅助。③抑制血小板的聚集。提高血小板内 cAMP 浓度，提高游离 Ca^{2+} 浓度可抑制血小板聚集；抑制 TXA_2 的生成，从而抑制血小板的聚集。④满足一般药物设计的原则，考虑安全性、有效性和稳定性，以及水溶性等方面的问题。

2. 病案分析

分析：（1）下肢深静脉血栓形成的主要原因有以下三点。①血液瘀滞是造成下肢深静脉血栓形成的首要因素。久病卧床、外伤、较大的手术、妊娠、分娩，或长时间的静坐及下蹲等可使血流缓慢、瘀滞，从而启动内源性凝血，使下肢深静脉血栓形成。②血液高凝状态。如创伤、手术后、大面积烧伤、妊娠和产后等均可使血小板增多，黏附性增强，易形成血栓。③静脉壁损伤。当静脉壁受到机械性、感染性和化学性损伤时，会使静脉内膜下基膜和结缔组织中的胶原暴露，血小板随后黏附其上，发生聚集，并释放许多生物活性物质，如儿茶酚胺、5-羟色胺等，同时凝血因子 XII 被激活，在凝血酶的作用下，通过花生四烯酸形成前列腺素 PGG_2、PGH_2 等物质，这些物质又可以加重血小板的聚集，有利于血栓形成。

（2）利伐沙班是一种凝血因子 Xa 抑制剂，通过竞争性结合凝血因子 Xa 位点发挥抗凝作用。

（3）①调整生活习惯：长期吃高油脂的食物，比如油炸食品、动物肝脏等，就会增加血黏稠的概率，容易诱发血栓形成。为了预防下肢深静脉血栓形成，患者饮食要清淡，多吃新鲜的蔬菜、水果，不要久坐、久站，多穿纯棉、透气且宽松的衣物，尽量少穿高跟鞋。平时可以抬高双腿，减轻局部压力，还要保持充足的睡眠，增强身体免疫力。②增加运动量：建议保持良好的运动习惯，可以适当地进行跑步、跳舞、游泳等运动，促进血液循环；还可以适当地拍打按摩下肢，促进局部的血液循环，有助于预防下肢深静脉血栓形成。③服用药物控制：如果是血液黏稠的患者，或者是长期卧床、肾病综合征的患者，可以在医生的指导下服用抗凝药物，比如华法林钠片、利伐沙班片等，以此来预防下肢深静脉血栓形成。

第六章

循环系统的结构与功能

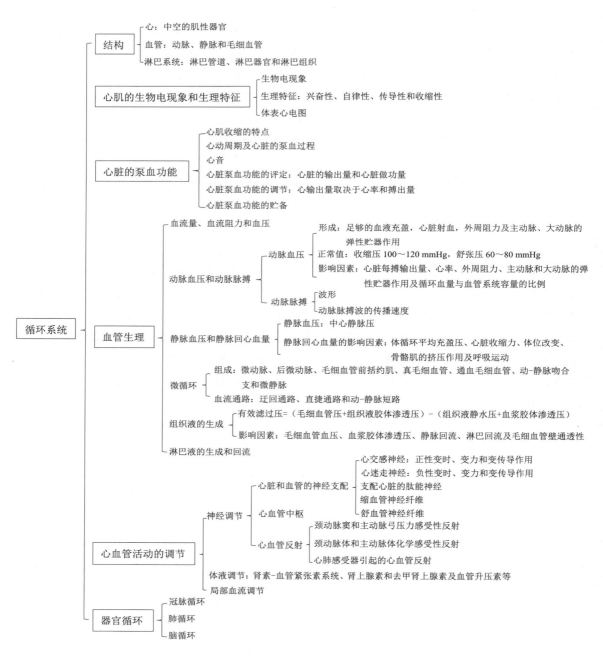

循环系统
- 结构
  - 心：中空的肌性器官
  - 血管：动脉、静脉和毛细血管
  - 淋巴系统：淋巴管道、淋巴器官和淋巴组织
- 心肌的生物电现象和生理特征
  - 生物电现象
  - 生理特征：兴奋性、自律性、传导性和收缩性
  - 体表心电图
- 心脏的泵血功能
  - 心肌收缩的特点
  - 心动周期及心脏的泵血过程
  - 心音
  - 心脏泵血功能的评定：心脏的输出量和心脏做功量
  - 心脏泵血功能的调节：心输出量取决于心率和搏出量
  - 心脏泵血功能的贮备
- 血管生理
  - 血流量、血流阻力和血压
  - 动脉血压和动脉脉搏
    - 动脉血压
      - 形成：足够的血液充盈，心脏射血，外周阻力及主动脉、大动脉的弹性贮器作用
      - 正常值：收缩压 100～120 mmHg，舒张压 60～80 mmHg
      - 影响因素：心脏每搏输出量、心率、外周阻力、主动脉和大动脉的弹性贮器作用及循环血量与血管系统容量的比例
    - 动脉脉搏
      - 波形
      - 动脉脉搏波的传播速度
  - 静脉血压和静脉回心血量
    - 静脉血压：中心静脉压
    - 静脉回心血量的影响因素：体循环平均充盈压、心脏收缩力、体位改变、骨骼肌的挤压作用及呼吸运动
  - 微循环
    - 组成：微动脉、后微动脉、毛细血管前括约肌、真毛细血管、通血毛细血管、动-静脉吻合支和微静脉
    - 血流通路：迂回通路、直捷通路和动-静脉短路
  - 组织液的生成
    - 有效滤过压=（毛细血管压+组织液胶体渗透压）-（组织液静水压+血浆胶体渗透压）
    - 影响因素：毛细血管血压、血浆胶体渗透压、静脉回流、淋巴回流及毛细血管壁通透性
  - 淋巴液的生成和回流
- 心血管活动的调节
  - 神经调节
    - 心脏和血管的神经支配
      - 心交感神经：正性变时、变力和变传导作用
      - 心迷走神经：负性变时、变力和变传导作用
      - 支配心脏的肽能神经
      - 缩血管神经纤维
      - 舒血管神经纤维
    - 心血管中枢
    - 心血管反射
      - 颈动脉窦和主动脉弓压力感受性反射
      - 颈动脉体和主动脉体化学感受性反射
      - 心肺感受器引起的心血管反射
  - 体液调节：肾素-血管紧张素系统、肾上腺素和去甲肾上腺素及血管升压素等
  - 局部血流调节
- 器官循环
  - 冠脉循环
  - 肺循环
  - 脑循环

一、关注生命科学研究热点→聚焦学生感兴趣的问题

高血压

心脑血管疾病的新药研发是目前药学的主攻方向之一，而高血压是心脑血管疾病的重要诱因之一，因此，高血压药物的研究一直备受关注。

高血压（hypertension）是以体循环动脉血压增高为主要特征，可伴有心、脑、肾等器官的功能或器质性损害的临床综合征，可分为原发性高血压和继发性高血压。高血压定义为未使用降压药的情况下，多次重复测量后诊室收缩压 ≥ 140 mmHg 和 / 或诊室舒张压 ≥ 90 mmHg。收缩压 140～159 mmHg 和 / 或舒张压 90～99 mmHg 为 1 级高血压；收缩压 160～179 mmHg 和 / 或舒张压 100～109 mmHg 为 2 级高血压；收缩压 ≥ 180 mmHg 和 / 或舒张压 ≥ 110 mmHg 为 3 级高血压。高血压是最常见的慢性病，也是心脑血管疾病最主要的危险因素。

高血压的症状因人而异。患者早期可能无症状或症状不明显，常表现为头晕、头痛、颈项板紧、疲劳、心悸等；血压仅仅会在患者劳累、精神紧张、情绪波动后升高，并在休息后恢复正常。随着病程延长，血压持续升高，逐渐会出现各种症状，此时被称为缓进型高血压，常见的临床症状有头痛、头晕、注意力不集中、记忆力减退、肢体麻木、夜尿增多、心悸、胸闷、乏力等。高血压的症状与血压水平有一定关联，多数症状在紧张或劳累后可加重。清晨活动后血压可迅速升高，出现清晨高血压，这导致心脑血管事件多发生在清晨。

目前，高血压预防与治疗的非药物干预措施主要为：①减轻并控制体重；②减少钠盐摄入；③补充钙和钾盐；④减少脂肪摄入；⑤增加运动量；⑥戒烟，限制饮酒；⑦减轻精神压力，保持心理平衡。高血压的一线药物治疗包括：①利尿药，噻嗪类利尿剂，如氢氯噻嗪或氯噻酮；② β 受体阻滞剂，如普萘洛尔；③钙通道阻滞剂，如氨氯地平；④血管紧张素转换酶抑制剂，如依那普利；⑤血管紧张素 Ⅱ 受体阻滞剂，如坎地沙坦。

1. 单选题

（1）血流速度最快在（　　　）

A. 主动脉　　　　　　B. 肺动脉　　　　　　C. 毛细血管

D. 微动脉　　　　　　E. 上下腔静脉

（2）血流速度最慢在（　　　）

A. 肺动脉　　　　　　B. 毛细血管　　　　　C. 微静脉

D. 小静脉　　　　　　E. 上下腔静脉

（3）引起舒张压升高的主要因素是（　　　）

A. 心泵功能增强　　　B 静脉收缩　　　　　C. 前负荷增加

D. 后负荷增加　　　　E. 全身血管紧张性增加

（4）关于动脉血压的叙述中，正确的是（　　　）

　　A.舒张压是指血管舒张动脉血压达到最低值时的血压

　　B.收缩压是指血管收缩动脉血压达到最高值时的血压

　　C.正常人血压存在昼夜波动的日节律，呈"单峰单谷"的现象

　　D.在安静状态下，我国健康青年人的收缩压为 100 ～ 120 mmHg

　　E.通常情况下，成人血压高于儿童血压

（5）主动脉在维持舒张压中起重要作用，主要是由于主动脉（　　　）

　　A.血流量大　　　　　　B.刚从心脏走行出来　　　C.管壁富有弹性

　　D.管壁厚　　　　　　　E.口径大

（6）当血液流经下列哪段血管时血压降落最大（　　　）

　　A.主动脉和大动脉　　　B.毛细血管　　　　　　　C.大静脉和腔静脉

　　D.微静脉和小静脉　　　E.小动脉和微动脉

（7）关于高血压的错误描述是（　　　）

　　A.高血压一旦控制下来即可停药

　　B.我国高血压诊断标准为收缩压 ≥ 140 mmHg 或舒张压 ≥ 90 mmHg

　　C.分为原发性高血压和继发性高血压

　　D.减少钠盐摄入有利于高血压预防与治疗

　　E.高血压是以体循环动脉血压增高为主要表现的临床综合征

（8）循环系统平均充盈压取决于（　　　）

　　A.动脉血压和外周阻力　　　　　　　　　B.循环血量与循环系统容量

　　C.回心血量和心脏射血能力　　　　　　　D.外周阻力和心输出量

　　E.血管收缩和舒张

（9）关于静脉血压的描述，错误的是（　　　）

　　A.将右心房和胸腔内大静脉血压称为中心静脉压

　　B.中心静脉压的高低取决于心脏射血能力和静脉回心血量之间的关系

　　C.将各器官静脉的血压称为外周静脉压

　　D.当右心房和腔静脉淤血时，中心静脉压升高

　　E.静脉回心血量增多或回流速度过快，中心静脉压降低

（10）人体足背静脉压直立时比平卧时高，主要是因为（　　　）

　　A.血液重力影响　　　　B.心输出量增加　　　　C.静脉顺应性下降

　　D.循环血量与血管系统容量比值增加　　　　E.外周阻力加大

（11）影响毛细血管血压的是（　　　）

　　A.毛细血管前阻力与心输出量之比　　　　B.毛细血管前阻力与毛细血管后阻力之比

　　C.毛细血管前阻力与毛细血管后阻力之积　　D.毛细血管前阻力与毛细血管后阻力之和

　　E.毛细血管前阻力与毛细血管后阻力之差

（12）人蹲久了站起来出现短暂头晕后又恢复正常的调节方式是（   ）

A. 神经与体液调节　　　B. 自身调节　　　　　　C. 免疫调节

D. 压力感受性反射　　　E. 体液调节

2. 多选题

（1）动脉血压的形成条件有（   ）

A. 足够的血管厚度　　　B. 心血管系统有足够的血液充盈

C. 心脏射血　　　　　　D. 主动脉和大动脉的弹性贮器作用

E. 小动脉和微动脉对血流的阻力

（2）关于高血压，正确的有（   ）

A. 收缩压 ≥ 140 mmHg 或舒张压 ≥ 90 mmHg 为高血压

B. 分为原发性高血压和继发性高血压

C. 检测 1 次血压升高即为高血压

D. 高血压以体循环动脉血压增高为主要特征

E. 用药物治疗高血压不可随意停药

（3）关于动脉血压，正确的有（   ）

A. 搏出量增加时，脉压增大

B. 心率加快时，脉压增大

C. 临床上一些药物可以通过舒张血管降低外周阻力来治疗高血压

D. 体循环平均充盈压降低时，动脉血压上升

E. 脉压指收缩压和舒张压的平均值

（4）下列关于压力感受性反射的描述，正确的是（   ）

A. 是一种正反馈调节

B. 可维持动脉血压相对稳定

C. 压力感受器的适宜刺激为动脉血压对管壁的机械牵张刺激

D. 对动脉血压进行快速调节，对缓慢而持续的血压变化不敏感

E. 压力感受器位于颈动脉体和主动脉弓

（5）关于肾上腺素和去甲肾上腺素的叙述，正确的有（   ）

A. 在化学结构上都属于儿茶酚胺

B. 两者均可与 α、β 两类受体结合

C. 均由肾上腺髓质分泌

D. 大剂量肾上腺素以兴奋 β_2 受体效应为主

E. 在完整机体中，注射去甲肾上腺素引起血压升高、心率加快

3. 问答题

（1）简述高血压的定义及诊断标准。

（2）影响动脉血压形成的因素有哪些?

（3）保持动脉血压相对稳定的主要反射是什么? 试述其主要机制。

二、强化基础知识→训练学生逻辑思维的问题

1. 单选题

（1）血液的流动方向为（　　　）

    A. 左心房→左心室→主动脉→肺动脉→右心房→右心室

    B. 右心房→右心室→肺动脉→肺静脉→左心房→左心室

    C. 左心室→左心房→肺静脉→上下腔静脉→右心房→右心室

    D. 左心房→左心室→主动脉→上下腔静脉→右心室→右心房

    E. 右心房→右心室→肺动脉→肺静脉→左心室→左心房

（2）二尖瓣位于（　　　）

    A. 冠状窦口　　　　　　　B. 右房室口　　　　　　C. 左房室口

    D. 肺动脉口　　　　　　　E. 主动脉口

（3）心室射血期瓣膜的状态是（　　　）

    A. 动脉瓣开放，房室瓣关闭　　　　　　B. 主动脉瓣关闭，肺动脉瓣开放

    C. 动脉瓣关闭，房室瓣开放　　　　　　D. 主动脉瓣开放，肺动脉瓣关闭

    E. 二尖瓣关闭，三尖瓣开放

（4）心室充盈期瓣膜的状态是（　　　）

    A. 动脉瓣开放，房室瓣关闭　　　　　　B. 主动脉瓣关闭，肺动脉瓣开放

    C. 动脉瓣关闭，房室瓣开放　　　　　　D. 主动脉瓣开放，肺动脉瓣关闭

    E. 二尖瓣关闭，三尖瓣开放

（5）心肌工作细胞平台期形成的原因（　　　）

    A. K^+ 内流，Ca^{2+} 外流　　　　　　B. K^+ 内流，Ca^{2+} 内流

    C. K^+ 外流，Ca^{2+} 内流　　　　　　D. K^+ 内流，Ca^{2+} 不变

    E. K^+ 外流，Ca^{2+} 外流

（6）以下选项中，属于自律细胞的是（　　　）

    A. 心房肌细胞　　　　　B. 心室肌细胞　　　　　C. 窦房结 P 细胞和浦肯野细胞

    D. 房室交界的结区细胞　　　　　　　　E. A 和 B 选项

（7）心室肌细胞动作电位的变化过程包括：①去极化；②平台期；③3 期复极；④1 期复极；⑤静息期。其顺序应为（　　　）

    A. ①②③④⑤　　　　　B. ①③④②⑤　　　　　C. ①④②⑤③

    D. ①⑤②③④　　　　　E. ①④②③⑤

（8）浦肯野细胞和心室肌细胞的动作电位的主要区别是（　　　）

    A. 0 期除去速度不同　　　　　　　　　B. 1 期形成机制不同

    C. 平台期持续时间相差特别悬殊　　　　D. 3 期复极时间不同

    E. 4 期自动去极化速度不同

（9）区分心肌快、慢反应自律细胞主要根据（　　　）

A. 动作电位 0 期去极化的速度和幅度　　　　　B. 4 期去极化的速度和幅度

C. 1 期复极速度　　　　　　　　　　　　　　D. 静息电位水平

E. 平台期持续时间

（10）异长自身调节是指心肌收缩强度取决于（　　　）

A. 心室收缩末期容积　　B. 心室舒张末期容积　　C. 心力储备

D. 心率储备　　　　　　E. 平均动脉压

（11）心动周期内左心室压力最高出现在（　　　）

A. 等容舒张末期　　　　B. 等容收缩期末　　　　C. 快速射血期

D. 快速充盈期末　　　　E. 心室收缩期末

（12）在去甲肾上腺素作用下，心功能曲线升支向哪一方向移位（　　　）

A. 右上方　　　　　　　B. 右下方　　　　　　　C. 左下方

D. 左上方　　　　　　　E. 以上都不是

（13）左心室的后负荷是指（　　　）

A. 大动脉血压　　　　　B. 减慢射血期心室内压　　　C. 心房压力

D. 快速射血期心室内压　E. 等容收缩期初心室内压

（14）心交感神经的兴奋作用可被下列哪一种受体的拮抗剂减弱（　　　）

A. α 肾上腺素能受体　　B. β_1 肾上腺素能受体　　C. β_2 肾上腺素能受体

D. N 胆碱能受体　　　　E. M 胆碱能受体

（15）以下哪一项不是评价心脏泵血功能的指标（　　　）

A. 心脏做功量　　　　　B. 射血分数　　　　　　C. 静息状态下的心房做功量

D. 心指数　　　　　　　E. 每分输出量和每搏输出量

（16）血浆蛋白减少时引起组织水肿的原因是（　　　）

A. 饮水过多　　　　　　　　　　　　　　　　B. 淋巴回流减少

C. 毛细血管壁通透性增加　　　　　　　　　　D. 有效滤过压增大

E. 抗利尿激素分泌增加

（17）微循环中具有体温调节功能的通路是（　　　）

A. 直捷通路　　　　　　B. 动 – 静脉短路　　　　　C. 迂回通路

D. 淋巴回路　　　　　　E. 间接通路

（18）不属于肝门静脉属支的是（　　　）

A. 肝静脉　　　　　　　B. 肠系膜上静脉　　　　C. 肠系膜下静脉

D. 脾静脉　　　　　　　E. 胃左静脉

（19）生理情况下，影响组织液生成有效滤过压的主要因素是（　　　）

A. 血浆晶体渗透压和毛细血管血压

B. 毛细血管血压和组织液胶体渗透压

C. 毛细血管血压和组织液静水压

D. 血浆胶体渗透压和组织液胶体渗透压

E. 毛细血管血压和血浆胶体渗透压

（20）若刺激时间不变，在阈值之上增大刺激强度，心肌的反应是（　　　）

A. 增强收缩力量　　　　B. 动作电位振幅增大　　C. 全或无反应

D. 完全强直收缩　　　　E. 不完全强直收缩

（21）下面关于心肌 L 型 Ca^{2+} 通道的描述，哪一项是不正确的（　　　）

A. 通透性很高，Ca^{2+} 内流速度很快

B. 激活和失活的速度都很慢

C. 能被 Mn^{2+} 阻断

D. 专一性较差，Na^+ 和 Ca^{2+} 都可通过

E. 在去极化到 $-40\,mV$ 时被激活

（22）心肌细胞一次兴奋过程中，产生有效不应期的原因是（　　　）

A. Na^+ 通道开放能力已恢复正常

B. Na^+ 通道处于可被激活的正常备用状态

C. Na^+ 通道开放已逐渐复活，但其开放能力尚未恢复正常

D. Na^+ 通道完全失活或刚刚开始复活

E. Na^+ 通道开放能力已达到最大限度

（23）关于形成心室肌动作电位的离子基础，描述错误的是（　　　）

A. 0 期主要是 Na^+ 内流　　　　　　　　B. 1 期主要是 Cl^- 外流

C. 2 期有 Ca^{2+} 内流和 Na^+ 内流　　　　D. 3 期主要是 K^+ 外流

E. 4 期有 K^+ 内流和 Na^+ 外流

（24）窦房结成为心脏正常起搏点，在于窦房结（　　　）

A. 0 期去极速度快　　　　B. 阈电位为 $-40\,mV$　　　C. 4 期自动去极速率快

D. 静息电位仅为 $-70\,mV$　　　　　　　　E. 动作电位没有明显的平台期

（25）当血钾浓度逐步升高时，心肌的兴奋性（　　　）

A. 先降低后升高　　　　B. 先升高后降低　　　　C. 逐步升高

D. 逐步降低　　　　　　　　　　　　　　　E 基本不变

（26）心肌不发生强直收缩的主要原因　　（　　　）

A. 心肌的有效不应期较长　　　　　　　　B. 心肌缺血

C. 窦房结的自动节律性较低　　　　　　　D. 房室延搁

E. 心肌的传导速度较慢

（27）属于升主动脉分支的是（　　　）

A. 头臂干　　　　　　　B. 左右冠状动脉　　　　C. 左颈总动脉

D. 右颈总动脉　　　　　E. 右锁骨下动脉

（28）室性期前收缩之后出现代偿间歇的原因是（　　　）

A. 窦房结的节律性兴奋减慢

B. 窦房结的节律性兴奋少发放一次

C. 窦房结的节律性兴奋延迟发放

D. 房室结暂时不能传导动作电位

E. 窦房结的一次节律性兴奋落在室性期前收缩的有效不应期中

（29）心动周期中，心室血液充盈主要是由于（　　）

A. 心房收缩的挤压作用

B. 血液依赖地心引力而回流

C. 心室舒张的抽吸作用

D. 胸内负压促进静脉回流

E. 骨骼肌的挤压作用加速静脉回流

（30）心动周期中，从动脉瓣关闭到下一次动脉瓣开放的时间相当于（　　）

A. 等容收缩期　　　　　　　　　　　　　B. 心室舒张期 + 等容收缩期

C. 心室射血期 + 等容收缩期　　　　　　　D. 心室舒张期

E. 心室射血期

（31）心指数等于（　　）

A. 每搏输出量 / 体表面积

B. 心率 × 每搏输出量 / 体表面积

C. 每搏输出量 × 体表面积

D. 心输出量 × 体表面积

E. 心率 × 体表面积 / 心输出量

（32）健康人静脉收缩引起动脉血压升高的主要原因是（　　）

A. 回心血量增加，前负荷增加　　　　　　B. 外周阻力增大

C. 后负荷增加　　　　D. 心肌收缩力增高　　　E. 心率加快

（33）下列能使脉压增大的情况主要是（　　）

A. 体循环平均充盈压降低　　　　　　　　B. 外周阻力增加

C. 每搏输出量减少　　　D. 心率加快　　　　E. 大动脉管壁弹性降低

（34）快速充盈期（　　）

A. 房内压 > 室内压 < 动脉压　　　　　　B. 房内压 < 室内压 < 动脉压

C. 房内压 > 室内压 > 动脉压　　　　　　D. 房内压 < 室内压 > 动脉压

E. 房内压 > 动脉压 < 室内压

（35）快速射血期（　　）

A. 房内压 > 室内压 < 动脉压　　　　　　B. 房内压 < 室内压 < 动脉压

C. 房内压 > 室内压 > 动脉压　　　　　　D. 房内压 < 室内压 > 动脉压

E. 房内压 > 动脉压 < 室内压

（36）血浆蛋白浓度显著降低时，可引起（　　）

A. 有效滤过压下降　　　　　　　　　　　B. 血浆渗透压显著降低

C. 组织液生成增多　　　　　　　　　　D. 毛细血管通透性增加

E. 淋巴回流量减少

（37）容量血管指的是（　　　）

A. 主动脉　　　　　　B. 毛细血管　　　　　C. 肺动脉

D. 微静脉　　　　　　E. 大静脉

（38）关于组织液的生成，描述错误的是（　　　）

A. 血浆胶体渗透压降低时，组织液生成增多

B. 小动脉收缩时，组织液生成减少

C. 毛细血管通透性加大时，组织液生成增多

D. 毛细血管通透性加大时，组织液生成减少

E. 静脉压升高时，组织液生成增多

（39）心肌动作电位与骨骼肌细胞动作电位的主要区别是（　　　）

A. 具有快速去极过程　　B. 有较大的振幅　　　　C. 持续时间较长

D. 复极过程快　　　　　E. B 和 C 选项

（40）窦房结细胞的阈电位相当于（　　　）

A. 快钠通道激活电位　　B. 慢钙通道激活电位　　C. Na^+ 平衡电位

D. K^+ 平衡电位　　　　E. Ca^{2+} 平衡电位

（41）第二心音的产生主要是由于（　　　）

A. 心室舒张时，动脉管壁弹性回缩引起的振动

B. 心室收缩时，血液冲击动脉瓣引起的振动

C. 心室收缩时，血液射入大动脉时冲击管壁的振动

D. 心室舒张，动脉瓣迅速关闭时的振动

E. 心室收缩，动脉瓣突然开放时的振动

（42）肾素 – 血管紧张素系统活动加强时（　　　）

A. 血压升高　　　　　　B. 体循环平均充盈压减低　　C. 交感神经释放递质减少

D. 血管舒张　　　　　　E. 醛固酮释放减少

（43）肾上腺素不具有的作用是（　　　）

A. 使心肌收缩力增强　　B. 使心率加快　　　　　C. 使内脏和皮肤血管收缩

D. 使组织液生成减少　　E. 使骨骼肌血管舒张

2. 多选题

（1）心肌细胞的分类包括（　　　）

A. 传导细胞　　　　　　B. 工作细胞　　　　　C. 自律细胞

D. 收缩细胞　　　　　　E. 舒张细胞

（2）心肌收缩强度取决于（　　　）

A. 参与收缩的肌纤维数目　　　　　　　　B. 心肌收缩能力

C. 心舒末期容积　　　D. 细胞外 Ca^{2+} 浓度　　E. 活化的横桥数目

（3）与骨骼肌相比，心肌的特点有（　　　）

A. 呈"全或无"式收缩　　　　　　　　B. 有效不应期长

C. 发生完全强直收缩　　　　　　　　D. 肌浆网相对不发达

E. 对细胞外 Ca^{2+} 依赖性大

（4）影响血流阻力的因素有（　　　）

A. 氧合血红蛋白含量　　B. 血细胞比容　　　　C. 血液黏滞度

D. 血管口径　　　　　　E. 血流切率

3. 问答题

（1）影响心输出量的原因有哪些？

（2）影响心肌自律性的因素有哪些？

（3）比较肾上腺素和去甲肾上腺素对心血管的作用有何异同。

（4）蹲久了突然站起来会出现头晕，请问为什么？是否需要治疗？可如何缓解？机制如何？

三、学科交叉融合→推动学生创新的问题

1. 单选题

（1）慢性肾脏疾病时引起组织水肿的原因是（　　　）

A. 毛细血管静脉端血压升高　　　　　　B. 血浆胶体渗透压降低

C. 组织液胶体渗透压升高　　　　　　　D. 淋巴回流受阻

E. 肾毛细血管通透性加大

（2）高血压患者与正常人相比，下列哪项指标明显增高（　　　　）

A. 心脏做功量　　　　B. 每搏输出量　　　C. 心输出量

D. 射血分数　　　　　E. 心指数

（3）临床上较易发生传导阻滞的部位是（　　　）

A. 房室交界　　　　　B. 房室束　　　　　C. 左束支

D. 右束支　　　　　　E. 房室结

（4）男性，62 岁，因突发胸痛数小时急诊入院，患者有糖尿病和高血压病史，静脉给予硝酸甘油缓解胸痛。使用硝酸甘油可以（　　　）

A. 升高动脉血压　　　B. 减少冠脉血流　　C. 增加静脉回心血量

D. 降低心脏耗氧量　　E. 增加左心室壁压力

（5）情绪激动时（　　　）

A. 心率加快，血压升高　　　　　　　　B. 心率加快，血压降低

C. 心率减慢，血压升高　　　　　　　　D. 心率减慢，血压降低

E. 心率和血压均不变

（6）低钾血症时，心电图有何变化（　　　　）

A. T 波 Q-T 间期延长　　　　　　　　　　B. S-T 段压低，T 波高尖

C. T 波高尖，Q-T 间期缩短　　　　　　　D. T 波低平，Q-T 间期延长

E. S-T 段压低，T 波压低或双相，T 波后出现 U 波

（7）右心衰所致下肢水肿的主要发生机制为（　　　　）

A. 血浆晶体渗透压升高　　　　　　　　　B. 血浆胶体渗透压降低

C. 淋巴回流受阻　　　　　　　　　　　　D. 毛细血管流体静压升高

E. 毛细血管通透性增高

（8）呼吸衰竭合并下列哪种酸碱失衡时易发生肺性脑病（　　　　）

A. 代谢性酸中毒　　　　B. 呼吸性酸中毒　　　　C. 代谢性碱中毒

D. 呼吸性碱中毒　　　　E. 混合性碱中毒

（9）酸中毒时，心肌收缩力的变化为（　　　　）

A. 不变　　　　　　　　B. 增强　　　　　　　　C. 减弱

D. 先增强后减弱　　　　E. 先减弱后增强

（10）应激主要通过下列哪一项的作用使心率增加（　　　　）

A. 抗利尿激素　　　　　B. 糖皮质激素　　　　　C. 醛固酮

D. 儿茶酚胺兴奋心肌 α 受体　　　　　　　E. 儿茶酚胺兴奋心肌 β 受体

（11）心血管系统在应激时的基本变化为（　　　　）

A. 心室纤颤阈值升高　　B. 总外周阻力升高　　　C. 心率减慢

D. 心输出量增加，血压升高　　　　　　　E. 冠状动脉血流量减少

（12）下列哪项为休克的主要特征（　　　　）

A. 器官微循环灌流量锐减　　　　　　　　B. 总外周阻力降低

C. 少尿　　　　　　　　D. 心输出量减少　　　　E. 血压下降

（13）下列哪项为心源性休克发病的中心环节（　　　　）

A. 心律紊乱　　　　　　B. 血压降低　　　　　　C. 心肌收缩力降低

D. 心输出量降低　　　　E. 回心血量减少

（14）休克早期微循环灌流有何特点（　　　　）

A. 多灌少流，灌多于流　　B. 少灌多流，灌少于流　　　C. 少灌少流，灌多于流

D. 少灌少流，灌少于流　　E. 多灌多流，灌多于流

（15）应用扩血管药物改善休克期微循环的主要环节是（　　　　）

A. 扩张微动脉　　　　　B. 扩张后微动脉　　　　C. 扩张小动脉

D. 扩张毛细血管后阻力血管　　　　　　　E. 扩张毛细血管前括约肌

（16）心肌缺血 – 再灌注损伤导致心肌收缩功能在较长期内不能恢复的主要原因是

（　　　　）

A. ATP ↓　　　　　　　B. ADP ↓　　　　　　　C. 腺苷 ↓

D. 肌苷 ↓　　　　　　　E. 次黄嘌呤 ↓

（17）下列哪项为缺血 – 再灌注性心律失常发生的基本条件（　　）

    A. 缺血心肌数量多　　　　B. 缺血程度重　　　　C. 缺血时间长

    D. 再灌注区存在功能可恢复的心肌细胞　　　　E. 再灌注恢复速度快

（18）伴有左心室压力负荷增加的疾病是（　　）

    A. 心肌炎　　　　　　　　B. 肺动脉高压　　　　C. 高血压

    C. 甲状腺功能亢进　　　　E. 室间隔缺损

（19）发生向心性心肌肥大的主要机制是（　　）

    A. 心率加快　　　　　　　B. 心肌收缩力增强　　　　C. 心输出量增加

    D. 收缩期室壁张力增加　　　　　　　　E. 冠脉血流量增加

（20）应用硝普钠治疗心力衰竭是为了（　　）

    A. 减慢心率　　　　　　　B. 降低心脏前、后负荷　　C. 减少回心血量

    D. 增强心肌收缩力　　　　E. 降低血压

（21）多系统器官功能衰竭的血流动力学特点为（　　）

    A. 高心输出量，高外周阻力　　　　　　B. 高心输出量，低外周阻力

    C. 低心输出量，高外周阻力　　　　　　D. 低心输出量，低外周阻力

    E. 以上都不是

2. 多选题

（1）下列哪些药物对心脏疾病具有治疗作用（　　）

    A. 肾上腺素　　　　　　　B. 异丙肾上腺素　　　　C. 麻黄碱

    D. 多巴胺　　　　　　　　E. 去甲肾上腺素

（2）可能引起水肿的病变有（　　）

    A. 丝虫病　　　　　　　　B. 左心衰竭　　　　　　C. 感染、烧伤、过敏

    D. 肿瘤压迫静脉壁　　　　E. 慢性肾病

（3）关于淋巴液的生成与回流，正确的有（　　）

    A. 毛细淋巴管通透性极高

    B. 毛细淋巴管吸收组织液的动力为组织液与毛细淋巴管内淋巴液间的压力差

    C. 组织液与毛细淋巴管内淋巴液间的压力差高，则吸收速度快

    D. 集合淋巴管壁平滑肌的收缩活动阻碍淋巴液向心回流

    E. 淋巴液不断生成与回流，并保持绝对的稳定

（4）下列对血管神经支配的描述中，正确的是（　　）

    A. 体内绝大多数血管都受交感缩血管神经纤维支配

    B. 体内大多数血管只受交感缩血管神经纤维单一支配

    C. 同一器官中，交感缩血管神经纤维对毛细血管前括约肌的支配密度最高

    D. 真毛细血管不受神经纤维支配

    E. 缩血管神经纤维都是交感神经纤维

（5）血管紧张素Ⅱ的生理功能（　　　）

A. 促进交感神经末梢释放递质　　　　B. 引起醛固酮的释放

C. 引起肾素的释放　　　　　　　　　D. 促进肝内糖原合成

E. 缩血管作用

（6）下列关于水肿对机体的影响描述正确的是（　　　）

A. 长期水肿可使局部组织抵抗力降低而易发生感染

B. 严重的肺、脑、喉头水肿可危及生命

C. 局部水肿对机体不产生影响

D. 体腔积液量增多可使相应的器官功能降低

E. 炎性水肿液可稀释局部毒素，运输抗体增加局部抵抗力

（7）酸中毒致心肌收缩力减弱的机制包括（　　　）

A. 血钙浓度降低　　　　　　　　　　B. H^+ 抑制肌浆网释放 Ca^{2+}

C. 血钾浓度升高　　　　　　　　　　D. H^+ 抑制 Ca^{2+} 内流

E. H^+ 竞争性抑制 Ca^{2+} 与肌钙蛋白结合

（8）应激致心律失常的原因包括（　　　）

A. 心肌不应期延长　　　　　　　　　B. 心肌传导加速

C. 心肌细胞 Ca^{2+} 内流增加　　　　　D. 心肌 L 型 Ca^{2+} 通道激活

E. 心肌细胞膜电位负值变小

（9）下列哪些属于休克时心力衰竭发生的机制（　　　）

A. 心肌抑制因子抑制心肌收缩　　　　B. 前负荷增大，搏出量减少

C. 酸中毒、高血钾抑制心肌收缩　　　D. 动脉血压过低，冠脉血流减少

E. 交感神经兴奋，儿茶酚胺增多，心肌耗氧量增多

（10）心肌缺血致心肌发生的变化有（　　　）

A. 腺苷一磷酸减少　　　　　　　　　B. 乳酸增多

C. 糖原减少　　　　　　　　　　　　D. 腺苷三磷酸减少

E. 磷酸肌酸减少

（11）下列哪种方法可治疗缺血 – 再灌注损伤（　　　）

A. 细胞保护剂　　　　B. SOD　　　　C. Vit E

D. 钙通道阻滞剂　　　E. 高压再灌注

（12）心肌缺血与缺血 – 再灌注损伤的细胞凋亡特点有（　　　）

A. 轻度缺血以细胞凋亡为主，重度缺血以细胞坏死为主

B. 在梗死灶的中央以坏死为主，梗死灶的周边以凋亡为主

C. 缺血早期以细胞凋亡为主，晚期以细胞坏死为主

D. 急性缺血以细胞凋亡为主，慢性缺血以细胞坏死为主

E. 在一定时间范围内，缺血 – 再灌注损伤诱导的细胞凋亡比同时间的单纯缺血更严重

（13）引起高输出量性心力衰竭的原因可能有（　　　）

　　A. 贫血　　　　　　　　B. 动静脉瘘　　　　　C. Vit B_1 缺乏

　　D. 甲亢　　　　　　　　E. 二尖瓣狭窄

（14）急性心力衰竭时发生的代偿方式有（　　　）

　　A. 交感神经兴奋　　　　B. 心肌肥大　　　　　C. 心脏紧张源性扩张

　　D. 血液重新分布　　　　E. 心率加快

3. 问答题

（1）举例说明引起水肿的原因。

（2）影响组织液生成的因素有哪些？

（3）分析改善冠脉循环药物的作用靶点。

（4）血钾浓度轻度升高与显著升高对心肌兴奋性的影响有何不同？为什么？

（5）试述缺氧时心脏功能的变化及机制。

（6）试述休克早期血压降低不明显的机制。

（7）如何应用血管活性药物治疗休克？并举例说明。

（8）试述心力衰竭的治疗原则与治疗措施。

四、举一反三→体现B to B的问题

1. 问答题

（1）去甲肾上腺素可直接兴奋心肌细胞，但为什么在临床上并不作为强心药使用？

（2）心力衰竭是多种循环系统及非循环系统疾病发展到终末阶段的共同急重症，是指各种原因引起心脏结构和功能的改变，使心室泵血量和 / 或充盈功能低下，以至不能满足组织代谢需要的病理过程，在临床上表现为呼吸困难、水肿及静脉压升高等静脉淤血和心排血量减少的综合征。结合心脏泵血活动及调节机制，试阐述心力衰竭产生的原因。

（3）根据心脏泵血功能的调节原理设计抗心力衰竭药物。

2. 病案分析

患者，男，69 岁，反复头晕 10 年，加重 20 天。10 年前，患者经常出现头晕、乏力，血压（170~180）/（90~100）mmHg，诊断为高血压，此后间断服药。20 天前，因上述症状加重入院就诊。查体：血压 190/110 mmHg，双下肢水肿。给予非洛地平、盐酸普萘洛尔和呋塞米治疗后缓解。

问题：

（1）影响动脉血压的因素有哪些？

（2）高血压影响的主要靶器官是什么？它是如何影响的？

（3）根据所学知识，分析治疗高血压的药物分类有哪些？药物作用机制分别是什么？案例中所用药物属于哪类？

参考答案

一、关注生命科学研究热点→聚焦学生感兴趣的问题

1. 单选题：（1）～（10）ABEDC EABEA （11）～（12）BD

2. 多选题：（1）BCDE （2）ABDE （3）AC （4）BCD （5）ABC

3. 问答题

（1）答：高血压以体循环动脉血压增高为主要特征，可伴有心、脑、肾等器官的功能或器质性损害的临床综合征，可分为原发性高血压和继发性高血压。高血压定义为多次重复测量后诊室收缩压≥140 mmHg 和／或诊室舒张压≥90 mmHg。收缩压 140～159 mmHg 和／或舒张压 90～99 mmHg 为 1 级高血压；收缩压 160～179 mmHg 和／或舒张压 100～109 mmHg 为 2 级高血压；收缩压≥180 mmHg 和／或舒张压≥110 mmHg 为 3 级高血压。

（2）答：心血管系统有足够的血液充盈是前提条件，心脏射血、外周阻力、主动脉和大动脉的弹性贮器作用是三个关键要素。

（3）答：保持动脉血压相对稳定的主要反射是颈动脉窦和主动脉弓压力感受性反射。血压↑→压力感受器传入冲动↑→心血管中枢→心迷走神经紧张↑、心交感神经紧张和交感缩血管神经紧张↓→心率、心输出量外周阻力↓→血压↓。反之，血压↓→压力感受性反射↓→血压↑。该反射属于负反馈调节模式，能在短时间内快速调节血压，维持动脉血压相对稳定。

二、强化基础知识→训练学生逻辑思维的问题

1. 单选题：（1）～（10）BCACC CEEAB （11）～（20）CDABC DBAEC
   （21）～（30）ADBCB ABEDB （31）～（40）BAEAD CEDCB
   （41）～（43）DAD

2. 多选题：（1）BC （2）BCDE （3）ABDE （4）BCDE

3. 问答题

（1）答：①心肌收缩力减弱。心肌收缩力是决定心输出量的重要因素，各种心肌病变引起心肌超微结构损害及生化代谢障碍均可导致心肌收缩力减弱、心输出量减低。②心脏前负荷增高。舒张末期心腔内血容量的多少及其对室壁产生张力的大小为心脏前负荷，临床常使用左室舒张末压作为左室前负荷的指标。③心脏后负荷增高。左心室射血所遇阻力的大小称为左室后负荷，一般与主动脉顺应性、外周血管阻力、血液黏滞度及动脉内血容量有关，其中以外周血管阻力最为重要。④心率增快。在一定范围内，每搏输出量无改变的情况下，心率增快可使心输出量增加。

（2）答：①4 期自动去极化速度。自动去极化速度越快，自律性就越高。②最大复极电位。其绝对值越小，与阈电位的差就越小，自律性就越高。③阈电位水平。阈电位降低，自律性增高。

（3）答：①在对心脏的作用方面，去甲肾上腺素和肾上腺素都能与心肌细胞膜上的 β_1 受体结合，使心率加快，兴奋传导加速，心肌收缩力加强，心输出量增加。但肾上腺素的效果比去甲肾上腺素好得多。

②在对血管的作用方面，去甲肾上腺素主要激活 α 受体，因而引起体内大多数器官的血管明显收缩，导致外周阻力增大，血压明显升高。肾上腺素可引起 α 受体占优势的血管（皮肤、肾脏、胃肠道等处的血管）收缩，β 受体占优势的血管（骨骼肌、肝脏等处的血管）舒张，因此，一般情况下，其升压效果不如去甲肾上腺素。

（4）答：蹲久了站起来头晕是体位性低血压的典型表现。蹲着和站着时，心脏到大脑的血流距离是不同的，站时由于重力的影响，下腔静脉回心血量减少，导致心脏舒张末期心室容积减小，初长度减小，根据心肌的异长自身调节，心肌收缩产生的张力减少，因此输出血量减少，血压降低，脑部短暂缺血。因脑部对缺血敏感，从而会有头晕表现。这种情况一般不需要治疗，机体自身可以通过颈动脉窦和主动脉弓压力感受性反射（血压↓→压力感受器传入冲动↓→传入心血管中枢→心迷走神经紧张↓，心交感神经紧张和交感缩血管神经紧张↑→心率、心输出量外周阻力↑→血压↑），使血压恢复正常。这个调节是快速的，所以头晕很快就会消失。

三、学科交叉融合→推动学生创新的问题

1. 单选题：（1）～（10）BAADA EDBCE　（11）～（20）DADDD ADCDB　（21）B

2. 多选题：（1）ABCDE　（2）ABCDE　（3）ABC　（4）ABDE　（5）ABE
　　　　　（6）ABDE　（7）BCDE　（8）ACDE　（9）ACDE　（10）BCDE
　　　　　（11）ABCD　（12）ABCE　（13）ABCD　（14）ACDE

3. 问答题

（1）答：①有效胶体渗透压降低：营养不良或某些肝肾疾病时，因血浆胶体渗透压降低，导致有效胶体渗透压下降，有效滤过压增大而发生水肿。②毛细血管血压升高：心力衰竭、血栓、肿瘤等引起静脉阻塞或静脉回流受阻，导致毛细血管血压升高，引起水肿。③毛细血管壁通透性增高：血管活性物质、细菌毒素、缺氧、炎性病灶等导致毛细血管壁通透性异常增高，血浆蛋白渗出毛细血管，使血浆胶体渗透压下降，组织液胶体渗透压升高，有效滤过压增大而发生水肿。④淋巴回流受阻：丝虫病虫体阻塞淋巴管，使淋巴回流受阻，含有蛋白质的淋巴液在组织间隙积聚而形成淋巴水肿。

（2）答：正常情况下，组织液不断生成，又不断被重吸收，保持动态平衡。组织液的生成取决于有效滤过压。影响组织液生成的因素主要有：①毛细血管血压：当其升高时，组织液的生成增多。②血浆胶体渗透压：当其降低时，组织液的生成增多。③淋巴回流：当淋巴回流受阻时，组织液积聚，可呈现水肿。④毛细血管的通透性：当毛细血管通透性升高时，血浆胶体渗透压下降，组织液生成增多，可导致水肿。

（3）答：凡是能影响冠脉血流量的因素，均能影响冠脉循环，影响因素包括心肌代谢水平、神经和激素调节。①心肌代谢水平：心肌活动增强时，耗氧量也相应增加。通过局部代谢产物引起冠脉血管舒张，以满足心肌对氧的需求。其中腺苷扩张冠脉的作用最

强，而 H^+、CO_2 及乳酸等作用较弱。缓激肽和 PGI_2、PGE 也能引起冠脉扩张。②神经调节：迷走神经的直接作用是使冠脉血管舒张，但迷走神经兴奋使心脏活动减弱，心肌耗氧量降低，代谢水平降低，继而引起冠脉收缩，而冠脉血流量常无明显改变。心交感神经对冠脉的直接作用是通过 α 受体使冠脉收缩，当交感神经兴奋时，由于心脏活动加强，代谢加强，可通过代谢产物的间接作用引起冠脉舒张。③激素调节：肾上腺素、去甲肾上腺素、甲状腺激素能提高心肌代谢水平，而使冠脉舒张。NO 和 CGRP 具有舒张冠脉的作用，而血管紧张素Ⅱ和大剂量血管升压素则能使冠状收缩。

（4）答：血钾浓度轻度升高时细胞内外 K^+ 浓度差减小，静息状态下细胞内 K^+ 外流减少，静息电位负值减小，静息电位和阈电位距离缩小，从而使得心肌兴奋性升高；而血钾浓度显著升高时，细胞外 K^+ 浓度增高细胞内外 K^+ 浓度差更小，静息状态细胞内动力减弱 K^+ 外流更少，静息电位值接近阈电位，静息电位过小，细胞膜快钠通道失活，心肌兴奋性降低。

（5）答：①心率加快。动脉血氧分压降低或血氧含量减少可使心率加快，其机制是血氧分压降低，兴奋颈动脉体及主动脉体化学感受器，反射性引起心率加快；缺氧引起过度通气，刺激率张感受器，反射性抑制迷走神经对心脏的影响而使心率加快；中枢神经系统缺氧使交感神经兴奋，刺激 β 肾上腺素受体而使心率加快；如伴有血管紧张、血压下降，可通过压力感受器作用使心率加快。②心肌收缩力先加强后降低。缺氧初期通过交感神经兴奋，使心肌收缩力加强；之后由于缺氧所致的酸中毒和心肌抑制因子的释放而直接抑制心脏的功能，使心肌收缩力降低。③心输出量先增加后减少。缺氧初期心输出量增加，这与心率加快、心肌收缩力增强、呼吸深快使胸内负压增大致静脉回流增加有关；严重缺氧时由于心率变慢或心肌收缩力降低，可使心输出量减少。

（6）答：①容量血管肌性微静脉和小静脉收缩，以及肝脏"储血库"的动员，使回心血量和心输出量增加，起"自身输血"的作用；②由于毛细血管前阻力对儿茶酚胺的敏感性较毛细血管后阻力高，故前阻力增加更明显，进入毛细血管内的血流减少，流体静压随之下降，有利于组织液回流而增加回心血量，起"自身输液"的作用；③交感-肾上腺髓质系统兴奋，心率加快，心肌收缩力增强，使心输出量增加；④肾素-血管紧张素-醛固酮系统活性增强，醛固酮以及抗利尿激素增多，使水、钠排出减少，血容量和心输出量增加；⑤小动脉广泛收缩使外周总阻力增高。综上，休克早期血压降低不明显，维持相对正常水平（稍降、正常甚至略有升高）。

（7）答：血管活性药物分为扩血管药物（阿托品、山莨菪碱、东莨菪碱、异丙肾上腺素、酚妥拉明等）和缩血管药物（去甲肾上腺素、阿拉明、新福林等），必须在纠正酸中毒的基础上使用。选用血管活性药物的目的是提高组织微循环血液灌流量，反对单纯追求升压而过长时间大量使用缩血管药物，这样会导致灌流量明显下降。

扩血管药物的应用：①用于高阻力型感染性休克和心源性休克，可解除血管痉挛，减轻微循环淤滞，提高微循环灌流量；②必须在充分扩容的基础上使用，否则会造成血压进一步降低。

缩血管药物的应用：①是过敏性休克、神经源性休克的首选药；②感染性休克和心源性休克的低阻力型，可将其作为综合治疗措施之一；③紧急情况下，血压过低又不能立即补液的病例可应用这类药，以提高心肌收缩力和血压，维持心脑血供。

（8）答：治疗原则为"强心、利尿、休息、少盐"。治疗措施：①改善心肌舒缩功能，给予正性肌力药物（如洋地黄类、钙通道阻滞剂等），改善心肌舒缩功能；②减轻心脏负荷，采用利尿剂、扩张静脉的药物以减轻前负荷；③降低血容量，限制食盐的摄入及合理利尿；④纠正水、电解质、酸碱平衡紊乱，补充 K^+ 和 Mg^{2+}，纠正低钾血症、低镁血症，补充碱性药物以纠正代谢性酸中毒。

四、举一反三→体现 B to B 的问题

1. 问答题

（1）答：去甲肾上腺素能与心肌细胞上的 β_1 受体结合，产生正性的变时、变力、变传导作用，但在在体实验中，由于它对血管上的 α_1 受体的强兴奋作用，导致血管收缩，外周阻力明显升高，血压升高显著，而这显著升高的血压在整体上会激活颈动脉窦和主动脉弓压力感受性反射，从而通过抑制心脏和舒张血管来降低血压。可见，在整体上，尽管去甲肾上腺素能直接兴奋心脏，但因神经调节，整体表现的结果是对心脏的兴奋作用不明显，而主要作用是升高血压，因此在临床上并不把去甲肾上腺素作为强心药。

（2）答：①心肌收缩性降低：心肌收缩性是指不依赖于心脏前负荷与后负荷变化的心肌本身的收缩特性，主要受神经－体液调节，可引起心脏本身以及心外组织器官的一系列代偿适应性变化，这些适应性变化对于维持心脏泵血功能、血流动力学稳态及重要器官的血流灌注起着十分重要的作用。随着时间的推移，神经－体液因素可成为加重心肌损伤、促使心脏泵血功能降低及心功能不全进展的关键环节，如交感－肾上腺髓质系统的激活可引起心脏肾上腺素受体及其信号转导系统下调，外周血管阻力增加会加重心脏后负荷，进而减少心排血量，内脏器官长时间供血不足会引起其代谢、功能和结构改变。肾素－血管紧张素－醛固酮系统的激活可通过过度的血管收缩加重左心室后负荷，钠潴留引起的血容量增加可使已经升高的心室充盈压进一步升高。②心室负荷过重：心室的负荷过重可引起心肌发生适应性改变，以承受增加的工作负荷，维持相对正常的心排血量。但长期负荷过重，超过心肌的代偿能力时，会导致心肌的舒缩功能降低。瓣膜关闭不全、房室间隔缺损可致心室前负荷过重。高血压、主动脉缩窄、主动脉瓣狭窄、肺动脉高压、肺源性心脏病可引起心室后负荷过重。③心室舒张及充盈受限：是指在静脉回心血量无明显减少的情况下，由心脏本身的病变引起的心脏舒张和充盈障碍，常见于左心室肥厚、限制性心肌病和心室纤维化。

（3）答：①肾素－血管紧张素－醛固酮系统抑制药：血管紧张素转换酶抑制剂、血管紧张素Ⅱ受体阻滞剂、醛固酮拮抗剂。②利尿药。③肾上腺素受体阻断药。④正性肌力药。⑤扩血管药。⑥钙增敏药及钙通道阻滞剂。

2. 病案分析

分析：（1）影响动脉血压的因素有①每搏输出量：主要影响收缩压。②心率：主要

影响舒张压。③外周阻力：是影响舒张压最重要的因素。④主动脉和大动脉的弹性贮器作用：减小脉压差；⑤循环血量和血管系统容量的比例：影响体循环平均充盈压。

（2）高血压影响的主要靶器官是心脏和血管。动脉血压升高，后负荷增加。长期高血压，心肌需要持续加强收缩才能维持心输出量，将会导致心肌肥厚等病理改变，最后出现泵血功能下降，心力衰竭。而全身小动脉病变主要是壁/腔比值增加和管腔内径缩小，导致心、脑、肾组织缺血。长期高血压及伴随的危险因素可促进动脉粥样硬化的形成及发展。目前血管内皮功能障碍被认为是高血压最早期和最重要的血管损害。

（3）目前治疗高血压的药物主要有6大类：①利尿剂。通过促进肾脏排钠和水分，减少循环血量，从而减少心脏负担，降低血压。②血管紧张素转换酶抑制剂（ACEI）。通过抑制血管紧张素Ⅱ的生成，减少血管紧张素对血管的收缩作用，从而扩张血管，降低血压。③血管紧张素受体阻滞剂（ARB）。通过阻止血管紧张素Ⅱ与其受体的结合，减少血管紧张素对血管的收缩作用，从而扩张血管，降低血压。④钙通道阻滞剂。通过阻止钙离子进入心肌和平滑肌细胞，减弱心肌收缩力，降低心率，减少心输出量；抑制平滑肌收缩，降低外周阻力，从而降低血压。⑤β受体阻滞剂。通过阻止肾上腺素和去甲肾上腺素与β受体的结合，抑制心脏收缩和血管收缩，从而扩张血管，降低血压。⑥α受体阻滞剂。通过阻断儿茶酚胺对血管平滑肌的收缩作用，从而使收缩状态的小动脉得以舒张，产生降压效应，但该类药尚未被普遍使用。案例中所用药物非洛地平为钙通道阻滞剂，盐酸普萘洛尔为β受体阻滞剂，呋塞米为利尿剂。

第七章

呼吸系统的结构与功能

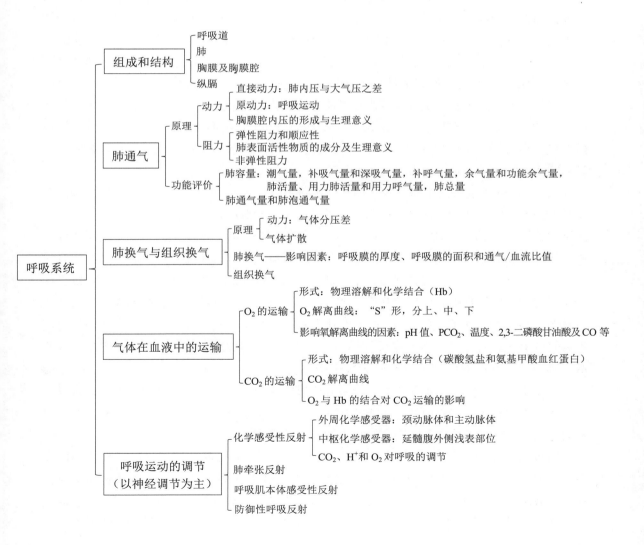

一、关注生命科学研究热点→聚焦学生感兴趣的问题

急性呼吸窘迫综合征

急性呼吸窘迫综合征（acute respiratory distress syndrome，ARDS）是由急性肺损伤（acute lung injury，ALI）引起的一种急性呼吸衰竭。急性肺损伤的原因很多，可以是化学性因素，如吸入毒气、烟雾、胃内容物等；物理性因素，如化学损伤、放射性损伤等；生物因素，如肺部冠状病毒感染引起的严重急性呼吸综合征（severe acute respiratory syndrome，SARS）等；全身性病理过程，如休克、大面积烧伤、败血症等；由某些治疗措施，如体外循环、血液透析等所致。

ALI 的发生机制很复杂，尚未完全阐明。有些致病因子可直接作用于肺泡膜，进而引起肺损伤；有的则主要通过激活白细胞、巨噬细胞和血小板间接地引起肺损伤。大量中性粒细胞在趋化因子，如肿瘤坏死因子 α、白细胞介素 8、脂多糖、补体 5a、白三烯 B4、血栓素 A_2（TXA_2）、血小板活化因子、纤维蛋白降解产物等的作用下，聚集于肺，黏附于肺泡毛细血管内皮，释放活性氧（reactive oxygen species，ROS）、蛋白酶和炎症介质等，损伤肺泡上皮细胞及毛细血管内皮细胞。血管内膜的损伤和中性粒细胞及肺组织释放的促凝物质，导致弥散性血管内凝血（disseminated intravascular coagulation，DIC），形成微血栓，后者通过阻断血流进一步引起肺损伤，通过形成纤维蛋白降解产物及释放 TXA_2 等血管活性物质进一步使肺血管通透性增高。

ALI 引起呼吸衰竭的机制是由于肺泡－毛细血管膜的损伤及炎症介质的作用使肺泡上皮和毛细血管内皮通透性增高，引起渗透性肺水肿，致肺弥散性功能障碍。肺泡 II 型上皮细胞损伤使表面活性物质生成减少，加上水肿液的稀释和肺泡过度通气消耗表面活性物质，使肺泡表面张力增高，肺的顺应性降低，形成肺不张。肺不张、肺水肿以及炎症介质引起的支气管痉挛均可引起肺泡通气量降低，导致肺内功能性分流增加；肺内 DIC 及炎症介质引起的肺血管收缩，可导致死腔样通气增加。肺弥散功能障碍、肺内功能性分流和死腔样通气增加均使 PaO_2 降低，导致 I 型呼吸衰竭。在上述机制中，肺泡通气 / 血流比例失调是 ARDS 患者呼吸衰竭的主要发病机制。患者由于 PaO_2 降低对血管化学感受器的刺激和肺充血、水肿对肺泡毛细血管旁肺牵张感受器（juxtacapillary receptor，简称 J- 感受器）的刺激，使呼吸运动加深加快，导致呼吸窘迫和 $PaCO_2$ 降低。故 ARDS 患者通常发生 I 型呼吸衰竭；极端严重患者，由于肺部病变广泛，肺总通气量减少，引起 $PaCO_2$ 升高，从而导致 ARDS 患者从 I 型呼吸衰竭加重为 II 型呼吸衰竭。

新冠病毒（SARS-CoV-2）感染亦可以诱发 ARDS，其引起的急性呼吸道传染病以发热、干咳、乏力为主要临床表现，且 SARS-CoV-2 主要通过飞沫、气溶胶或物品接触传播。多数患者仅表现为低热、轻微乏力，无肺炎表现，预后良好，部分重症患者可快速进展为 ARDS、脓毒症休克、难以纠正的代谢性酸中毒、凝血功能障碍及多器官功能衰竭等。

1. 单选题

（1）新冠病毒感染主要累及（　　　）

　　A. 心血管系统　　　　　B. 呼吸系统　　　　　C. 循环系统

　　D. 泌尿系统　　　　　　E. 消化系统

（2）新冠病毒的主要传播方式（　　　）

　　A. 血液传播　　　　　　B. 母婴传播　　　　　C. 飞沫传播

　　D. 粪便传播　　　　　　E. 性接触传播

（3）新冠病毒感染引起肺水肿的原因是（　　　）

　　A. 肺部毛细血管通透性增加　　　　　　B. 组织液胶体渗透压升高

　　C. 血浆胶体渗透压降低　　　　　　　　D. 淋巴回流受阻

　　E. 水钠潴留

2. 多选题

（1）新冠病毒感染的主要症状有（　　　）

　　A. 咳嗽　　　　　　　　B. 发热　　　　　　　C. 鼻塞、流涕

　　D. 腹泻　　　　　　　　E. 乏力

（2）重症新冠病毒感染可导致（　　　）

　　A. 急性呼吸窘迫综合征　　　　　　　　B. 脓毒症休克

　　C. 难以纠正的代谢性酸中毒　　　　　　D. 凝血功能障碍

　　E. 多器官功能衰竭

3. 问答题

（1）机体发生代谢性酸中毒时，呼吸运动有何变化？为什么？

（2）试述急性肺损伤引起呼吸衰竭的机制。

二、强化基础知识→训练学生逻辑思维的问题

1. 单选题

（1）开口于上鼻道的鼻旁窦是（　　　）

　　A. 上颌窦　　　　　　　B. 额窦　　　　　　　C. 筛窦的前、中群

　　D. 筛窦的后群　　　　　E. 蝶窦

（2）呼吸道中唯一完整的软骨环是（　　　）

　　A. 会厌软骨　　　　　　B. 环状软骨　　　　　C. 气管软骨

　　D. 甲状软骨　　　　　　E. 杓状软骨

（3）关于气管的描述不正确的是（　　　）

　　A. 气管异物多坠入右侧

　　B. 气管在胸骨角平面分为左、右主支气管

　　C. 气管位于食管前方

D. 气管由 14～17 个呈 C 形的气管软骨环构成

E. 气管软骨环为闭合的软骨环

（4）当动物的外周化学感受器完全切除后（　　　）

A. 动脉血氧分压降低 70%，不能使呼吸发生明显变化

B. 动脉血 CO_2 分压升高 10%，不能使呼吸发生明显变化

C. 肌肉运动时呼吸不会加强

D. 该动物对低氧环境的适应能力显著降低

E. 动脉血 H^+ 升高对呼吸的刺激作用增强

（5）关于肺的描述不正确的是（　　　）

A. 肺位于胸腔内，不超过胸腔上口

B. 右肺宽而短，左肺窄而长，气管异物多坠入右肺

C. 左肺有 2 叶，右肺有 3 叶

D. 胎儿的肺比重大于 1

E. 随着年龄增长，肺的颜色逐渐变深

（6）关于胸膜及胸膜腔的描述不正确的是（　　　）

A. 胸膜分为脏层胸膜和壁层胸膜　　　　　　B. 脏层胸膜被覆于肺脏表面

C. 肋膈隐窝是胸膜腔最低部位　　　　　　　D. 胸膜腔与外界不相通

E. 深吸气时，肺缘可伸入肋膈隐窝

（7）支气管哮喘发作时（　　　）

A. 小气道管径增加，阻力亦增加　　　　　　B. 小气道管径减小，阻力亦减小

C. 支气管平滑肌紧张性增加，吸气困难　　　D. 支气管平滑肌紧张性减小，呼气困难

E. 呼气比吸气更困难

（8）肺通气的原动力来自（　　　）

A. 肺内压和大气压之差　　　　　　　　　　B. 肺的舒缩运动

C. 肺的弹性回缩　　　　　　　　　　　　　D. 胸内负压的周期性变化

E. 呼吸肌的舒缩

（9）肺通气的直接动力来自（　　　）

A. 胸膜腔负压的周期性变化　　　　　　　　B. 肺的扩张和缩小

C. 肺内压和胸膜腔内压之间的压力差　　　　D. 肺内压和大气压之间的压力差

E. 胸廓节律性的扩大和缩小

（10）生理条件下，关于胸膜腔内压的特点，错误的是（　　　）

A. 胸膜腔负压来自肺的弹性回缩力

B. 胸膜腔内压低于大气压，即呈负压

C. 胸膜腔负压随呼吸运动周期性变化

D. 平静呼气和吸气末胸膜腔内压仍为负压

E. 关闭声门，用力呼气时，胸膜腔内压仍为负压

（11）下列关于组织顺应性的叙述，正确的是（　　　）

A. 弹性阻力小，顺应性大
B. 弹性阻力大，顺应性大
C. 与组织的弹性阻力呈正变关系
D. 容易扩张者，顺应性小
E. 肺顺应性与肺总量无关

（12）下列关于肺表面活性物质的叙述正确的是（　　　）

A. 由肺泡 Ⅰ 型细胞所分泌
B. 4 个月大的胎儿可合成和分泌表面活性物质
C. 使肺顺应性增加
D. 主要成分是二硬脂酰卵磷脂
E. 可增加肺泡表面张力

（13）肺顺应性增大可由（　　　）

A. 肺泡表面张力增加，弹性阻力下降所致
B. 肺泡表面张力增加，弹性阻力增加所致
C. 肺泡表面张力减小，弹性阻力增加所致
D. 肺泡表面张力减小，弹性阻力下降所致
E. 肺泡表面张力减小，弹性阻力不变所致

（14）肺表面活性物质减少时（　　　）

A. 肺泡表面张力增加，肺泡扩大
B. 肺泡表面张力降低，肺泡扩大
C. 肺泡表面张力降低，肺泡缩小
D. 肺泡表面张力增加，肺泡缩小
E. 肺泡表面张力增加，肺泡大小不变

（15）维持胸内负压的必要条件是（　　　）

A. 呼吸道内存在一定阻力
B. 胸膜腔的密闭性
C. 吸气肌收缩
D. 呼气肌收缩
E. 肺内压低于大气压

（16）在下列哪一时相中，肺内压等于大气压（　　　）

A. 呼气初和呼气末
B. 吸气初和呼气初
C. 吸气末和呼气初
D. 呼气末和吸气末
E. 呼气末和吸气初

（17）细胞与细胞外液之间的气体交换属于（　　　）

A. 外呼吸
B. 内呼吸
C. 肺通气
D. 气体在血液中的运输
E. 肺换气

（18）肺泡与周围毛细血管进行气体交换的动力是（　　　）

A. 呼吸运动
B. 肺泡膜的通透性
C. 血压
D. 气体的分压差
E. 肺泡膜的总面积

（19）血液氧解离曲线右移见于（　　　）

A. PCO_2 增高
B. PCO_2 降低
C. pH 值升高

D. 温度降低　　　　　　　　E. 2, 3- 二磷酸甘油酸减少

（20）下列哪种疾病不能通过吸入纯氧来改善缺氧状态（　　　）

　　A. 肺炎　　　　　　　　B. 先天性室间隔缺损　　C. 肿瘤引起的支气管阻塞

　　D. 在高海拔地区运动　　E. 左心衰竭肺水肿

（21）血液氧含量是指（　　　）

　　A. 血红蛋白能结合氧的最大量　　　　　　　B. 血红蛋白实际结合的氧量

　　C. 氧扩散的总量　　　D. 血浆中溶解的氧量　　E. 血浆和红细胞中溶解的氧量

（22）引起氧解离曲线左移的因素是（　　　）

　　A. 吸入 CO 浓度升高　　B. 血液 pH 值降低　　　C 贫血

　　D. PCO$_2$ 升高　　　　　E. 红细胞中 2, 3- 二磷酸甘油酸含量增加

（23）评价肺通气功能，下列哪个指标最好（　　　）

　　A. 时间肺活量　　　　　B. 潮气量　　　　　　　C. 深吸气量

　　D. 功能余气量　　　　　E. 肺活量

（24）肺总容量等于（　　　）

　　A. 余气量 + 肺活量　　　B. 功能余气量 + 肺活量　C. 功能余气量 + 潮气量

　　D. 肺活量 + 潮气量　　　E. 余气量 + 潮气量

（25）肺活量等于（　　　）

　　A. 潮气量 + 补吸气量　　　　　　　　　　　　B. 潮气量 + 补吸气量 + 补呼气量

　　C. 潮气量 + 补呼气量　　　　　　　　　　　　D. 潮气量 + 功能余气量

　　E. 余气量 + 补吸气量

（26）肺的有效通气量是指（　　　）

　　A. 肺活量　　　　　　　B. 肺通气量　　　　　　C. 时间肺活量

　　D. 肺泡通气量　　　　　E. 肺总量

（27）呼吸频率从每分钟 12 次增加到每分钟 24 次，潮气量从 500 mL 减少到 250 mL，则
（　　　）

　　A. 肺通气量减少　　　　B. 肺通气量增加　　　　C. 肺泡通气量不变

　　D. 肺泡通气量减少　　　E. 肺泡通气量增加

（28）肺泡气与血液之间的气体交换称为（　　　）

　　A. 肺换气　　　　　　　B. 肺通气　　　　　　　C. 内呼吸

　　D. 血液气体运输　　　　E. 组织换气

（29）关于肺通气阻力的描述，错误的是（　　　）

　　A. 肺通气阻力来自弹性和非弹性阻力

　　B. 弹性阻力来自肺组织和胸壁

　　C. 非弹性阻力主要来自呼吸道气流的摩擦

　　D. 同样压力下，弹性阻力大则表示顺应性亦大

　　E. 非弹性阻力包括惯性阻力、黏滞阻力和气道阻力

（30）每分肺通气量和每分肺泡通气量之差为（　　　）

A. 肺活量 × 呼吸频率　　　　　　　　B. 无效腔容量 × 呼吸频率

C. 潮气量 × 呼吸频率　　　　　　　　D. 功能余气量 × 呼吸频率

E. 余气量 × 呼吸频率

（31）呼吸道阻力增加时（　　　）

A. 肺活量和时间肺活量都不变

B. 肺活量和时间肺活量都必然增加

C. 肺活量和时间肺活量都必然减少

D. 肺活量必然减少，时间肺活量可能正常

E. 肺活量可能正常，时间肺活量必然减少

（32）如呼吸频率为每分钟 16 次，潮气量为 600 mL，无效腔为 150 mL，则（　　　）

A. 肺通气量为 5 000 mL/min　　　　　B. 肺通气量为 9 000 mL/min

C. 肺泡通气量为 7 200 mL/min　　　　D. 肺泡通气量为 9 600 mL/min

E. 肺通气量为 8 000 mL/min

（33）肺泡气与大气之间的气体交换称为（　　　）

A. 内呼吸　　　　　　B. 肺通气　　　　　　C. 肺换气

D. 血液气体运输　　　E. 组织换气

（34）体内二氧化碳分压最高的是（　　　）

A. 细胞内液　　　　　B. 静脉血　　　　　　C. 动脉血

D. 毛细血管血液　　　E. 组织液

（35）二氧化碳分压由高到低的顺序一般是（　　　）

A. 呼出气→组织细胞→静脉血→肺泡气

B. 呼出气→肺泡气→组织细胞→静脉血

C. 组织细胞→静脉血→肺泡气→呼出气

D. 肺泡气→静脉血→组织细胞→呼出气

E. 静脉血→呼出气→肺泡气→组织细胞

（36）二氧化碳解离曲线的特点是（　　　）

A. 血液 CO_2 含量与 PCO_2 几乎呈线性关系，有饱和点

B. 血液 CO_2 含量与 PCO_2 几乎呈线性关系，无饱和点

C. 血液 CO_2 含量与 PCO_2 无关

D. 血液 CO_2 含量与 PCO_2 呈 S 形关系，有饱和点

E. 血液 CO_2 含量与 PCO_2 呈 S 形关系，无饱和点

（37）CO_2 对呼吸运动的调节作用，主要通过刺激（　　　）

A. 脑桥呼吸调整中枢　　B. 颈动脉体和主动脉体化学感受器

C. 延髓化学感受器　　　D. 延髓呼气神经元

E. 颈动脉窦和主动脉弓感受器

（38）缺氧对呼吸的刺激主要是通过（　　　）

A. 颈动脉窦和主动脉弓感受器　　　　B. 刺激中枢的呼吸神经元

C. 刺激延髓化学感受器　　　　D. 刺激颈动脉体和主动脉体化学感受器

E. 刺激支气管平滑肌

（39）切断兔双侧迷走神经后，呼吸的改变是（　　　）

A. 呼吸幅度减小　　　B. 吸气相延长　　　C. 血液 PCO_2 暂时升高

D. 呼吸频率加快　　　E. 呼气相延长

（40） CO_2 在血液中的主要运输形式是（　　　）

A. 物理溶解　　　B. 形成氨基甲酸血红蛋白

C. 碳酸氢盐　　　D. 与水结合成碳酸　　　E. 形成氧合血红蛋白

（41）正常情况下，维持呼吸中枢兴奋性的最有效刺激是（　　　）

A. 一定程度的缺氧　　　B. pH 值升高　　　C. 一定浓度的 CO_2

D. 温度升高　　　E. 以上都不是

（42）血液中使呼吸运动加强的主要因素是（　　　）

A. PCO_2 升高　　　B. PO_2 降低　　　C. 乳酸增多

D. 非蛋白氮增多　　　E. 以上都不是

（43）肺弹性阻力的主要来源为（　　　）

A. 肺表面活性物质　　　　B. 肺泡表面张力产生的回缩力

C. 肺组织本身的弹性回缩力　　　　D. 胸廓的弹性成分产生的回缩力

E. 气道阻力

（44）肺换气中氧气扩散速率与之成反比关系的是（　　　）

A. 氧气分子量　　　B. 氧气溶解度　　　C. 呼吸膜的面积

D. 呼吸膜的厚度　　　E. 氧气在肺泡和毛细血管中的分压差

（45）有关二氧化碳在血液中运输的描述，错误的是（　　　）

A. 二氧化碳在血液中的运输以化学结合为主

B. 生成碳酸氢盐的反应迅速而可逆

C. 生成氨基甲酰血红蛋白的反应迅速而可逆

D. 生成氨基甲酰血红蛋白的反应无需酶的催化

E. 化学结合的形式主要是氨基甲酰血红蛋白

（46）通气 / 血流比值下降，相当于肺换气时（　　　）

A. 解剖性动 – 静脉短路　　B. 功能性动 – 静脉短路　　C. 通气过剩

D. 解剖无效腔增大　　　E. 肺泡无效腔增大

（47）呼吸运动节律形成的基本中枢位于（　　　）

A. 大脑皮质　　　B. 间脑　　　C. 脑桥

D. 延髓　　　E. 脊髓

（48）中枢化学感受器的适宜刺激（　　　）

A. 血液 pH 值

B. 血氧含量变化

C. 血液 CO_2 浓度变化

D. 引起的反应出现迅速

E. 脑脊液中 H^+ 浓度变化

（49）O_2 或 CO_2 在血液中运输的必经形式为（　　　）

A. 氧合血红蛋白　　　　B. 氨基甲酰血红蛋白　　C. 碳酸氢钾

D. 碳酸氢钠　　　　　　E. 物理溶解

（50）平静呼吸时呼吸运动的特点是（　　　）

A. 主动吸气，被动呼气　B. 主动吸气，主动呼气　C. 被动吸气，被动呼气

D. 被动吸气，主动呼气　　　　　　　　　　　　　　E. 以上都不对

（51）波尔效应是下列哪种因素对氧解离曲线的影响（　　　）

A. O_2 与血红蛋白的结合　B. pH 值和 PCO_2　　　C. CO

D. 温度　　　　　　　　E. 2，3-DPG

2. 多选题

（1）内呼吸包括（　　　）

A. 肺泡与肺毛细血管血液之间的气体交换

B. 组织细胞与毛细血管血液之间的气体交换

C. 细胞器之间的气体交换

D. 线粒体膜内外的气体交换

E. 细胞内的生物氧化过程

（2）外呼吸包括（　　　）

A. 外环境与血液在肺部实现的气体交换

B. 组织细胞与周围毛细血管之间的气体交换

C. 外界气体与呼吸道内气体之间的交换

D. 呼吸道与肺泡之间的气体交换

E. 组织液与血液之间的气体交换

（3）肺表面活性物质的作用有（　　　）

A. 维持大小肺泡的稳定性　　　　　　　B. 防止肺水肿

C. 降低吸气阻力　　　D. 降低呼气阻力　　　E. 保持肺的扩张

（4）胸膜腔负压的生理作用是（　　　）

A. 有利于静脉血和淋巴液的回流

B. 增加呼吸道阻力

C. 使肺叶保持扩张状态

D. 减少呼吸时胸膜腔容积的变化

E. 维持胸廓的形状

（5）影响肺换气的因素（　　　）

　　A. 通气 / 血流比值　　　　B. 呼吸膜的厚度　　　　C. 气体分压差

　　D. 温度　　　　　　　　　E. 呼吸膜的面积

3. 问答题

（1）试述胸膜腔负压形成的原理及其生理意义。

（2）何谓肺的顺应性？顺应性和弹性阻力的关系如何？

（3）试述肺表面活性物质的来源、主要成分、作用及其生理意义。

（4）何谓通气 / 血流比值？通气 / 血流比值正常、增大或减小各有何意义？

三、学科交叉融合→推动学生创新的问题

1. 单选题

（1）肺源性心脏病伴二氧化碳潴留的患者，常采用低流量持续给氧的方法，以防吸入大量纯氧导致呼吸暂停，其呼吸暂停的主要原因是（　　　）

　　A. 缺氧对中枢化学感受器的刺激作用消失

　　B. 缺氧对外周化学感受器的刺激作用消失

　　C. CO_2 对中枢化学感受器的刺激作用消失

　　D. CO_2 对外周化学感受器的刺激作用消失

　　E. H^+ 对外周化学感受器的刺激作用消失

（2）发绀是临床常见现象，造成发绀的原因是（　　　）

　　A. 严重贫血　　　　　　　　　　　　B. 静脉血去氧血红蛋白含量超过 5%

　　C. 动脉血去氧 Hb 含量超过 5%　　　　D. CO 中毒

　　E. 毛细血管血去氧 Hb 含量超过 5%

（3）下列肺容积在严重哮喘患者中降低最为显著的是（　　　）

　　A. 肺活量　　　　　　B. 用力肺活量　　　　C. 用力呼气量

　　D. 深吸气量　　　　　E. 补呼气量

（4）下列疾病中，能使通气 / 血流比值升高的是（　　　）

　　A. 肺水肿　　　　　　B. 肺纤维化　　　　C. 肺气肿

　　D. 哮喘发作　　　　　E. 肺血管阻塞

（5）肺源性心脏病患者，长期出现低氧血症和 CO_2 潴留，这时刺激呼吸的主要因素是（　　　）

　　A. 动脉血中 PO_2 的降低　　　　　　B. 动脉血中 PCO_2 的升高

　　C. 动脉血中 H^+ 升高　　　　　　　D. 动脉血中 HCO_3^- 增高

　　E. 动脉血中 HCO_3^- 的降低

（6）外伤造成一侧胸膜破裂形成气胸，此时伤侧胸膜腔内压（　　　）

　　A. 大于大气压　　　　B. 等于大气压　　　　C. 小于大气压

D. 等于跨肺压　　　　　　　E. 等于肺内压

（7）下列疾病中，可能使肺顺应性增加的是（　　　）

　　A. 肺不张　　　　　　　B. 肺纤维化　　　　　　C. 肺气肿

　　D. 哮喘发作　　　　　　E. 肺充血

（8）新生儿呼吸窘迫综合征发生的原因主要是（　　　）

　　A. 肺弹性阻力增加　　　B. 肺气道阻力增加　　　C. 肺泡表面张力降低

　　D. 肺表面活性物质缺乏　E. 肺顺应性增加

（9）下列呼吸形式效率较高的是（　　　）

　　A. 深而快　　　　　　　B. 浅而快　　　　　　　C. 浅而慢

　　D. 深而慢　　　　　　　E. 以上都不是

（10）正常人进入通风不良的矿井或高原发生缺氧的原因是（　　　）

　　A. 肺气体交换障碍　　　B. 吸入气体的 PO_2 降低　C. 血液携氧能力降低

　　D. 组织血流量减少　　　E. 循环血量减少

（11）呼吸功能不全所致缺氧的动脉血中最具特征性的变化为（　　　）

　　A. 动脉血氧含量降低　　B. 氧解离曲线右移　　　C. 血氧容量降低

　　D. 动脉血 PO_2 降低　　E. 动脉血氧饱和度降低

（12）一氧化碳中毒时的表现有（　　　）

　　A. 皮肤、黏膜发绀　　　　　　　　　　　B. 皮肤、黏膜呈苍白色

　　C. 皮肤、黏膜呈棕褐色　　　　　　　　　D. 皮肤、黏膜呈玫瑰红色

　　E. 皮肤、黏膜呈樱桃红色

（13）休克肺的主要发病环节为（　　　）

　　A. 急性肺不张　　　　　　B. 肺泡内透明膜形成

　　C. 急性肺淤血水肿　　　　D. 急性弥漫性肺泡－毛细血管膜损伤

　　E. 肺内弥散性血管内凝血形成

（14）左心功能不全致呼吸困难的主要机制为（　　　）

　　A. 低血压　　　　　　　　　　　　　　　B. 支气管平滑肌敏感性增高

　　C. 肺淤血、肺水肿　　　　　　　　　　　D. 心肌缺血缺氧

　　E. 体循环淤血、回心血量减少

（15）夜间阵发性呼吸困难的发生机制是（　　　）

　　A. 平卧时肺淤血减轻　　　　　　　　　　B. 平卧时回心血量增多

　　C. 平卧时水肿液不易入血　　　　　　　　D. 神经反射敏感性增高

　　E. 肺毛细血管压增高并且血管通透性增大

（16）肺水肿的主要发生机制为（　　　）

　　A. 平卧时肺淤血减轻　　　　　　　　　　B. 平卧时回心血量增多

　　C. 平卧时水肿液不易入血　　　　　　　　D. 神经反射敏感性增高

　　E. 肺毛细血管压增高并且血管通透性增大

（17）下列哪项是急性呼吸窘迫综合征所致肺水肿的机制（　　）

A. 肺动脉压升高　　　　　　　　　　B. 血浆胶体渗透压降低

C. 肺淋巴回流障碍　　　　　　　　　D. 肺毛细血管内流体静压增加

E. 肺泡 – 毛细血管膜损伤使通透性增加

（18）慢性Ⅱ型呼吸衰竭患者的给氧原则为（　　）

A. 持续高流量高浓度给氧　　　　　　B. 持续低浓度低流量给氧

C. 间歇性高浓度给氧　　　　　　　　D. 间歇性低浓度给氧

E. 呼气末正压给氧

（19）呼吸衰竭发病机制中的"功能性分流"即无效血流是指（　　）

A. 通气 / 血流比值＞ 0.84　　　　　　B. 通气 / 血流比值＝ 0.84

C. 通气 / 血流比值＜ 0.84　　　　　　D. 心力衰竭

E. 肺泡毛细血管血流减少

（20）慢性支气管炎所致的呼吸衰竭中，如存在代偿性通气增强过度，血气可能发生的改变为（　　）

A. PO_2 正常，PCO_2 ↑　　B. PO_2 正常，PCO_2 ↓　　C. PO_2 ↓，PCO_2 ↓

D. PO_2 ↓，PCO_2 正常　　E. PO_2 ↓，PCO_2 ↑

2. 多选题

（1）可出现阻塞性通气不足的情况有（　　）

A. 支气管平滑肌痉挛　　B. 气道内异物　　C. 支气管黏膜腺体分泌过多

D. 气道外肿瘤压迫　　E. 气道黏膜腺体分泌不足

（2）肺通气中无效腔指（　　）

A. 解剖无效腔　　　　B. 生理无效腔　　　　C. 胸廓无效腔

D. 肺泡无效腔　　　　E. 气管无效腔

（3）CO 中毒对 O_2 的运输危害极大，这是因为（　　）

A. CO 妨碍 O_2 与 Hb 的解离　　　　B. CO 与 Hb 的亲和力极高

C. CO 中毒时 PO_2 变化不明显　　　　D. CO 可明显抑制 CO_2 排出

E. CO 妨碍 O_2 与 Hb 的结合

（4）可通过刺激延髓腹外侧表面的化学敏感区而引起呼吸运动增强的因素是（　　）

A. 脑脊液中 H^+ 浓度升高　　　　　B. 脑脊液中 PO_2 降低

C. 血液 PCO_2 升高　　　　　　　　D. 脑脊液 pH 值降低

E. 血液中 H^+ 浓度升高

（5）严重肺气肿、肺心病患者不宜以吸入纯氧改善缺氧，这是因为（　　）

A. 低 O_2 可直接兴奋呼吸中枢

B. 此时中枢化学感受器对 CO_2 刺激的敏感性较低

C. 此时低 O_2 刺激外周化学感受器成为兴奋呼吸中枢的主要因素

D. 外周化学感受器对低 O_2 刺激适应慢　　E. 此时低 O_2 主要刺激中枢化学感受器

（6）Hb 氧解离曲线左移见于（　　　）

　　A. 通气过度　　　　　　B. 呼吸性酸中毒　　　C. 呼吸性碱中毒

　　D. 代谢性酸中毒　　　　E. 代谢性碱中毒

（7）红细胞内 2,3- 二磷酸甘油酸增高引起氧解离曲线右移的机制为（　　　）

　　A. 改变 Hb 的空间构型　　　　　　　　B. 稳定 Hb 的空间构型

　　C. 使红细胞的 pH 值降低　　　　　　　D. Hb 和 O_2 的亲和力降低

　　E. 使血浆的 H^+ 浓度升高

（8）休克肺的病理变化包括（　　　）

　　A. 肺不张　　　　　　　B. 肺血管内血栓形成　　C. 透明膜形成

　　D. 肺出血　　　　　　　E. 肺间质脱水

（9）呼吸性酸中毒的病因有（　　　）

　　A. 气道阻塞　　　　　　B. 肺泡弥散障碍　　　　C. 呼吸中枢及呼吸肌麻痹

　　D. 肺部疾病通气障碍　　E. 通风不良

（10）弥散性肺纤维化可导致（　　　）

　　A. 肺活量减少　　　　　　　　　　　　B. 时间肺活量（第 1 s 末）下降

　　C. 时间肺活量（第 1 s 末）增加　　　　D. 肺总量增加

　　E. 肺总量减少

（11）多系统器官功能衰竭时肺的病理组织学变化包括（　　　）

　　A. 肺毛细血管管腔缩小　　　　　　　　B. 肺泡上皮皱缩

　　C. 肺毛细血管内皮细胞黏附　　　　　　D. 中性粒细胞脱颗粒

　　E. 血管内皮细胞脱落

（12）下列关于多系统器官功能衰竭中肺衰竭的叙述，正确的有（　　　）

　　A. 主要临床表现为进行性 PO_2 降低和呼吸窘迫

　　B. 是最多见的受累器官

　　C. 左心衰引起肺水肿而导致呼吸衰竭

　　D. 主要因白细胞黏附活化而引起肺损伤

　　E. 主要肺内病变是肺水肿、出血、肺不张和透明膜形成

3. 问答题

（1）临床上常见支气管哮喘患者呼气比吸气更为困难，其机制是什么？

（2）机体缺 O_2、CO_2 增多、pH 值降低时分别对呼吸有何影响？为什么？

（3）试述呼吸衰竭患者常见的酸碱失衡及其产生机制。

（4）尿毒症时呼吸系统有何变化？试述其机制。

（5）试述肺在多器官功能障碍综合征发病过程中的重要作用。

四、举一反三→体现B to B的问题

1. 问答题

（1）在平原生活的居民初到高原地区时，呼吸运动有何变化？为什么？

（2）如何预防和抢救 CO 中毒？

2. 病案分析

患者，女，49 岁，反复发热 6 天，咳嗽、胸闷、气短 2 天入院。查新冠病毒核酸检测阳性，给予抗病毒、抗细菌等治疗后患者无明显改善，病情迅速发展，患者出现呼吸困难；查指末血氧饱和度低于 90%，血气分析 PO_2 为 40 mmHg；肺部 CT 提示双肺多发实变毛玻璃影；诊断为新冠病毒感染重型伴呼吸衰竭。遂予体外膜肺氧合（extracorporeal membrane oxygenation，ECMO）联合营养支持治疗，患者的呼吸衰竭、精神与营养状态均得到明显改善。

问题：

（1）患者为什么会出现胸闷、气短、呼吸困难的症状？

（2）请问临床监控呼吸状态的生理参数有哪些？有何意义？

（3）试分析使用 ECMO 治疗新冠病毒感染的机制？

参考答案

一、关注生命科学研究热点→聚焦学生感兴趣的问题

1. 单选题：（1）～（3）BCA

2. 多选题：（1）ABCDE （2）ABCDE

3. 问答题

（1）答：呼吸加深加快。在代谢性酸中毒时，由于酸性代谢产物在体内堆积，血液 H^+ 浓度升高，主要通过刺激外周化学感受器，使呼吸加深加快。由于 H^+ 不易通过血－脑屏障，H^+ 对中枢化学感受器的刺激作用比较小。通过加快排出 CO_2，缓冲血液 pH 值的变化，参与纠正代谢性酸中毒时 pH 值的降低。

（2）答：肺泡－毛细血管膜的损伤及炎症介质的作用使肺泡上皮和毛细血管内皮通透性↑，引起渗透性肺水肿，致肺弥散性功能障碍。肺泡Ⅱ型上皮细胞损伤使表面活性物质生成↓，加上水肿液的稀释和肺泡过度通气消耗表面活性物质，使肺泡表面张力↑，肺的顺应性↓，形成肺不张。肺不张、肺水肿以及炎症介质引起的支气管痉挛均可引起肺泡通气量↓，导致肺内功能性分流↑；肺内 DIC 及炎症介质引起的肺血管收缩，可导致死腔样通气↑。肺弥散功能障碍、肺内功能性分流↑和死腔样通气↑均使 PaO_2↓，导致Ⅰ型呼吸衰竭。极端严重者，由于肺部病变广泛，肺总通气量↓，可发生Ⅱ型呼吸衰竭。

二、强化基础知识→训练学生逻辑思维的问题

1. 单选题：（1）～（10）DBEDA EEEDE　　（11）～（20）ACDDB DBDAB

（21）～（30）BAAAB DDADB　　（31）～（40）ECBAC BADBC

（41）～（50）CABDE BDEEA　　（51）B

2. 多选题：（1）BE　（2）ACD　（3）ABCE　（4）ACE　（5）ABCDE

3. 问答题

（1）答：其原理为胸廓的自然容积大于肺的自然容积，由于两层胸膜紧贴在一起，肺被牵引而始终处于扩张状态。在肺的内向回位力和胸廓的外向回位力的作用下，胸膜腔内压便降低而低于大气压，即形成负压。其生理意义为扩张肺使肺能随胸廓的运动而张缩，并且有利于静脉血和淋巴液的回流。

（2）答：顺应性指弹性组织在外力作用下发生变形的难易程度。其与弹性阻力成反变关系。

（3）答：①来源为肺泡Ⅱ型上皮细胞。②主要成分为二棕榈酰卵磷脂和肺表面活性物质结合蛋白。③作用为降低肺泡表面张力，减少肺泡的回缩力。④生理意义为维持肺泡稳定，防止肺泡破裂或萎缩；减少肺间质和肺泡内组织液的产生，防止肺水肿；降低呼吸阻力，减少吸气做功，保持肺的扩张。

（4）答：通气 / 血流比值是指每分肺泡通气量（$\dot{V}_A$）和每分肺血流量（$\dot{Q}$）的比值，正常为 0.84。①$\dot{V}_A / \dot{Q}$ =0.84：高效的换气作用；②$\dot{V}_A / \dot{Q}$ >0.84：通气过剩，血流不足，肺无效腔增大；③$\dot{V}_A / \dot{Q}$ <0.84：通气不足，血流过多，功能性动－静脉短路。

三、学科交叉融合→推动学生创新的问题

1. 单选题：（1）～（10）BECEA BCDAB　　（11）～（20）DEDCB EEBCC

2. 多选题：（1）ABCD　（2）ABD　（3）ABCE　（4）ACD　（5）BCD

（6）ACE　（7）BCD　（8）ACDE　（9）ABCD　（10）ACE

（11）ABCD　（12）ABDE

3. 问答题

（1）答：支气管哮喘发作是气道平滑肌收缩所致。由于气道阻力与气管半径的四次方成反比，气道平滑肌收缩引起气道管径减小，导致气道阻力增大，出现呼吸困难。生理情况下，气道阻力随呼吸周期而变化：吸气时，因胸膜腔内压下降，呼吸道跨壁压增大、弹性成分对小气道的牵拉作用增强、交感神经兴奋等都使气道口径增大，阻力减小；呼气时发生相反的变化，气道口径变小，阻力增大。因此，在吸气过程中气道阻力的生理性降低可缓解支气管哮喘患者的吸气困难，而呼气过程中气道阻力的生理性增高可使支气管哮喘患者呼气困难，最终表现为呼气比吸气更为困难。

（2）答：都会引起呼吸加深加快。①缺 O_2 主要是通过颈动脉体和主动脉体化学感受性反射兴奋呼吸中枢，引起呼吸加深加快。缺 O_2 对呼吸中枢的直接作用是抑制作用，故轻中度缺 O_2 兴奋呼吸中枢，严重缺 O_2 则抑制呼吸中枢。② CO_2 浓度升高（一般在吸入

气体中 CO_2 浓度在 7% 以上时），呼吸加深加快同 CO_2 浓度呈正变关系。该作用主要是通过中枢化学感受器兴奋呼吸中枢引起呼吸加深加快；其次则是通过颈动脉体和主动脉体反射性地引起呼吸加深加快。CO_2 浓度过高则引起呼吸中枢抑制。③血液中 H^+ 增高，主要是通过外周化学感受器颈动脉体和主动脉体引起呼吸加深加快，另外也可通过中枢化学感受器兴奋呼吸中枢引起呼吸加深加快，但该作用较弱。

（3）答：①呼吸性酸中毒。因为Ⅱ型呼吸衰竭时存在 CO_2 潴留。②代谢性酸中毒。呼吸衰竭时的缺氧使无氧代谢增强，乳酸产生增多；肾功能降低，酸性物质排出减少。③呼吸性碱中毒。因为Ⅰ型呼吸衰竭有过度通气存在，CO_2 排出过多。④代谢性碱中毒。由人工呼吸机使用不当或使和排钾利尿药导致。⑤混合性酸碱失衡。这种情况一般为呼吸性酸中毒合并代谢性酸中毒。

（4）答：一般来说，酸中毒使呼吸加深加快，严重者可出现深而慢的 Kussmaul 呼吸；患者呼出气有氨味，这是因为尿素经唾液酶分解成了氨。严重患者可出现：①肺水肿。因为它与水钠潴留、心力衰竭、低蛋白血症、毒性物质使肺毛细血管通透性增高有关。②纤维蛋白性胸膜炎。它与毒素刺激导致胸膜通透性增加、低蛋白血症和容量负荷增加引发胸腔积液、凝血机制障碍、增加胸腔出血风险及免疫功能减退等有关。③肺钙化。甲状旁腺激素增多促使磷酸钙在肺内沉积而导致肺钙化。

（5）答：肺是全身静脉血液回流的主要过滤器，也是重要的代谢器官，全身组织中引流出的许多代谢产物在这里被吞噬、灭活和转换，因此极易受累。它一旦发生衰竭，则导致患者肺血管阻力增加、右心负荷加大而引起右心衰竭，还会引起动脉血 PaO_2 急剧降低、酸碱平衡紊乱、全身组织细胞发生缺氧和酸中毒，从而导致多系统器官功能衰竭。如果致病因素首先使肝脏受损，则肝清除毒性物质的能力降低，来自肠道的细菌、毒性物质和微聚物可大量滞留在肺，导致急性呼吸窘迫综合征的发生。肺的清除功能受损，细菌和微聚物又可经体循环到达全身，造成其他系统和器官的衰竭。

四、举一反三→体现 B to B 的问题

1. 问答题

（1）答：可能会出现呼吸加深加快的变化。因高海拔地区气压下降，PaO_2 降低，将导致肺泡和动脉血 PaO_2 降低，进而刺激外周化学感受器而引起呼吸加深加快。呼吸加深加快又引起 CO_2 排出过多，将导致动脉血 $PaCO_2$ 降低而减轻缺氧对呼吸的刺激作用。

（2）答：发生 CO 中毒，应立即脱离中毒环境；吸入新鲜空气或纯氧，以利于 O_2 和 CO 争夺 Hb 结合位点，加速 HbCO 解离出 CO，增加 CO 的排出，并提高血氧饱和度，改善机体缺氧状况。对于严重 CO 中毒的患者，可采用高压氧舱治疗，以增加血液中溶解的 O_2，提高动脉血 PaO_2，促进毛细血管血液内的 O_2 向组织扩散，从而迅速纠正组织缺氧。

2. 病案分析

分析：（1）新冠病毒感染后，肺脏出现弥漫性的肺泡损伤和渗出性肺泡炎，肺毛细血管通透性增加，肺泡及肺间质水肿，导致肺泡与肺毛细血管气体交换障碍，通气/血流比例失调，无效通气增加，肺泡通气量下降，血氧饱和度明显下降，引起顽固性低氧血

症；新冠病毒感染也可以侵犯心脏和血管，出现心肌细胞变性坏死、充血水肿，表现出心肌缺血症状，因此患者会出现胸闷、气短、呼吸困难的症状。

（2）①血氧饱和度（指套式）：在不吸氧的情况下，患者的血氧饱和度低于92%时，则需要及时对患者进行动脉血气分析。②动脉血气分析：是指对动脉血不同类型的气体和酸碱物质进行分析的过程，临床上常用于判断机体是否存在呼吸衰竭和酸碱平衡失调。采血部位常取肱动脉、股动脉、前臂桡动脉等处的动脉血，能真实地反映体内的氧化代谢和酸碱平衡状态，包括动脉血 PaO_2、动脉血 $PaCO_2$ 和 pH 值等。正常成年人 PaO_2 正常值为 $80 \sim 100$ mmHg，低于 60 mmHg 即表示有呼吸衰竭。$PaCO_2$ 正常值为 $35 \sim 45$ mmHg，< 35 mmHg 为通气过度，> 45 mmHg 为通气不足，是判断各型酸、碱中毒的主要指标。pH 值是血液酸碱度的指标，受呼吸和机体代谢因素的双重影响，正常动脉血 pH 值为 $7.35 \sim 7.45$，平均值为 7.40，pH 值 < 7.35 为酸血症，pH 值 > 7.45 为碱血症。但 pH 值正常并不能完全排除酸碱失衡的情况，如代偿性酸中毒或碱中毒时 pH 值仍在 $7.35 \sim 7.45$ 范围内。③机械通气：如果患者有通气障碍或出现呼吸衰竭，可以通过吸氧或通过呼吸机给予机械通气，需密切关注呼吸机参数，包括呼吸频率、潮气量、吸呼比、通气模式、气道峰压、平均气道压、平台压、呼气末正压、流速、压力、呼气末 CO_2 分压、气道阻力、肺顺应性等。

（3）ECMO 也可以被称为人工心肺机，核心部分是膜肺（人工肺）和血泵（人工心脏），通常用于治疗严重的心肺疾病导致的心肺功能障碍，为危重症的抢救赢得宝贵的时间，常在给患者吸入纯氧而血氧饱和度仍 $\leqslant 90\%$ 的情况下使用。将患者的静脉血引入体外人工心肺机，在体外进行氧合，排出 CO_2，使其血氧饱和度 $> 95\%$，再将氧合后的血液通过人工心肺机重新泵入患者的血液循环，以维持机体正常的血液循环功能。

第八章

消化系统的结构与功能

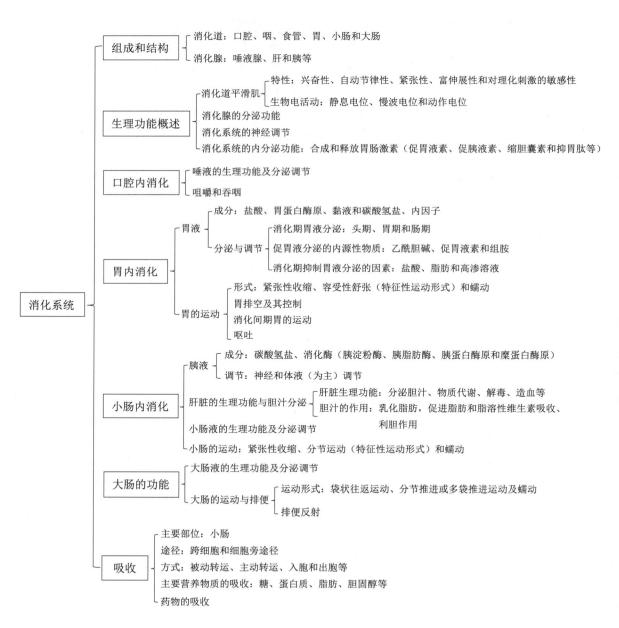

消化系统

组成和结构
- 消化道：口腔、咽、食管、胃、小肠和大肠
- 消化腺：唾液腺、肝和胰等

生理功能概述
- 消化道平滑肌
  - 特性：兴奋性、自动节律性、紧张性、富伸展性和对理化刺激的敏感性
  - 生物电活动：静息电位、慢波电位和动作电位
- 消化腺的分泌功能
- 消化系统的神经调节
- 消化系统的内分泌功能：合成和释放胃肠激素（促胃液素、促胰液素、缩胆囊素和抑胃肽等）

口腔内消化
- 唾液的生理功能及分泌调节
- 咀嚼和吞咽

胃内消化
- 胃液
  - 成分：盐酸、胃蛋白酶原、黏液和碳酸氢盐、内因子
  - 分泌与调节
    - 消化期胃液分泌：头期、胃期和肠期
    - 促胃液素分泌的内源性物质：乙酰胆碱、促胃液素和组胺
    - 消化期抑制胃液分泌的因素：盐酸、脂肪和高渗溶液
- 胃的运动
  - 形式：紧张性收缩、容受性舒张（特征性运动形式）和蠕动
  - 胃排空及其控制
  - 消化间期胃的运动
  - 呕吐

小肠内消化
- 胰液
  - 成分：碳酸氢盐、消化酶（胰淀粉酶、胰脂肪酶、胰蛋白酶原和糜蛋白酶原）
  - 调节：神经和体液（为主）调节
- 肝脏的生理功能与胆汁分泌
  - 肝脏生理功能：分泌胆汁、物质代谢、解毒、造血等
  - 胆汁的作用：乳化脂肪，促进脂肪和脂溶性维生素吸收、利胆作用
- 小肠液的生理功能及分泌调节
- 小肠的运动：紧张性收缩、分节运动（特征性运动形式）和蠕动

大肠的功能
- 大肠液的生理功能及分泌调节
- 大肠的运动与排便
  - 运动形式：袋状往返运动、分节推进或多袋推进运动及蠕动
  - 排便反射

吸收
- 主要部位：小肠
- 途径：跨细胞和细胞旁途径
- 方式：被动转运、主动转运、入胞和出胞等
- 主要营养物质的吸收：糖、蛋白质、脂肪、胆固醇等
- 药物的吸收

一、关注生命科学研究热点→聚焦学生感兴趣的问题

肠道菌群

人体肠道菌群是存在于我们胃肠道中的一个十分多样而复杂的微生物群落，由古细菌、细菌、真菌、病毒等组成，是地球上非常复杂的生态系统之一。据估计，在我们的整个胃肠道中有 100 万亿个微生物，包含了近千种不同的物种，它们的数量比人类自身细胞的数量还要多。人体肠道的正常微生物，如双歧杆菌、乳酸杆菌等能合成多种人体生长发育必需的维生素，如 B 族维生素（维生素 B_1、维生素 B_2、维生素 B_6、维生素 B_{12}）、维生素 K、烟酸、泛酸等，还能利用蛋白质残渣合成必需氨基酸，如苯丙氨酸、缬氨酸和苏氨酸等，并参与糖类和蛋白质的代谢，同时还能促进铁、镁、锌等矿物元素的吸收。这些营养物质对人类的健康有着重要作用，一旦缺少会引起多种疾病。

健康的肠道菌群表现为具有多样性以及在生理压力下抵抗变化的能力。肠道菌群具有多种代谢和生理功能，包括：通过营养提取和发酵难消化的食物成分来获取能量；合成关键物质（如维生素 B_{12} 和维生素 K）、神经递质（如 5- 羟色胺）；维持肠道屏障；维持免疫功能，比如预防感染，降低自身免疫性疾病的发生风险。还能够帮助我们消化食物、保持肠壁的完整性、"赶走"有害细菌，以及"训练"我们的免疫系统区分"朋友"和"敌人"。它们能将糖转化为给肠道细胞提供能量的短链脂肪酸，还能合成许多酶、维生素和激素。如果没有这些基本的肠道微生物，食物就不能被正确地分解，食物组分也不能被完全吸收，也就意味着即使吃的是超级健康的食物，如果没有足够健康的肠道细菌，可能也无法吸收食物中的维生素和营养物质。

影响肠道菌群的因素主要来自 4 个方面：人体自身的因素（肠道的酸碱性、胆汁及消化酶的分泌、肠道的蠕动、肠道黏液的分泌、肠道表皮的脱离等）及人所处的环境因素（是否处在有压力的环境中等）；人体摄入的饮食（可消化的食物与不可消化的纤维、药物等）；细菌自身因素（细菌的黏附能力、繁殖能力、营养需求量、抗消化酶能力等）；细菌之间的相互作用（营养竞争、相互抑制作用、协同作用等）。生理状态下，肠道菌群处于平衡状态（大肠内的益生菌数量是有害菌的 1 千倍到 1 万倍），致病菌或者机会致病菌以很少的数量存在，它们产生的有毒代谢物不足以对宿主的健康产生危害。但当上述 4 个因素急剧变化，肠道内有益菌数量大量减少，有害菌数量疯狂增长，肠道菌群平衡被打破，即肠道菌群失调，就会导致代谢异常和炎症反应，与高血压、糖尿病、炎症性肠病、自身免疫病等疾病状态密切相关。

1. 单选题

（1）肠道内的有益菌可以（　　　）

A. 加速老化，缩短寿命　　　　　　　B. 妨碍维生素及其他营养物质吸收

C. 中和肠内毒素，促进废物排出　　　D. 加速细胞坏死

E. 产生毒素

（2）肠道内的病原菌可以（　　　）

A. 产生有益物质，促进营养物质分解吸收

B. 产生毒素并累积，导致黑斑、皮肤粗糙、过敏性皮炎

C. 延缓衰老，增加寿命

D. 加速肠道内新陈代谢

E. 中和肠内毒素，促进废物排出

（3）下列关于肠道菌群的叙述错误的是（　　　）

A. 长期服用抗生素有利于杀死肠道中的致病菌群，有益于肠道的健康

B. 肠道菌群在宿主的免疫防御、消化代谢、细胞增殖中起到重要作用

C. 肠道菌群不平衡可能会增加糖尿病患病风险

D. 人类的肠道菌群常被很多学者描述为人类的另一个"超级器官"

E. 肠道菌群受食物的影响

（4）大肠内的细菌能合成（　　　）

A. 维生素 K 和 B 族维生素复合物　　　　B. 维生素 A 和维生素 D

C. 维生素 C 和维生素 E　　　　D. 硫辛酸和维生素 B_{12}

E. 泛酸和烟酰胺

（5）下列哪种物质是尿素在肠道细菌作用下产生的（　　　）

A. 5-羟色胺　　　B. 苯乙胺　　　C. 氨

D. 短链脂肪酸　　　E. 酪胺

2. 多选题

（1）肠道菌群对宿主发挥的生理功能有（　　　）

A. 防御与增强肠道屏障功能

B. 参与营养物质吸收及代谢

C. 促进免疫系统发育成熟，并参与免疫应答调节

D. 降低食欲，有助于减肥

E. 产生毒素并累积，导致各种疾病的发生

（2）肠道的正常菌群包括（　　　）

A. 大肠埃希菌　　　B. 葡萄球菌　　　C. 乳酸杆菌

D. 小肠结肠炎耶尔森菌　　　E. 铜绿假单胞菌

（3）肠道菌群平衡被打破，人体就会出现（　　　）

A. 贫血　　　B. 腹泻　　　C. 便秘

D. 消化不良　　　E. 眩晕

（4）肠道菌群失调与哪些疾病状态密切相关（　　　）

A. 高血压　　　B. 糖尿病　　　C. 炎症性肠病

D. 自身免疫病　　　E. 肠易激综合征

3. 问答题

（1）肠道菌群有什么功能？

（2）什么是肠道菌群失调？造成肠道菌群失调的可能因素有哪些？

二、强化基础知识→训练学生逻辑思维的问题

1. 单选题

（1）上消化道是指（　　　）

　　A. 从口腔到食管的一段消化道　　　　　　B. 从口腔到胃的一段消化道

　　C. 从口腔到十二指肠的一段消化道　　　　D. 从口腔到贲门的一段消化道

　　E. 从口腔到空肠的一段消化道

（2）消化道最不敏感的刺激是（　　　）

　　A. 化学刺激　　　　　B. 温度刺激　　　　　C. 牵拉刺激

　　D. 电刺激　　　　　　E. 温度和牵拉刺激

（3）食管黏膜上皮的类型是（　　　）

　　A. 单层扁平上皮　　　B. 复层扁平上皮　　　C. 单层立方上皮

　　D. 复层柱状上皮　　　E. 单层柱状上皮

（4）去除胃肠神经支配后，消化道平滑肌的慢波（　　　）

　　A. 立即消失　　　　　B. 显著升高　　　　　C. 立即减弱

　　D. 先减弱后消失　　　E. 依然存在

（5）胃黏膜上皮的类型是（　　　）

　　A. 单层扁平上皮　　　B. 复层扁平上皮　　　C. 单层立方上皮

　　D. 单层柱状上皮　　　E. 复层柱状上皮

（6）消化道平滑肌的慢波与平滑肌收缩的关系是（　　　）

　　A. 慢波可直接引起平滑肌收缩

　　B. 只要平滑肌受到刺激，慢波便可引起肌肉收缩

　　C. 慢波可直接引起平滑肌发生动作电位，再引起肌肉收缩

　　D. 只要平滑肌受到刺激，慢波基础上出现动作电位时，才能引起肌肉收缩

　　E. 平滑肌收缩的强度与慢波的大小相一致

（7）胃肠平滑肌的节律性收缩频率主要决定于（　　　）

　　A. 动作电位的频率　　B. 慢波的频率　　　　C. 慢波的幅度

　　D. 平滑肌本身的节律　E. 动作电位的幅度

（8）胃肠平滑肌动作电位产生的主要离子基础是（　　　）

　　A. Ca^{2+} 内流　　　　B. Na^+ 内流　　　　C. Na^+ 与 K^+ 内流

　　D. Cl^- 外流　　　　　E. K^+ 内流

（9）副交感神经兴奋可使下列哪种肌肉收缩增强（　　　）

　　A. 胆道口括约肌　　　　　B. 胃肠平滑肌　　　　　C. 肛门内括约肌

　　D. 肛门外括约肌　　　　　E. 回盲括约肌

（10）胃肠壁的内在神经丛对胃肠活动具有（　　　）

　　A. 感觉调节作用　　　　　B. 兴奋调节作用　　　　　C. 局部调节作用

　　D. 抑制调节作用　　　　　E. 无任何影响

（11）食团进入胃内，唾液淀粉酶对淀粉的消化作用（　　　）

　　A. 立即中止

　　B. 持续几分钟

　　C. 继续发挥，直至胃酸浸入食团至 pH 值为 4.5 才中止

　　D. 继续发挥，直至胃酸浸入食团至 pH 值为 6.0 才中止

　　E. 持续 1 ～ 2 h

（12）胃的容受性舒张是通过下列哪一途径实现的（　　　）

　　A. 交感神经　　　　　　　B. 迷走神经　　　　　　　C. 抑胃肽

　　D. 壁内神经丛　　　　　　E. 胃泌素

（13）肠胃反射可以（　　　）

　　A. 只影响胃酸分泌，不影响胃排空　　　　　B. 促进胃的排空，抑制胃酸分泌

　　C. 抑制胃的排空，促进胃酸分泌　　　　　　D. 促进胃的排空，促进胃酸分泌

　　E. 抑制胃的排空，抑制胃酸分泌

（14）消化腺细胞分泌消化液的形式是（　　　）

　　A. 易化扩散　　　　　　　B. 主动转运　　　　　　　C. 被动转运

　　D. 单纯扩散　　　　　　　E. 出胞作用

（15）十二指肠溃疡及穿孔好发于（　　　）

　　A. 十二指肠乳头　　　　　B. 十二指肠球部　　　　　C. 十二指肠升部

　　D. 十二指肠水平部　　　　E. 十二指肠降部

（16）消化道平滑肌的基本电节律起源于（　　　）

　　A. 浆膜层　　　　　　　　B. 黏膜层　　　　　　　　C. 斜形肌层

　　D. 环形肌层　　　　　　　E. 间质卡哈尔细胞

（17）消化道平滑肌的紧张性和自动节律性主要依赖于（　　　）

　　A. 壁内神经丛的作用　　　B. 交感神经的支配　　　　C. 平滑肌本身的特性

　　D. 副交感神经的支配　　　E. 食物消化产物的刺激作用

（18）进出不经过肝门的结构是（　　　）

　　A. 肝固有动脉　　　　　　B. 肝静脉　　　　　　　　C. 肝门静脉

　　D. 神经和淋巴管　　　　　E. 中央静脉

（19）刺激支配唾液腺的副交感神经可引起唾液腺分泌（　　　）

　　A. 大量稀薄唾液　　　　　B. 少量黏稠唾液　　　　　C. 大量黏稠唾液

D. 少量稀薄唾液　　　　　E. 以上都不是

（20）消化作用最强的消化液是（　　　）

　A. 胆汁　　　　　　　B. 唾液　　　　　　　C. 小肠液

　D. 胰液　　　　　　　E. 胃液

（21）胃期胃液分泌，通过下述哪条途径完成（　　　）

　A. 内在神经丛　　　　B. 迷走神经　　　　　C. 促胃液素

　D. A 和 B 选项　　　　E. A、B 和 C 选项

（22）引起胃酸分泌的内源性物质是（　　　）

　A. 盐酸　　　　　　　B. 高渗溶液　　　　　C. 乙酰胆碱

　D. 促胰液素　　　　　E. 肠抑胃肽

（23）分泌内因子的细胞是（　　　）

　A. 主细胞　　　　　　B. 黏液细胞　　　　　C. 壁细胞

　D. G 细胞　　　　　　E. 胃上皮细胞

（24）分泌胃泌素的细胞是（　　　）

　A. G 细胞　　　　　　B. 主细胞　　　　　　C. 壁细胞

　D. S 细胞　　　　　　E. I 细胞

（25）胃黏膜长期处于强酸和胃蛋白酶的环境中，却不会被消化，这是由于存在自我
保护机制。这个机制主要是（　　　）

　A. 黏液细胞保护屏障　　B. 黏液屏障　　　　　C. 黏液凝胶层保护屏障

　D. 碳酸氢盐屏障　　　　E. 黏液 – 碳酸氢盐屏障

（26）以下物质的胃排空速度由快至慢的顺序为（　　　）

　A. 蛋白质 > 脂肪 > 糖类　　　　　　　　B. 糖类 > 蛋白质 > 脂肪

　C. 脂肪 > 蛋白质 > 糖类　　　　　　　　D. 糖类 > 脂肪 > 蛋白质

　E. 蛋白质 > 糖类 > 脂肪

（27）胆汁中有利胆作用的成分是（　　　）

　A. 胆固醇　　　　　　B. 胆色素　　　　　　C. 磷脂酰胆碱

　D. 脂肪酸　　　　　　E. 胆盐

（28）无抑制胃酸分泌作用的是（　　　）

　A. H^+–K^+–ATP 酶（质子泵）抑制剂　　　B. M 受体拮抗剂

　C. H_2 受体拮抗剂　　　　　　　　　　　D. 胃泌素受体拮抗剂

　E. 胃节段的交感神经切断术

（29）激活糜蛋白酶原的物质是（　　　）

　A. 盐酸　　　　　　　B. 胰蛋白酶　　　　　C. 组织液

　D. 肠激酶　　　　　　E. 糜蛋白酶

（30）胃大部切除的患者往往有贫血的症状，主要原因可能是（　　　）

　A. 胃蛋白酶减少　　　B. 胃酸减少　　　　　C. 胃吸收减少

D. 内因子减少　　　　　　E. 胃黏液减少

（31）食物进入消化道后，在下列哪一部分停留时间最长（　　　）

A. 胃　　　　　　　B. 食管　　　　　　C. 结肠

D. 小肠　　　　　　E. 直肠

（32）不能在人类消化道内消化的糖类为（　　　）

A. 寡糖　　　　　　B. 果胶　　　　　　C. 糊精

D. 纤维素　　　　　E. 糖原

（33）小肠黏膜对葡萄糖的吸收直接依赖于（　　　）

A. 肠壁与肠道中葡萄糖的浓度差　　　　B. 肠腔中 K^+ 的浓度

C. 肠腔中 Na^+ 的浓度　　　　　　　　D. 血浆中胰高血糖素的浓度

E. 血浆中胰岛素的浓度

（34）胃特有的运动形式是（　　　）

A. 蠕动　　　　　　B. 容受性舒张　　　C. 分节运动

D. 紧张性收缩　　　E. 集团蠕动

（35）小肠特有的运动形式是（　　　）

A. 蠕动　　　　　　B. 容受性舒张　　　C. 分节运动

D. 紧张性收缩　　　E. 集团蠕动

（36）吸收胆盐和维生素 B_{12} 的部位是（　　　）

A. 空肠　　　　　　B. 十二指肠　　　　C. 结肠上端

D. 直肠　　　　　　E. 回肠

（37）氨基酸和葡萄糖在小肠的吸收机制是（　　　）

A. 入胞作用　　　　B. 渗透和滤过　　　C. 原发性主动转运

D. 继发性主动转运　E. 易化扩散

（38）促进缩胆囊素分泌作用最强的是（　　　）

A. 脂肪酸　　　　　B 蛋白分解产物　　　C. 葡萄糖

D. HCl　　　　　　E. NaCl

（39）唾液分泌的调节是（　　　）

A. 神经调节　　　　B. 体液调节　　　　C. 自身调节

D. 神经 – 体液调节　E. 以上都不是

（40）促进促胰液素分泌作用最强的是（　　　）

A. 脂肪酸　　　　　B 蛋白分解产物　　　C. 葡萄糖

D. HCl　　　　　　E. NaCl

2. 多选题

（1）与消化道平滑肌静息膜电位形成有关的是（　　　）

A. Na^+　　　　　　B. Cl^-　　　　　　C. Ca^{2+}

D. K^+　　　　　　E. 生电性钠泵

（2）与胃肠壁内在神经丛发生突触联系的外来神经纤维是（　　　）

　　A. 迷走传出纤维　　　　B. 迷走传入纤维　　　　C. 交感传出纤维

　　D. 交感传入纤维　　　　E. 运动传出纤维

（3）促胃液素分布于消化道的（　　　）

　　A. 胃窦　　　　　　　　B. 空肠　　　　　　　　C. 胰

　　D. 十二指肠　　　　　　E. 回肠

（4）促胰液素主要分布于消化道的（　　　）

　　A. 胃窦　　　　　　　　B. 空肠　　　　　　　　C. 胰

　　D. 十二指肠　　　　　　E. 食管

（5）唾液中含有的酶有（　　　）

　　A. 淀粉酶　　　　　　　B. 糜蛋白酶　　　　　　C. 溶菌酶

　　D. 肠激酶　　　　　　　E. 蛋白水解酶

（6）唾液的生理作用有（　　　）

　　A. 清除口腔中的残余食物

　　B. 含唾液淀粉酶，可使淀粉分解为麦芽糖

　　C. 湿润与溶解食物，使食物易于吞咽，并引起味觉

　　D. 初步消化蛋白质

　　E. 冲淡、中和、消除进入口腔的有害物质

（7）关于胃排空速度，以下哪些描述正确（　　　）

　　A. 糖类的排空速度较蛋白质快

　　B. 混合性食物从胃完全排空通常需要 10 ～ 12 h

　　C. 等渗液体比非等渗液体快

　　D. 流体食物较固体食物快

　　E. 蛋白质的排空速度快于脂肪

（8）大肠运动的形式主要为（　　　）

　　A. 紧张性收缩　　　　　B. 容受性舒张　　　　　C. 蠕动

　　D. 分节运动　　　　　　E. 袋状往返运动

3. 问答题

（1）正常情况下，胃液为强酸性液体，为何没有把胃灼烧坏？

（2）胃液是不是在食物进入胃时才开始分泌？

（3）试述胃液的成分及生理作用。

（4）小肠为什么是最重要的吸收部位？

三、学科交叉融合→推动学生创新的问题

1. 单选题

（1）奥美拉唑肠溶胶囊通过作用哪个细胞抑制分泌盐酸（　　）

　　A. 主细胞　　　　　　　B. 壁细胞　　　　　　　C. 黏液细胞

　　D. 胃幽门黏膜 G 细胞　　E. 以上都不是

（2）切断支配小肠的迷走神经，可以导致小肠（　　）

　　A. 紧张性和蠕动不受影响　　　　　　　　B. 紧张性和蠕动减弱

　　C. 紧张性和蠕动消失　　　　　　　　　　D. 紧张性减弱，蠕动消失

　　E. 紧张性消失，蠕动减弱

（3）肝脏疾病患者容易出现贫血的症状，主要是与肝脏的哪项功能有关（　　）

　　A. 蛋白质合成与分解　　B. 解毒功能　　　　　C. 激素代谢

　　D. 防御和免疫功能　　　E. 再生功能

（4）急性菌痢患者出现的"里急后重"现象主要是哪段消化道受炎症刺激引起的（　　）

　　A. 胃　　　　　　　　　B. 乙状结肠　　　　　C. 横结肠

　　D. 降结肠　　　　　　　E. 直肠

（5）引起血氨浓度升高的最主要原因是（　　）

　　A. 脑细胞供能不足　　　B. 肾衰竭　　　　　　C. 肝功能严重受损

　　D. 肠道氨吸收增加　　　E. 蛋白质摄入不足

（6）药物在体内的生物转化指（　　）

　　A. 药物的吸收　　　　　B. 药物的消除　　　　C. 药物的活化

　　D. 药物的灭活　　　　　E. 药物化学结构的变化

（7）药物代谢的主要部位是（　　）

　　A. 小肠　　　　　　　　B. 大肠　　　　　　　C. 胃

　　D. 肝脏　　　　　　　　E. 肾脏

（8）体内哪一过程与药物剂型密切相关（　　）

　　A. 吸收　　　　　　　　B. 代谢　　　　　　　C. 清除

　　D. 分布　　　　　　　　E. 排泄

（9）患者做消化道手术后禁食一周，仅静脉输入葡萄糖盐水，该患者最容易发生何种电解质紊乱（　　）

　　A. 低血钙　　　　　　　B. 低血镁　　　　　　C. 低血磷

　　D. 低血钾　　　　　　　E. 低血钠

（10）某溃疡病并发幽门梗阻患者，因反复呕吐入院，血气分析结果如下：pH 值为 7.49，PCO_2 为 26.4 kPa（48 mmHg），HCO_3^- 为 36 mmol/L，该患者存在何种酸碱失衡（　　）

　　A. 呼吸性碱中毒　　　　B. 呼吸性酸中毒　　　C. 代谢性碱中毒

D. 代谢性酸中毒　　　　E. 以上都不是

（11）应激引起消化系统的改变有（　　　）

A. 胃酸分泌增加　　　　B. 胃黏液蛋白分泌增加　　C. 平滑肌麻痹

D. 胃肠血管舒张，血流量增加　　　　E. 胃黏膜糜烂、溃疡、出血

（12）形成应激性溃疡最基本的条件是（　　　）

A. 胃黏膜缺血　　　　　B. 碱中毒　　　　　　　C. 酸中毒

D. 胆汁反流　　　　　　E. 胃腔内 H^+ 向黏膜内的反向弥散

（13）下列与急性胰腺炎诱发弥散性血管内凝血的机制有关的是（　　　）

A. 红细胞大量破坏　　　B. 白细胞大量破坏　　　C. 大量组织凝血酶入血

D. 大量胰蛋白酶入血　　E. 血管内皮细胞广泛损伤

（14）给予肠道抗生素治疗肝性脑病是为了（　　　）

A. 防治腹水感染　　　　B. 防治胃肠道感染　　　C. 防治肝胆系统感染

D. 抑制肠道对氨的吸收　　E. 抑制肠道细菌，减少氨的产生和吸收

（15）肝性脑病患者给予左旋多巴治疗的理论基础是（　　　）

A. 血浆氨基酸失衡学说　　　　　　　　B. 神经毒素综合作用学说

C. 假神经递质学说　　　D. 氨中毒学说　　　　　E. GABA 学说

（16）下列哪种药物是通过维持鸟氨酸循环、促进尿素合成来治疗肝性脑病的
（　　　）

A. 乳果糖　　　　　　　B. 左旋多巴　　　　　　C. 精氨酸

D. 谷氨酸　　　　　　　E. 芳香氨基酸溶液

（17）给予严重创伤患者大量广谱抗生素可能引起（　　　）

A. 胃肠黏膜萎缩　　　　B. 肠内微生物生态失调

C. 继发感染　　　　　　D. 肺损伤　　　　　　　E. 全身微循环血流量减少

2. 多选题

（1）影响胃运动的激素有（　　　）

A. 抑胃肽　　　　　　　B. 促胃液素　　　　　　C. 胃动素

D. 胆囊收缩素　　　　　E. 促胰液素

（2）消化道内，与蛋白质消化有关的酶有（　　　）

A. 胰蛋白酶　　　　　　B. 胰淀粉酶　　　　　　C. 胰脂肪酶

D. 糜蛋白酶　　　　　　E. 羧基肽酶

（3）小肠能作为吸收营养物质的主要部位的原因是（　　　）

A. 小肠的血液和淋巴非常丰富　　　　　B. 营养物质已分解成小分子物质

C. 食物在小肠内停留时间长　　　　　　D. 小肠的吸收面积大

E. 食物主要在小肠内消化

（4）需要钠泵参与吸收过程的物质有（　　　）

A. 淀粉　　　　　　　　B. 葡萄糖　　　　　　　C. 蛋白质

D. 氨基酸　　　　　　　　E. 脂溶性维生素

（5）下列与应激性溃疡的发生机制有关的是（　　　）

A. 上皮细胞能量产生不足　　　　　　　B. 胃腔内 H^+ 向黏膜内的反向弥散

C. 幽门螺杆菌感染　　　　　　　　　　D. 胆汁反流

E. 黏膜缺血，不能及时运走黏膜内的 H^+

（6）呼吸衰竭并发胃溃疡、胃出血的发生机制有（　　　）

A. CO_2 潴留使胃壁细胞碳酸酐酶活性增强

B. 缺氧使胃壁细胞碳酸酐酶活性增强

C. CO_2 潴留使胃血管收缩

D. 缺氧使胃壁血管收缩，胃黏膜屏障作用降低

E. 胃酸分泌增多，胃黏膜受损

（7）形成肝腹水的局部因素有（　　　）

A. 淋巴循环障碍　　　　B. 门脉高压　　　　　C. 血浆胶体渗透压下降

D. 水钠潴留　　　　　　E. 醛固酮分泌过多

（8）多系统器官功能衰竭时，存在的胃肠功能代谢改变有（　　　）

A. 肠腔内毒素入血　　　B. 胃肠形成溃疡　　　C. 胃黏膜损害

D. 胃出血　　　　　　　E. 肠出血

3. 问答题

（1）幽门螺杆菌感染引发消化性溃疡的主要机制是什么？

（2）为什么说胰液是消化能力最强的消化液？

（3）试分析严重肝病情况下机体出现肠源性内毒素血症的原因。

四、举一反三→体现B to B的问题

1. 问答题

（1）消化性溃疡的产生与什么因素有关？为什么在现代社会中消化性溃疡的发病率有增高的趋势，你认为和哪些因素有关？

（2）药物口服时主要的吸收部位是什么？为什么？影响胃肠道对药物吸收的因素有哪些？

2. 病案分析

患者，女，45岁，10小时前无明显诱因出现上腹部阵发性疼痛，伴有腹胀、反酸、嗳气，严重时会出现"烧心"症状。入院后幽门螺杆菌检测阳性，行胃镜检查示胃底体及胃窦部黏膜色泽不均，充血、水肿，胃窦大弯侧见约 $0.5\,cm \times 0.4\,cm$ 黏膜凹陷溃疡，表面覆有白苔，溃疡周围充血、水肿，诊断为胃溃疡。采用四联疗法（奥美拉唑肠溶片、枸橼酸铋钾胶囊、克拉霉素片和阿莫西林胶囊）进行治疗后，患者病情逐渐好转。

问题：

（1）胃溃疡的病因有哪些？

（2）患者所用的四联疗法包括哪几种药？这几种药各自的药理学作用是什么？

（3）抑制胃酸分泌的药物有哪些？

参考答案

一、关注生命科学研究热点→聚焦学生感兴趣的问题

1. 单选题：（1）～（5）CBAAC

2. 多选题：（1）ABC　（2）ABCE　（3）BCD　（4）ABCDE

3. 问答题

（1）答：①帮助消化吸收营养物质。肠道菌群可以分解食物中难以消化的成分，如纤维素、淀粉质等，将其转化为人体可吸收的营养物质。②维持肠道健康。肠道菌群可以抑制有害菌的生长，防止其对肠道造成伤害，同时还可以产生对肠道有益的物质，如短链脂肪酸等，保持肠道黏膜的完整性和健康状态。③调节免疫系统。肠道菌群可以影响人体免疫系统的发育和功能，维持免疫系统的平衡，降低自身免疫病等疾病的发生风险。④影响心理健康。肠道菌群与人的神经系统之间存在着复杂的相互作用，可以影响人的情绪、认知和行为等方面。

（2）答：肠道菌群失调指各种原因导致的肠道各菌群之间的平衡被打破。可能因素如下。①药物：当患者使用激素类或含激素类抗生素、抗肿瘤药物时会使肠道内菌群生长迅速，进而破坏肠道菌群平衡。②年龄：随着年龄增长，老年人肠道菌群中的双歧杆菌会不断减少，而其他菌群数量增加；而婴幼儿时，肠道菌群不完善，这些都会导致肠道菌群平衡被打破。③饮食：不良饮食习惯，如抽烟、酗酒、食用被金黄色葡萄球菌感染的剩菜剩饭等都会破坏肠道菌群平衡。④肠道动力障碍：正常的肠道运动具有清除细菌的作用，小肠动力障碍时，食物推进速度减慢，细菌在肠道内滞留时间过长，大量繁殖，造成肠道菌群失调。⑤化学、物理因素：由于使用化学制剂或者辐射造成菌群的失衡，这些情况大多数是不可恢复的。

二、强化基础知识→训练学生逻辑思维的问题

1. 单选题：（1）～（10）CDBED DBABC　（11）～（20）CBEBB ECEAD

（21）～（30）ECCAE BEEBD　（31）～（40）DDCBC EDBAD

2. 多选题：（1）ABCDE　（2）AC　（3）ABD　（4）BD　（5）AC

（6）ABCE　（7）ACDE　（8）ACE

3. 问答题

（1）答：主要由于胃黏液－碳酸氢盐屏障和胃黏膜屏障的保护作用。

（2）答：不是。消化期胃液分泌的头期指食物刺激头面部感受器（眼、鼻、耳、口腔、咽、食管等）所引起的胃液分泌时期。此期食物还未进入胃，但已经引起了胃液的分泌。

（3）答：胃液的主要成分有盐酸、胃蛋白酶原、黏液、碳酸氢盐、内因子等。

生理作用：①盐酸可激活胃蛋白酶原，为胃蛋白酶提供适宜的酸性环境；分解食物中的结缔组织和肌纤维，使食物中的蛋白质变性，易于水解；杀死随食物进入胃内的细菌；与钙、铁结合形成可溶性盐，促进钙、铁在小肠内的吸收；盐酸进入小肠可促进胰液、胆汁和小肠液的分泌。②胃蛋白酶可将蛋白质分解成䏡和胨、少量多肽及氨基酸。③黏液 - 碳酸氢盐可与 HCO_3^- 构成黏液 - 碳酸氢盐屏障，具有润滑和保护胃黏膜的作用。④内因子能促进维生素 B_{12} 的吸收。

（4）答：①吸收面积大。正常成人的小肠长度为 5～7 m，肠黏膜有许多环状皱襞，皱襞上有许多绒毛，绒毛的每个柱状上皮细胞的顶部含有微绒毛，这使小肠黏膜的总面积增加约 600 倍，可达到 200 m^2。②停留时间长。由于小肠比较长，食物在里面能停留 3～8 h，许多物质可以有足够的时间被消化和吸收。③小肠液呈弱碱性，含有多种消化酶，如淀粉酶、麦芽糖酶、蔗糖酶、乳糖酶、肽酶、脂肪酶等，可进一步分解糖、蛋白质和脂肪为可吸收的物质。④小肠黏膜绒毛内有较丰富的毛细血管、毛细淋巴管，有利于物质的吸收。

三、学科交叉融合→推动学生创新的问题

1. 单选题：（1）～（10）BBAEC EDADC　（11）～（17）EADEC CB

2. 多选题：（1）ABCDE　（2）ADE　（3）ABCD　（4）BD　（5）ABDE　（6）ADE　（7）ABC　（8）ABCD

3. 问答题

（1）答：幽门螺杆菌能产生大量活性很高的尿素酶，将尿素分解为氨和 CO_2。氨能中和胃酸，促进细菌在酸度很高的胃内生存，幽门螺杆菌持续产生的尿素酶和氨会损伤胃黏液层和黏膜细胞，破坏黏液 - 碳酸氢盐屏障和胃黏膜屏障，致使 H^+ 向黏膜逆向扩散，导致消化性溃疡的发生。

（2）答：胰液中含有水解糖、脂肪和蛋白质三类营养物质的消化酶，所以是最重要的消化液。临床和实验均证明，当胰液分泌障碍时，即使其他消化腺的分泌都正常，食物中的脂肪和蛋白质仍不能完全被消化和吸收，常引起脂肪泻，同时，脂溶性维生素的吸收也受影响，但糖的消化和吸收一般不受影响。

（3）答：①肝窦血流量减少。严重肝病时肝小叶正常结构遭到破坏，肝窦走行和排列失去常态，又由于门脉高压形成，出现肝内外短路，部分血液不能接触库普弗细胞，内毒素便直接进入体循环。②库普弗细胞功能受抑制。肝内淤积的胆汁酸和结合胆红素可抑制库普弗细胞的吞噬功能。③内毒素从结肠内漏出过多。④内毒素吸收过多。严重肝病时肠黏膜屏障可能受损，胆盐具有抑制肠腔内毒素吸收的作用，故在胆道排泄受阻时有利于

内毒素在肠道吸收，致使内毒素吸收增多。

四、举一反三→体现 B to B 的问题

1. 问答题

（1）答：消化性溃疡的产生与胃酸分泌和黏液－碳酸氢盐屏障、胃和十二指肠黏膜保护作用之间的失衡有关。胃酸分泌过强，或胃黏膜的保护力度不够，都会促使消化性溃疡的产生。在现代社会中，饮食习惯的改变，如大鱼大肉等高脂饮食，抑制胃液分泌，熬夜、饮酒、吸烟都会降低黏液－碳酸氢盐屏障的保护作用，同时，胃是应激状态下最为敏感的器官，应激状态下中枢神经系统兴奋性增高，可抑制胃酸分泌和胃蠕动，引起胃黏膜糜烂。

（2）答：小肠是药物口服时主要的吸收部位，因为小肠内酸碱度接近中性，黏膜吸收面广，蠕动缓慢，能增加药物与黏膜的接触机会，有利于药物吸收。影响胃肠道对药物吸收的因素包括：服药时饮水量、是否空腹、胃肠蠕动度、胃肠道 pH 值、药物颗粒大小、药物与胃肠道内容物的理化性相互作用（如钙与四环素形成不可溶的络合物可引起吸收障碍）等。此外，胃肠道分泌的酸和酶以及肠道内菌群的生化作用均可影响药物的口服吸收，如一些青霉素类抗生素因被胃酸迅速灭活而口服无效，多肽类激素（如胰岛素）在肠内会被水解，所以必须采用非胃肠道途径给药。

2. 病案分析

分析：（1）胃溃疡的病因和发病机制与多种因素有关，损伤与防御修复不足是发病机制的两方面。①胃酸分泌过多和胃蛋白酶过强，对胃黏膜的侵袭能力增强。②幽门螺杆菌（Hp）感染是导致胃溃疡的主要原因之一，Hp 在胃黏膜定居感染，破坏胃黏液－碳酸氢盐屏障和胃黏膜屏障，使胃酸和胃消化酶对胃黏膜造成损害，最终导致溃疡的形成。③长期使用非甾体抗炎药物，如阿司匹林、布洛芬等，可以增加患胃溃疡的风险，这些药物可能会损害胃黏膜的保护层，导致胃酸和消化酶对黏膜的损害，从而引发溃疡。④黏膜防御与修复异常。⑤遗传易感性。⑥其他因素，如吸烟、过度饮酒、应激和遗传因素等可增加患胃溃疡的风险。

（2）临床上所用四联疗法就是从纠正胃黏膜损伤与防御修复不足两方面入手的，包括抑制胃酸分泌的质子泵抑制剂（proton pump inhibitor，PPI）、保护胃黏膜的铋剂及抗 Hp 的两种抗生素。PPI 是治疗消化性溃疡的首选药物，主要包括奥美拉唑肠溶片、兰索拉唑肠溶片、泮托拉唑肠溶片等。PPI 入血后，弥散进入胃壁细胞分泌小管中，在酸性环境下转化为活性结构，与质子泵即 H^+-K^+-ATP 酶共价结合，抑制该酶的活性，从而抑制胃酸的分泌。铋剂主要包括枸橼酸铋钾胶囊、胶体果胶铋胶囊等，这类药物分子量较大，在酸性溶液中呈胶体状，与溃疡基底面的蛋白质结合形成蛋白－铋复合物，覆于溃疡表面，阻隔胃酸、胃蛋白酶对黏膜的损害，还可通过包裹 Hp 菌体，干扰 Hp 代谢，发挥杀菌作用。为根除 Hp 感染，可使用克拉霉素、阿莫西林、甲硝唑、替硝唑、喹诺酮类抗生素、呋喃唑酮、四环素等，这些抗生素在联合 PPI 抑制胃酸后，可发挥抗 Hp 作用。

（3）抑制胃酸分泌药包括：H_2 受体阻断药、质子泵抑制剂、M 胆碱受体阻断药及胃泌素阻断药。H_2 受体拮抗剂通过阻断胃壁细胞的 H_2 受体进而减少胃酸的分泌，包括西咪替丁、雷尼替丁等。质子泵抑制剂能够与质子泵即 H^+–K^+–ATP 酶结合，导致质子泵不可逆性地失活，从而减少胃酸分泌，主要有奥美拉唑、泮托拉唑、雷贝拉唑等。M 胆碱受体阻断药可抑制壁细胞、嗜铬细胞和 G 细胞上的 M 受体，间接减少胃酸的分泌，由于该药抑制胃酸分泌的作用较弱，不良反应较多，目前已较少用于溃疡病的治疗。

第九章

能量代谢与体温

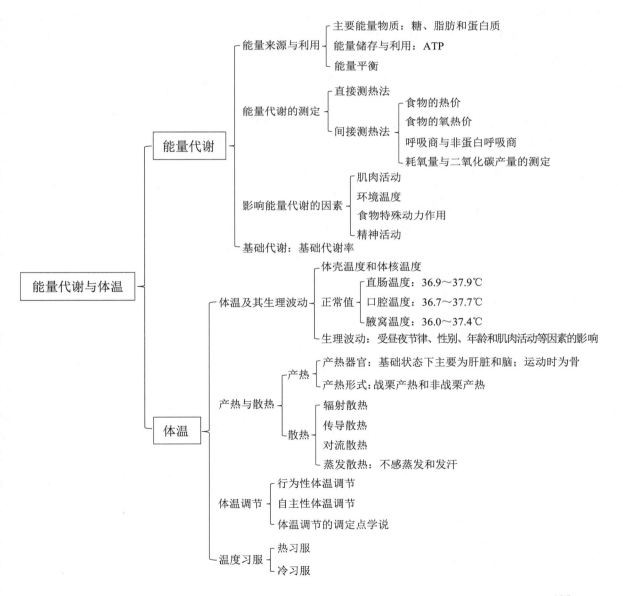

一、关注生命科学研究热点→聚焦学生感兴趣的问题

瘦素

瘦素（leptin）是一种由脂肪细胞分泌的蛋白质类激素，对调节机体脂肪合成和控制体重具有重要作用。瘦素的功能是多方面的，可抑制食欲，减少摄食；抑制脂肪合成，促使体重和体脂量下降；还可作用于中枢，提高交感神经兴奋性，增加能量的消耗。

瘦素在血清中的浓度与脂肪组织储存的脂肪量成正比。瘦素通过与下丘脑中枢的瘦素受体结合，将脂肪储存量的信息传递给中枢，进而调节机体的生理活动。如体内脂肪过多，瘦素分泌增加，使人食欲降低，能量消耗增加，从而使体重减轻。当生物体的体脂减少或处于低能量的状态下（例如饥饿），血清中瘦素的含量会明显下降，从而激发动物的觅食行为，同时降低自身能量消耗。反之，当生物体的体脂增加时，血清中瘦素含量升高，进而抑制进食并且加速新陈代谢。瘦素就是通过这样的负反馈机制来调控生物体的能量平衡以及体重的。

瘦素由肥胖基因（*ob*）编码，瘦素及其受体基因突变可导致病态肥胖。研究显示，小鼠的肥胖基因发生突变或缺失（*ob/ob*），瘦素水平下降，导致食物摄入增加，能量消耗减少，引起肥胖；使用瘦素可使这些 *ob/ob* 小鼠食物摄入明显减少，体重下降。瘦素受体缺失（*db/db*）的小鼠，同样也会导致肥胖。2020 年 7 月 22 日，洛克菲勒大学 Friedman 教授团队在 *Nature* 杂志上发表文章"A Leptin–BDNF pathway regulating sympathetic innervation of adipose tissue"，揭示了瘦素如何调控交感神经在脂肪组织内的分布，同时阐述了交感神经对于脂肪分解与运用的重要作用。

绝大多数肥胖者体内血清瘦素浓度高于正常值，因此，肥胖个体存在瘦素抵抗现象。寻找有效的瘦素受体激动剂，将是药物治疗肥胖的一个方向。

1. 单选题

（1）瘦素是一种蛋白质类激素，由何种细胞分泌（　　　）

  A. 肝细胞   B. 脂肪细胞   C. 神经细胞

  D. 肌细胞   E. 红细胞

（2）瘦素调控生物体的能量平衡及体重的方式是（　　　）

  A. 神经调节   B. 体液调节   C. 负反馈调节

  D. 自身调节   E. 神经 – 体液调节

（3）下列关于瘦素的描述，错误的是（　　　）

  A. 瘦素在血浆中的浓度与脂肪组织储存的脂肪量成反比

  B. 瘦素由肥胖基因编码

  C. 瘦素可调节机体脂肪合成和体重

  D. 瘦素受体缺失会导致肥胖   E. 瘦素是一种蛋白质类激素

2. 多选题

（1）瘦素的功能有（　　　　）

　　A. 抑制食欲，减少摄食

　　B. 刺激脂肪细胞中的脂肪酸释放，加速脂肪的氧化代谢，促进脂肪燃烧

　　C. 促进肌肉细胞的生长和增殖，提高肌肉质量，提高身体的基础代谢率

　　D. 调节胰岛素的分泌，提高胰岛素的敏感性，改善血糖代谢和脂质代谢

　　E. 降低血压，改善血脂谱，减少动脉粥样硬化的发生

（2）肥胖的药物治疗包括（　　　　）

　　A. 瘦素受体激动剂　　　　B. 食欲抑制剂　　　　C. 消化吸收阻滞剂

　　D. 代谢刺激剂　　　　　　E. 局部脂肪分解剂

3. 问答题

（1）什么是肥胖症？引起肥胖症的因素有哪些？

（2）若用瘦素来治疗肥胖症，能否直接口服？为什么？

二、强化基础知识→训练学生逻辑思维的问题

1. 单选题

（1）既是重要的储能物质又是直接的供能物质的是（　　　　）

　　A. 腺苷二磷酸　　　　　　B. 腺苷三磷酸　　　　　C. 脂肪酸

　　D. 磷酸肌酸　　　　　　　E. 葡萄糖

（2）在下列哪种情况下正常人能量代谢率是最低的（　　　　）

　　A. 熟睡时　　　　　　　　B. 完全静息时　　　　　C. 进食 12 h 后

　　D. 室温为 25℃时　　　　　E. 外界温度为 20℃时

（3）临床用简便方法测定能量代谢，必须取得的数据是（　　　　）

　　A. 非蛋白呼吸商　　　　　B. 食物的热价　　　　　C. 一定时间内的耗氧量

　　D. 食物的氧热价　　　　　E. 一定时间内的 CO_2 产生量

（4）糖的氧热价是（　　　　）

　　A. 4.0 kcal/L（16.8 kJ/L）　　　　　　　　B. 4.3 kcal/L（18.0 kJ/L）

　　C. 4.7 kcal/L（19.1 kJ/L）　　　　　　　　D. 5.0 kcal/L（21.0 kJ/L）

　　E. 5.6 kcal/L（23.5 kJ/L）

（5）正常情况下混合食物的呼吸商是（　　　　）

　　A. 0.71　　　　　　　　　B. 0.80　　　　　　　　C. 0.85

　　D. 0.90　　　　　　　　　E. 1.00

（6）正常人的腋窝温、口腔温和直肠温由低到高的排列顺序为（　　　　）

　　A. 口腔＜直肠＜腋窝　　B. 口腔＜腋窝＜直肠　　C. 腋窝＜口腔＜直肠

　　D. 直肠＜口腔＜腋窝　　E. 直肠＜腋窝＜口腔

（7）安静时，温度最高的器官是（　　）

A. 肾　　　　　　　　B. 肺　　　　　　　　C. 肝

D. 心脏　　　　　　　E. 脑

（8）细胞内除 ATP 外，能够储存能量的另一种物质是（　　）

A. AMP　　　　　　　B. 磷酸肌酸　　　　　C. 乙酰辅酶 A

D. ADP　　　　　　　E. 丙酮酸

（9）人在寒冷环境中主要依靠下列哪种方法来增加热量（　　）

A. 肝脏代谢亢进　　　B. 非战栗产热　　　　C. 战栗产热

D. 全部内脏代谢增强　E. 温度刺激性肌紧张

（10）当外界温度等于或高于机体皮肤温度时，机体的散热形式是（　　）

A. 传导散热　　　　　B. 蒸发散热　　　　　C. 对流散热

D. 排泄　　　　　　　E. 辐射散热

（11）人体腋下温度正常值是（　　）

A. 36.0 ～ 37.4 ℃　　B. 36.5 ～ 37.5 ℃　　C. 36.7 ～ 37.7 ℃

D. 36.9 ～ 37.9 ℃　　E. 37.5 ～ 37.6 ℃

（12）劳动或运动时，机体主要产热器官是（　　）

A. 肝脏　　　　　　　B. 脑　　　　　　　　C. 心脏

D. 肌肉　　　　　　　E. 肾脏

（13）给高热患者使用乙醇擦浴降温是为了（　　）

A. 增加不感蒸发　　　B. 增加传导散热　　　C. 增加对流散热

D. 增加蒸发散热　　　E. 增加辐射散热

（14）决定体温调定点的部位在（　　）

A. 延髓　　　　　　　B. 下丘脑后部　　　　C. 大脑皮质

D. 视前区 – 下丘脑前部　　　　　　　　　　E. 下丘脑

（15）人体体温昼夜节律变化中，体温最低的时间是（　　）

A. 上午 8—10 时　　　B. 清晨 2—6 时　　　C. 夜间 10—12 时

D. 下午 3—4 时　　　 E. 上午 10—12 时

（16）一般情况下，糖提供机体所需能量的（　　）

A. 50% ～ 70%　　　 B. 70% ～ 80%　　　 C. 50% ～ 60%

D. 40% ～ 50%　　　 E. 60% ～ 70%

（17）某疟疾患者突发畏寒、寒战，体温达 39℃，这主要是由于（　　）

A. 体温调定点上调　　B. 皮肤血管扩张　　　C. 体温调节功能障碍

D. 散热中枢兴奋　　　E. 产热中枢抑制

（18）长期处于病理饥饿状态下的患者，呼吸商趋向于（　　）

A. 0.80　　　　　　　B. 0.70　　　　　　　C. 0.65

D. 0.85　　　　　　　E. 0.82

（19）下列哪种食物的特殊动力效应最强（　　　）

A. 糖　　　　　　　　B. 水　　　　　　　　C. 蛋白质

D. 维生素　　　　　　E. 脂肪

（20）基础代谢率的实测值与正常平均值比较，正常变动范围是（　　　）

A. ±20%　　　　　　B. ±5% ～ ±10%　　　　　C. ±10%

D. ±5%　　　　　　　E. ±15%

（21）可使基础代谢率增高的主要激素是（　　　）

A. 甲状腺激素　　　　B. 甲状旁腺激素　　　C. 雌激素

D. 糖皮质激素　　　　E. 肾上腺素

2. 多选题

（1）用间接测热法测定能量代谢率，必须直接测出（　　　）

A. 尿氮量　　　　　　B. 总耗氧量　　　　　C. 体内消耗的葡萄糖量

D. 体内氧化的蛋白质量　E. 总 CO_2 产量

（2）能量代谢是指能量的（　　　）

A. 释放　　　　　　　B. 转移　　　　　　　C. 利用

D. 产生　　　　　　　E. 储存

（3）下列关于呼吸商的描述正确的是（　　　）

A. 计算呼吸商时，氧和二氧化碳的单位用 mol 或 L 均可

B. 呼吸商指机体摄入氧的量与呼出的二氧化碳量的比值

C. 蛋白质的呼吸商为 0.80

D. 糖的呼吸商为 1.00

E. 脂肪的呼吸商为 0.71

（4）下列因素中影响基础代谢率的是（　　　）

A. 体重　　　　　　　B. 性别　　　　　　　C. 体温

D. 年龄　　　　　　　E. 肾上腺皮质功能状态

（5）测定人体的基础代谢率，必须控制的条件是（　　　）

A. 清晨进餐之前　　　B. 室温在 20 ～ 25℃

C. 静卧半小时以上　　D. 清醒状态　　　　　E. 尽量避免精神紧张

（6）下列因素中哪些能影响皮肤温度（　　　）

A. 发汗　　　　　　　B. 环境温度　　　　　C. 皮肤血流量

D. 精神紧张　　　　　E. 体温调节中枢的兴奋性

（7）辐射散热与下列哪几种因素直接有关（　　　）

A. 湿度　　　　　　　B. 机体有效辐射面积　C. 风速

D. 皮肤与环境的温差　E. 皮下脂肪

（8）当血液温度升高到体温调定点水平以上时，机体将出现（　　　）

A. 皮肤血管收缩　　　B. 皮肤血流量增加　　C. 汗腺分泌增多

D. 肺通气量增加　　　　　E. 皮肤血管扩张

（9）生理性体温调节包括（　　　）

A. 发汗　　　　　　　　B. 肌肉寒战　　　　　　C. 增减皮肤血流量

D. 寒冷时加衣　　　　　E. 严寒时蜷曲身体

（10）当机体处于寒冷环境时，维持体热平衡的途径有（　　　）

A. 提高代谢率　　　　　B. 寒战　　　　　　　　C. 皮肤血管扩张

D. 甲状腺激素分泌增多　E. 发汗

3. 问答题

（1）何谓能量代谢？机体能量的来源及利用形式有哪些？

（2）试述影响机体整体水平能量代谢的主要因素。

（3）试述机体散热的方式及影响因素。

三、学科交叉融合→推动学生创新的问题

1. 单选题

（1）对能量代谢影响最为显著的是（　　　）

A. 高温　　　　　　　　B. 肌肉运动　　　　　　C. 进食

D. 精神活动　　　　　　E. 寒冷

（2）机体进行各种功能活动，最终不转化为热能的是（　　　）

A. 血液流动　　　　　　B. 胃液分泌　　　　　　C. 神经传导

D. 激素分泌　　　　　　E. 骨骼肌对外做功

（3）下列哪种疾病患者的基础代谢率升高最为明显（　　　）

A. 糖尿病　　　　　　　B. 红细胞增多症　　　　C. 白血病

D. 肿瘤　　　　　　　　E. 甲状腺功能亢进症

（4）退烧药对乙酰氨基酚的作用机制为（　　　）

A. 杀死病原微生物　　　B. 抑制环氧酶作用　　　C. 抑制免疫细胞

D. 抑制体内前列腺素的生物合成　　　　　E. 抑制花生四烯酸的生物合成

（5）基础体温在月经周期中发生变动，可能和下列哪种激素有关（　　　）

A. 雌激素　　　　　　　B. 孕激素　　　　　　　C. 甲状腺激素

D. 促肾上腺皮质激素　　E. 胰岛素

（6）高热患者因出汗多、呼吸增快，易出现（　　　）

A. 低钠血症　　　　　　B. 等渗性脱水　　　　　C. 低渗性脱水

D. 高渗性脱水　　　　　E. 水中毒

（7）食物蛋白质的互补作用指（　　　）

A. 用蛋白质食物代替高脂肪的食物，提高营养价值

B. 供应各种维生素，可节约食物蛋白质的摄入量

C. 脂肪与蛋白质食物混合食用，提高营养价值

D. 几种蛋白质食物混合食用，提高营养价值

E. 糖、脂肪和蛋白质几种食物混合食用，提供营养价值

（8）糖、脂和蛋白质分解代谢生成下列哪种共同中间产物进入三羧酸循环（　　　）

　　A. 柠檬酸　　　　　　　　B. 草酰乙酸　　　　　C. α－酮戊二酸

　　D. 丙酮酸　　　　　　　　E. 乙酰辅酶 A

（9）磺胺类药物属于下列哪类抗代谢物（　　　）

　　A. 氨基酸类似物　　　　　B. 糖代谢物类似物　　　C. 维生素类似物

　　D. 嘌呤类似物　　　　　　E. 嘧啶类似物

（10）脱水热产生的原因是（　　　）

　　A. 散热↓　　　　　　　　B. 产热↑　　　　　　　C. 体温调定点上移

　　D. 散热↓，产热↑　　　　E. 体温调节中枢功能障碍

（11）体温上升期的热代谢特点为（　　　）

　　A. 散热↓，产热↑，体温↑　　　　　　　　B. 散热↓，产热↑，体温↓

　　C. 散热↑，产热↓，体温↑　　　　　　　　D. 散热↑，产热↓，体温↓

　　E. 产热与散热在高水平上相对平衡，体温保持高水平

（12）输液反应引起的发热，最常见原因是（　　　）

　　A. 外毒素的污染　　　B. 内毒素的污染　　　C. 霉菌的污染

　　D. 变态反应　　　　　E. 药物的毒性反应

（13）下列哪项是荨麻疹引起发热的原因（　　　）

　　A. 内生致热原　　　　B. 内毒素　　　　　　C. 环腺苷酸

　　D. 本胆烷醇酮　　　　E. 抗原抗体复合物

2. 多选题

（1）可在肝脏内利用的能源物质有（　　　）

　　A. 葡萄糖　　　　　　　　B. 酮体　　　　　　　C. 脂肪酸

　　D. 维生素　　　　　　　　E. 氨基酸

（2）有关基础代谢率（BMR）的描述，正确的是（　　　）

　　A. 需要在 25℃以上的环境下测定

　　B. 禁食后 12 h 测定

　　C. 发热时 BMR 增高

　　D. 若以单位时间内每平方米体表面积的产热量表示，则没有性别的差异

　　E. 糖尿病患者 BMR 降低

（3）下列哪些符合脑组织能量代谢的特点（　　　）

　　A. 耗氧量高

　　B. 主要依靠糖的有氧氧化供能

　　C. 对血糖的依赖性较高

D. 缺乏有氧氧化的酶系，只能依靠糖酵解供能

E. 当发生低血糖或缺氧时，可出现头晕等症状，重者可发生抽搐甚至昏迷

（4）下列关于糖异生的生理意义，叙述正确的有（　　　）

A. 氧化供能

B. 空腹时将非糖物质异生成糖，维持血糖浓度恒定

C. 饥饿时将非糖物质异生成糖，维持血糖浓度恒定

D. 参与补充或恢复肝脏糖原储备

E. 肾糖异生促进泌氨排酸，维持酸碱平衡

（5）下列关于发热机体物质代谢变化的叙述，正确的是（　　　）

A. 糖原分解加强　　　B. 脂肪分解加强　　　C. 物质代谢率增高

D. 维生素消耗减少　　E. 蛋白质代谢出现负氮平衡

（6）下列哪些属于应激时机体内的代谢变化（　　　）

A. 脂肪动员加强　　　B. 肌肉分解加强　　　C. 呈负氮平衡

D. 糖异生增加　　　　E. 代谢率降低

（7）针对多脏器功能障碍综合征患者体内的高代谢状态，以下处理正确的是（　　　）

A. 增加蛋白质的摄入量　　　　　　　　　B. 保持热量平衡

C. 减少血液中含硫氨基酸的浓度　　　　　D. 减少血液中支链氨基酸的浓度

E. 减少血液中芳香族氨基酸的浓度

3. 问答题

（1）引起体温生理性波动的因素有哪些？

（2）试述发汗反射的基本过程。

四、举一反三→体现B to B的问题

1. 问答题

（1）机体运动时如何维持体温的相对恒定？

（2）试述发热时机体主要的代谢改变。

2. 病案分析

患者，女，45 岁，3 年前无明显诱因出现怕热、多汗、心悸、失眠、烦躁不安、多食易饥，体重减轻，遂入院就诊。查体：体温 37℃，脉搏 95 次 / 分，血压 128/75 mmHg。双侧甲状腺对称性Ⅱ度肿大，硬度中等，表面光滑，无压痛，未扪及结节与肿物。血 T_3 3.2 ng/mL，T_4 165 ng/mL；基础代谢率为 210 kJ/（$m^2 \cdot h$）。诊断为甲状腺功能亢进症，给予甲巯咪唑治疗，患者 1 个月后症状明显改善。

问题：

（1）什么是 BMR？ BMR 异常说明什么问题？为什么甲状腺功能亢进症患者 BMR

增高？

（2）试分析患者使用甲巯咪唑治疗甲状腺功能亢进症的靶点。

参考答案

一、关注生命科学研究热点→聚焦学生感兴趣的问题

1. 单选题：（1）～（3）BCA

2. 多选题：（1）ABCDE （2）ABCDE

3. 问答题

（1）答：肥胖症是一种慢性代谢性疾病，主要特征为体内脂肪过度蓄积和体重超重。引起肥胖症的因素多样，如遗传因素、环境因素、内分泌调节异常、炎症、肠道菌群等。

（2）答：不能口服。因为瘦素是一种蛋白质类激素，口服时会经消化酶分解而失效。

二、强化基础知识→训练学生逻辑思维的问题

1. 单选题：（1）～（10）BACDC CCBCB （11）～（20）ADDDB AABCE

（21）A

2. 多选题：（1）ABE （2）ABCE （3）ABCE （4）BCDE （5）ABCD

（6）ABCDE （7）BD （8）BCE （9）ABC （10）ABD

3. 问答题

（1）答：能量代谢是指在生物体内的物质代谢过程中所伴随的能量释放、转移、储存和利用。机体的能量来源于食物，即蕴藏在食物分子结构中的化学能。三大营养物质是机体的能源。机体能够直接利用的能量形式是ATP，它既是直接的供能物质，又是储能物质。磷酸肌酸是在肌肉等组织中的能量储备形式，当需要时，磷酸肌酸的高能磷酸键可以转移给ADP，生成ATP，供机体利用。

机体在利用能量的过程中50%以上直接转化为热能，其余用于肌肉舒缩活动、合成代谢、生物电的产生和传导、物质的主动转运及分泌等。除骨骼肌收缩完成一定量外功外，其他的能量形式最终仍将转化为热能。

（2）答：①肌肉活动。肌肉活动对能量代谢的影响最为显著。人在运动或劳动时耗氧量显著增加，产热量也显著增加。②环境温度。人体安静时的能量代谢在20～30℃的环境中较为稳定；超过30℃及低于20℃时，能量代谢率均增加。③食物的特殊动力效应。进食后一段时间内，即使机体处于安静状态，产热量也比进食前有所增加，这种食物能使机体产生"额外"热量的现象称为食物的特殊动力效应。④精神活动。精神紧张时，会导致无意识的肌肉紧张性增强、交感神经兴奋等，产热量可显著增加。

（3）答：①辐射散热：机体以热射线的形式将体热传给外界较冷物体的一种散热方式。辐射散热量取决于皮肤和周围环境的温度差和机体的有效散热面积。②传导散热：机

体将热量直接传给与之接触的温度较低物体的一种散热方式。传导散热量取决于皮肤与接触物体的温度差、接触面积以及与皮肤接触物体的导热性能。③对流散热：通过气体流动而实现热量交换的一种散热方式。对流散热实际上是传导散热的一种特殊形式。对流散热量取决于皮肤和周围环境的温度差、机体的有效散热面积及风速。④蒸发散热：水分从体表汽化时吸收热量而散失体热的方式。影响蒸发散热的主要因素有环境温度、湿度和风速。

三、学科交叉融合→推动学生创新的问题

1. 单选题：（1）～（10）BEEDB DDECA （11）～（13）ABE

2. 多选题：（1）ACE （2）BC （3）ABCE （4）BCDE （5）ABCE
（6）ABCD （7）ABCE

3. 问答题

（1）答：①昼夜节律。人体一般清晨2—6时体温最低，午后1—6时体温最高。②性别。一般来说，女性的皮下脂肪层比男性厚，维持体热能力强，故成年女性的体温较男性高。③年龄。儿童由于代谢率高，体温可略高于成人；老年人代谢率较低，血液循环慢，加上活动量少，因此体温偏低。④肌肉活动。剧烈运动时，肌肉活动而代谢加强，致使产热量增加，体温升高。⑤饮食。饥饿、禁食时，体温会下降；进食后体温可升高。⑥情绪。情绪激动、精神紧张都可使交感神经兴奋，促使肾上腺素和甲状腺素释放增多，加快代谢速度，增加产热量，从而使体温升高。

（2）答：发汗包括温热性发汗和精神性发汗。在温热环境下引起全身各部位的小汗腺分泌汗液称为温热性发汗。一方面温热环境刺激皮肤中的温觉感受器，冲动传入发汗中枢，反射性引起发汗；另一方面，温热环境使皮肤血液温度升高，被加温的血液流至下丘脑发汗中枢的热敏神经元，也可引起发汗。由精神紧张或情绪激动而引起的发汗称为精神性发汗。精神性发汗的中枢神经可能在大脑皮质运动区，其在体温调节中的作用不大。

四、举一反三→体现 B to B 的问题

1. 问答题

（1）答：机体运动时，总的产热量可比安静时高出20～40倍，骨骼肌成为主要的产热器官。运动时肌肉的物质代谢急剧增强，产热量大增，因此体温升高。与此同时，由于中枢神经系统的调节，散热过程也加强了，这时血流加快，皮肤血管舒张，分配到皮肤的血量增加，并大量泌汗，在运动停止后仍持续一定时间，从而使机体在运动时维持体温的相对恒定。

（2）答：①糖原分解及糖异生作用加强，出现血糖增高和尿糖；糖分解增强而氧的供应相对不足，可使血中乳酸增多。②脂肪分解加强并氧化不全，患者可出现酮血症和酮尿症；长期发热，脂肪分解多，患者消瘦。③蛋白分解代谢增强，机体处于负氮平衡，血浆蛋白减少，出现氮质血症，患者抵抗力下降。④维生素的摄取和吸收都减少，消耗增大，患者出现维生素缺乏。⑤在体温上升期及高热持续期，患者排尿量减少，水、钠和氯在体内潴留；而在体温下降期，由于水分蒸发增多或出汗增多可导致脱水；发热机体代谢紊乱可出现代谢性酸中毒。

2. 病案分析

分析：（1）BMR：指人体处在清醒而又非常安静、不受肌肉活动、环境温度、食物及精神紧张等因素影响的状态下单位时间内的能量代谢。BMR 异常提示患者可能存在某些疾病或生理问题，如甲状腺功能亢进、甲状腺功能减退、发热及糖尿病等。BMR的实际数值与正常平均值相差在 ±15% 属于正常；当相差超过 ±20% 时，表明机体能量代谢可能出现异常，有助于某些疾病的诊断。甲状腺功能亢进时，BMR 比正常值高 25% ～ 80%；甲状腺功能减退时，BMR 比正常值低 20% ～ 40%。机体发热时，BMR 升高；糖尿病、红细胞增多症及伴有呼吸困难的心脏病等时，BMR 也升高。甲状腺功能亢进症基础代谢率增高的原因可简述为，T_3、T_4 是人体甲状腺合成分泌的甲状腺激素，甲状腺激素可诱导细胞膜上 Na^+-K^+-ATP 酶的生成，使 ATP 加速分解为 ADP 和 Pi，ADP 增多促进氧化磷酸化；且 T_3 可诱导解偶联蛋白基因表达，引起物质氧化释能和产热比率均增加，ATP 合成减少，导致机体耗氧和产热同时增加，所以甲状腺功能亢进症患者 BMR 增高。

（2）甲巯咪唑属于硫脲类药物，可抑制甲状腺过氧化物酶（thyroid peroxidase，TPO）活性，而 TPO 是由甲状腺滤泡上皮细胞合成的催化甲状腺激素合成的关键酶，对碘的活化、酪氨酸的碘化和碘化酪氨酸的缩合都有重要作用。因此，甲巯咪唑通过抑制 TPO 活性来抑制甲状腺激素的合成，从而达到治疗甲状腺功能亢进症的目的。

第十章

泌尿系统的结构与功能

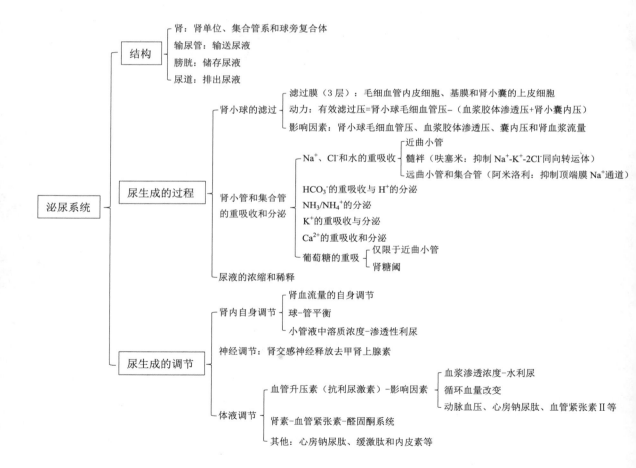

结构
- 肾：肾单位、集合管系和球旁复合体
- 输尿管：输送尿液
- 膀胱：储存尿液
- 尿道：排出尿液

泌尿系统

尿生成的过程
- 肾小球的滤过
  - 滤过膜（3层）：毛细血管内皮细胞、基膜和肾小囊的上皮细胞
  - 动力：有效滤过压=肾小球毛细血管压－（血浆胶体渗透压+肾小囊内压）
  - 影响因素：肾小球毛细血管压、血浆胶体渗透压、囊内压和肾血浆流量
- 肾小管和集合管的重吸收和分泌
  - Na^+、Cl^-和水的重吸收
    - 近曲小管
    - 髓袢（呋塞米：抑制 Na^+-K^+-2Cl^-同向转运体）
    - 远曲小管和集合管（阿米洛利：抑制顶端膜 Na^+通道）
  - HCO_3^-的重吸收与 H^+的分泌
  - NH_3/NH_4^+的分泌
  - K^+的重吸收与分泌
  - Ca^{2+}的重吸收和分泌
  - 葡萄糖的重吸
    - 仅限于近曲小管
    - 肾糖阈
- 尿液的浓缩和稀释

尿生成的调节
- 肾内自身调节
  - 肾血流量的自身调节
  - 球-管平衡
  - 小管液中溶质浓度-渗透性利尿
- 神经调节：肾交感神经释放去甲肾上腺素
- 体液调节
  - 血管升压素（抗利尿激素）-影响因素
    - 血浆渗透浓度-水利尿
    - 循环血量改变
    - 动脉血压、心房钠尿肽、血管紧张素Ⅱ
  - 肾素-血管紧张素-醛固酮系统
  - 其他：心房钠尿肽、缓激肽和内皮素等

一、关注生命科学研究热点→聚焦学生感兴趣的问题

糖尿病

糖尿病是一种以慢性高血糖为特征的代谢性疾病，由胰岛素分泌缺陷或其生物作用受损而引起。长期代谢紊乱导致各种组织，特别是眼、肾、心脏、血管、神经的慢性损害和功能障碍。糖尿病主要分为 1 型和 2 型，两者病因和发病机制不同。糖尿病的病因和发病机制极为复杂，至今未完全阐明。一般认为，1 型糖尿病的病因主要是自身免疫的问题，激活 T 淋巴细胞介导的一系列自身免疫反应，引起选择性胰岛 β 细胞破坏和功能衰竭，最终出现胰岛素的绝对缺乏，从而引起血糖异常升高。2 型糖尿病主要是遗传因素、环境因素、肥胖等多因素综合作用引起胰岛素抵抗、β 细胞功能缺陷，导致胰岛素分泌相对不足，从而引起血糖异常升高。

糖尿病的临床表现为：①"三多一少"，即多饮、多食、多尿和体重减轻，多见于 1 型糖尿病，发生酮症或酮症酸中毒时"三多一少"症状更为明显；②疲乏无力、肥胖，多见于 2 型糖尿病。2 型糖尿病患者在发病前常有肥胖，若得不到及时诊断和治疗，体重会逐渐下降。

目前尚无根治糖尿病的方法，但可以通过多种治疗手段控制糖尿病。主要包括 5 个方面：糖尿病患者的教育、自我监测血糖、饮食治疗、运动治疗和药物治疗。药物治疗包括口服药物治疗和胰岛素治疗，其中口服药物有磺脲类药物、双胍类降糖药、α 葡萄糖苷酶阻断药、胰岛素增敏药和格列奈类胰岛素促分泌药等。胰岛素制剂有动物胰岛素、人胰岛素和胰岛素类似物；根据作用时间分为短效、中效和长效胰岛素，并已制成混合制剂，如诺和灵 30R、优泌林 70/30；胰岛素治疗的最大不良反应为低血糖。2022 年 12 月 16 日，Nicholas Kirk 与 Michael Lawrence 教授的团队在研究中使用冷冻电镜展示了一些胰岛素模拟分子作用于胰岛素受体的 3D 图像。该研究证实，使用胰岛素的替代分子可以激活胰岛素受体从而吸收葡萄糖，完全绕过了对于胰岛素的需求。该项研究通过图像精确地获知了胰岛素模拟分子如何激活胰岛素受体从而调节血糖水平，为开发注射用胰岛素替代药物开辟了新途径。

1. 单选题

（1）糖尿病肾病的特征表现是（　　　　）

A. 弥漫性毛细血管壁增厚

B. 弥漫性系膜细胞增生及系膜基质增厚

C. 肾小球毛细血管样硬化

D. 弥漫性上皮细胞足突消失

E. 肾脏体积增大

（2）2 型糖尿病的基本病理生理改变是（　　　）

　　A. 葡萄糖耐量减少　　　　B. 极度肥胖　　　　　C. 胰高血糖素分泌过多

　　D. 糖皮质激素分泌过多　　　　　　　　　　　E. 胰岛素作用下降 / 分泌不足

（3）糖尿病管理的"五驾马车"是（　　　）

　　A. 饮食控制、运动疗法、药物治疗、戒烟戒酒、血糖监测

　　B. 饮食控制、运动疗法、药物治疗、按摩理疗、血糖监测

　　C. 饮食控制、运动疗法、药物治疗、按摩理疗、教育及心理治疗

　　D. 教育及心理治疗、饮食控制、运动疗法、药物治疗、血糖监测

　　E. 教育及心理治疗、戒烟戒酒、运动疗法、药物治疗、按摩理疗

（4）糖尿病的确诊方法是（　　　）

　　A. 糖化血红蛋白测定　　　　　　　　　　B. 尿糖测定

　　C. 血浆胰岛素水平测定　　　　　　　　　D. 空腹血糖或口服葡萄糖耐量试验

　　E. 血浆 C 肽水平测定

2. 多选题

（1）糖尿病的临床表现有（　　　）

　　A. 多饮　　　　　　　　　B. 多食　　　　　　　　C. 多尿

　　D. 体重减轻　　　　　　　E. 肥胖

（2）有关糖尿病的特征描述，正确的是（　　　）

　　A. 胰岛素抵抗或胰岛素分泌缺陷　　　　　B. 病程长了一定会发生并发症

　　C. 一定有"三多一少"症状　　　　　　　　D. 以高血糖为特征

　　E. 一定超重或肥胖

（3）下列哪些药物可用于降糖（　　　）

　　A. 二甲双胍　　　　　　　B. 胰岛素促泌药　　　　C. α 糖苷酶阻断药

　　D. 胰岛素　　　　　　　　E. 噻唑烷二酮类药物

3. 问答题

（1）糖尿病患者的尿量为什么会增多？

（2）试分析脑水肿的形成原因及甘露醇治疗脑水肿的机制。

二、强化基础知识→训练学生逻辑思维的问题

1. 单选题

（1）尿液的生成器官是（　　　）

　　A. 肾　　　　　　　　　　B. 输尿管　　　　　　　C. 膀胱

　　D. 尿道　　　　　　　　　E. 睾丸

（2）尿液的储存器官是（　　　）

　　A. 肾　　　　　　　　　　B. 输尿管　　　　　　　C. 膀胱

D. 尿道　　　　　　　E. 睾丸

（3）近髓肾单位的主要功能是（　　　）

A. 释放抗利尿激素　　　B. 分泌醛固酮　　　　　C. 分泌肾素

D. 泌尿　　　　　　　　E. 浓缩和稀释尿液

（4）肾小体包括（　　　）

A. 肾小管和肾小囊　　　B. 肾小球和肾小囊　　　C. 血管球和肾小囊

D. 肾小管和肾小体　　　E. 集合管和肾小体

（5）肾血管的神经调节主要表现为（　　　）

A. 交感神经的缩血管功能　　　　　　　　B. 交感神经的舒血管功能

C. 副交感神经的舒血管功能　　　　　　　D. 副交感神经的缩血管功能

E. 肾上腺素的作用

（6）近球小体的功能是（　　　）

A. 释放血管紧张素原　　　　　　　　　　B. 分泌肾素

C. 调节肾小球毛细血管通透性　　　　　　D. 控制磷酸盐的排泄

E. 受动脉血压升高刺激

（7）肾锥体参与组成的结构是（　　　）

A. 肾盂　　　　　　　　B. 肾窦　　　　　　　　C. 肾小盏

D. 肾皮质　　　　　　　E. 肾髓质

（8）肾脏的泌尿功能不包括（　　　）

A. 排出大部分代谢终产物及进入体内的异物　　B. 排除药物的代谢产物

C. 保留体液中的重要电解质　　　　　　　D. 维持酸碱平衡

E. 产生促红细胞生成素

（9）肾单位包括（　　　）

A. 肾小管和肾小囊　　　B. 肾小球和肾小囊　　　C. 血管球和肾小囊

D. 肾小管和肾小体　　　E. 集合管和肾小体

（10）肾素是由哪种细胞分泌的（　　　）

A. 球旁细胞　　　　　　B. 致密斑　　　　　　　C. 球外系膜细胞

D. 皮质细胞　　　　　　E. 近曲小管上皮细胞

（11）健康成年人肾血流总量为（　　　）

A. 900 ～ 1 100 mL/min　B. 1 000 ～ 1 100 mL/min　　　C. 1 100 ～ 1 200 mL/min

D. 1 200 ～ 1 300 mL/min E. 1 400 ～ 1 500 mL/min

（12）动脉血压变动 10.7 ～ 24.0 kPa 时，肾血流量保持相对恒定的机制是（　　　）

A. 神经调节　　　　　　B. 体液调节　　　　　　C. 自身调节

D. 神经和体液调节　　　E. 神经、体液和自身调节

（13）用于测量肾小球滤过率的物质是（　　　）

A. 葡萄糖　　　　　　　B. 对氨基马尿酸　　　　C. 碘锐特

D. 尿素　　　　　　　　　　E. 肌酐

（14）原尿相比于血浆，不同的成分是（　　　　）

A. 水的含量　　　　　　　　B. 葡萄糖的含量　　　　C. 尿素含量

D. 蛋白质的含量　　　　　　E. Na^+ 的含量

（15）肾滤过分数是指（　　　　）

A. 肾小球滤过率和肾血流量的比值　　　　B. 肾小球滤过和肾血浆清除率的比值

C. 肾小球滤过率和肾血浆流量的乘积　　　D. 肾小球滤过压和肾血浆流量的比值

E. 肾小球滤过率和肾血浆流量的比值

（16）关于肾小管处 H^+ 的分泌，描述错误的是（　　　　）

A. 全部肾小管都能分泌 H^+　　　　　　B. 近曲小管分泌 H^+ 的数量最多

C. H^+ 的分泌是主动的　　　　　　　　D. H^+ 的分泌同时伴有 Na^+ 的重吸收

E. H^+ 分泌有利于 HCO_3^- 重吸收

（17）不能重吸收 Na^+ 的部位是（　　　　）

A. 近曲小管　　　　　　　　B. 髓袢降支细段　　　　C. 髓袢升支细段

D. 远曲小管　　　　　　　　E. 集合管

（18）糖尿病患者尿量增多的原因是（　　　　）

A. 肾小球滤过率增加　　　　　　　　　　B. 小管液的渗透压升高

C. 小管液的渗透压降低　　　　　　　　　D. 抗利尿激素分泌减少

E. 醛固酮分泌减少

（19）肾小管重吸收氨基酸的部位是（　　　　）

A. 近曲小管　　　　　　　　B. 髓袢升支　　　　　　C. 乳头管

D. 集合管　　　　　　　　　E. 远曲小管

（20）原尿中被肾小管全部重吸收的物质是（　　　　）

A. H_2O　　　　　　　　　B. Na^+　　　　　　　C. 尿素

D. 葡萄糖　　　　　　　　　E. H^+

（21）交感神经兴奋时，肾血浆流量（　　　　）

A. 增多　　　　　　　　　　B. 不变　　　　　　　　C. 减少

D. 先增多后减少　　　　　　E. 先减少后增多

（22）血浆胶体渗透压降低，肾小球滤过量（　　　　）

A. 增多　　　　　　　　　　B. 不变　　　　　　　　C. 减少

D. 先增多后减少　　　　　　E. 先减少后增多

（23）促进醛固酮分泌的主要因素是（　　　　）

A. 肾素　　　　　　　　　　B. 血 K^+ 降低　　　　C. 血 Na^+ 升高

D. 血管升压素　　　　　　　E. 血管紧张素含量升高

（24）血管升压素对肾脏的作用是（　　　　）

A. 抑制肾小球的滤过作用　　　　　　　　B. 减少肾血流量

C. 促进肾小管对 Na^+ 的重吸收　　　　　　D. 增加远曲小管和集合管对水的通透性

E. 促进近端小管对水的重吸收

（25）正常成年人的肾小球滤过率约为（　　　）

A. 75 mL/min　　　　　　B. 105 mL/min　　　　C. 125 mL/min

D. 140 mL/min　　　　　　E. 165 mL/min

（26）肾小球有效滤过压等于（　　　）

A. 肾小球毛细血管压 –（血浆胶体渗透压 + 囊内压）

B. 肾小球毛细血管压 –（血浆胶体渗透压 – 囊内压）

C. 肾小球毛细血管压 +（血浆胶体渗透压 – 囊内压）

D. 动脉血压 –（血浆胶体渗透压 + 囊内压）

E. 动脉血压 +（血浆胶体渗透压 – 囊内压）

（27）血液流经肾小球时，促使血浆滤出的动力是（　　　）

A. 入球动脉压　　　　　　B. 出球小动脉压　　　　C. 全身动脉压

D. 肾动脉压　　　　　　　E. 肾小球毛细血管压

（28）促使肾小球滤过率增加的因素是（　　　）

A. 动脉血压从 10.7 kPa 增至 24.0 kPa　　　　B. 血浆胶体渗透压降低

C. 囊内压升高　　　　　　　　　　　　　　　D. 入球小动脉收缩

E. 髓质高渗梯度下降

（29）损毁下丘脑视上核和室旁核，尿液的变化是（　　　）

A. 尿量减少，产生低渗尿　　　　　　　　　　B. 尿量减少，产生高渗尿

C. 尿量增加，产生低渗尿　　　　　　　　　　D. 尿量增加，产生高渗尿

E. 尿量不变，产生高渗尿

（30）肾小管对 Na^+ 重吸收量最大的部位是（　　　）

A. 近曲小管　　　　　　　B. 髓袢降支　　　　　　C. 髓袢升支

D. 远曲小管　　　　　　　E. 集合管

（31）下列哪种情况下肾小球滤过率将增加（　　　）

A. 大量摄入含 NaCl 多的食物

B. 血糖浓度为 150 mg/100 mL 时

C. 收缩压达 170 mmHg 时

D. 严重营养不良，血浆蛋白浓度降低

E. 交感神经兴奋，入球小动脉收缩时

（32）正常情况下不能通过肾小球滤过膜的物质是（　　　）

A. Na^+、K^+　　　　　　B. 血浆白蛋白　　　　　C. 葡萄糖

D. 氨基酸　　　　　　　　E. 甘露醇

（33）葡萄糖重吸收的部位仅限于（　　　）

A. 近曲小管　　　　　　　B. 髓袢降支　　　　　　C. 髓袢升支

D. 集合管　　　　　　　　E. 远曲小管

（34）葡萄糖重吸收与哪种物质的重吸收密切相关（　　　）

A. 水的重吸收　　　　　　B. K^+ 的重吸收　　　　　C. Na^+ 的重吸收

D. Cl^- 的重吸收　　　　　E. HCO_3^- 的重吸收

（35）肾小管液的等渗性重吸收发生在（　　　）

A. 近端小管　　　　　　　B. 髓袢细段　　　　　　　C. 髓袢升支粗段

D. 远端小管　　　　　　　E. 集合管

（36）关于肾小管对水的重吸收，叙述错误的是（　　　）

A. 近球小管对水的吸收与体内是否缺水无关

B. 远曲小管及集合管的吸收受抗利尿激素调控

C. 各段都是被动重吸收

D. 重吸收减少 1%，尿量将增加 1%

E. 肾小管和集合管对水的总吸收率约为 99%

（37）形成肾脏内髓部渗透压梯度的主要溶质是（　　　）

A. NaCl 和磷酸盐　　　　　B. KCl 和尿素　　　　　　C. 尿素和葡萄糖

D. NaCl 和尿素　　　　　　E. NaCl 和 KCl

（38）肾脏排 H^+ 主要机制是（　　　）

A. 通过磷酸酐酶的作用，H^+ 与重碳酸盐结合　　　B. H^+ 与醋酸盐结合

C. H^+ 与肾小管液中的 NH_3 结合形成 NH_4^+　　　D. H^+ 以硫酸的形式被分泌出来

E. H^+ 与 Cl^- 结合形成 HCl

（39）醛固酮对远曲小管和集合管的作用是（　　　）

A. 促进 Na^+ 的重吸收和对 K^+ 的排泄　　　　　B. 促进 Na^+ 和 K^+ 的重吸收

C. 促进 K^+ 重吸收和对 Na^+ 的排泄　　　　　　D. 促进 Na^+ 重吸收，抑制 K^+ 排泄

E. 促进 K^+ 重吸收，抑制 Na^+ 排泄

（40）下列不属肾脏功能的是（　　　）

A. 生成尿液　　　　　　　B. 分泌醛固酮　　　　　　C. 维持水平衡

D. 维持无机盐平衡　　　　E. 与酸碱平衡调节密切相关

（41）在实验中给动物快速静脉注射大量生理盐水，尿量增加的主要原因（　　　）

A. 血浆胶体渗透压降低　　　　　　　　　　B. 血浆晶体渗透压升高

C. 抗利尿激素分泌增多　　　　　　　　　　D. 肾小球毛细血管压升高

E. 肾小球毛细血管压降低

（42）大量饮清水后，尿量增多的主要原因是（　　　）

A. 有效滤过压增加　　　　B. 醛固酮分泌减少　　　　C. 肾小球滤过率增加

D. 抗利尿激素分泌减少　　　　　　　　　　E. 血浆胶体渗透压降低

（43）家兔静脉注射 20% 葡萄糖 3 mL 后，尿量增加的主要原因是（　　　）

A. 肾小球滤过率增加　　　　　　　　　　　B. 肾小球有效滤过压增高

C.肾小管液溶质浓度增加   D.血管升压素分泌减少

E.醛固酮分泌增加

2. 多选题

（1）肾脏的生理功能有（   ）

A.生成尿液，排泄大量代谢终产物   B.参与调节水、电解质平衡

C.分泌肾素   D.分泌血管升压素

E.参与调节酸碱平衡

（2）排尿过程包括（   ）

A.膀胱内尿量增加，内压升高，刺激膀胱壁牵张感受器

B.传入冲动传至脊髓排尿中枢

C.上传至大脑皮质产生尿意

D.环境适合排尿时，盆神经兴奋，腹下神经和阴部神经抑制

E.膀胱收缩，括约肌舒张，尿液排出

（3）关于肾小球滤过膜的描述，正确的是（   ）

A.由内皮细胞、基膜和肾小囊脏层上皮细胞组成

B.带负电荷分子更易通过

C.存在机械和电荷屏障

D.对分子大小有选择性

E.基膜对滤过膜的通透性起主要作用

3. 问答题

（1）简述肾小球滤过过程及其影响因素。

（2）正常人的肾血流量是如何调节的？试述其调节机制和生理意义。

三、学科交叉融合→推动学生创新的问题

1. 单选题

（1）维持机体正常水、钠动态平衡最重要的器官是（   ）

A.肾   B.肝   C.肺

D.皮肤   E.胃肠道

（2）以下情况下尿量不增加的是（   ）

A.尿崩症   B.交感神经兴奋   C.糖尿病

D.输入甘露醇   E.肾动脉血压升高

（3）输尿管结石可诱导（   ）

A.慢性肾功能衰竭   B.肾前性肾功能衰竭   C.肾性肾功能衰竭

D.肾后性肾功能衰竭   E.尿崩症

（4）剧烈运动时尿少的主要原因是（　　　）

A. 抗利尿激素分泌增多　　　　　　　　　　B. 肾小球动脉扩张，肾血流量增多

C. 肾小球动脉收缩，肾血流量减少　　　　　D. 醛固酮分泌增多

E. 肾小球毛细血管血压增高

（5）高渗性脱水患者尿量减少的主要机制是（　　　）

A. 肾血流量减少　　　　B. 细胞外液减少　　　　C. 细胞内液减少

D. 细胞外液渗透压升高，刺激下丘脑渴觉中枢

E. 细胞外液渗透压升高，刺激下丘脑渗透压感受器

（6）大量出汗时尿量减少，主要是由于（　　　）

A. 交感神经兴奋，引起抗利尿激素分泌

B. 肾小球滤过膜面积减少

C. 血浆晶体渗透压降低，引起抗利尿激素分泌

D. 血浆晶体渗透压升高，引起抗利尿激素分泌

E. 肾血流量减少，肾小球滤过率增加

（7）患者口渴、尿少，尿钠含量高，血清钠 >145 mmol/L，该患者出现何种水与电解质平衡紊乱（　　　）

A. 低渗性脱水　　　　B. 等渗性脱水　　　　C. 高渗性脱水

D. 水中毒　　　　　　E. 水肿

（8）急性肾小球肾炎水肿发生的主要机制是（　　　）

A. 肾素释放增加　　　　　　　　　　　　　B. 肾小球滤过率降低

C. 微血管壁通透性增加　　　　　　　　　　D. 肾小管重吸收加强

E. 醛固酮、抗利尿激素分泌增加

（9）休克诱导急性肾功能衰竭的主要机制是（　　　）

A. 肾内分泌变化　　　　B. 肾小球滤过率降低　　　　C. 原尿返漏

D. 肾小管重吸收加强　　E. 肾小管阻塞

（10）慢性肾功能不全的钙磷代谢紊乱表现为（　　　）

A. 血磷↓，血钙↑　　　B. 血磷↓，血钙↓　　　C. 血磷↑，血钙↓

D. 血磷正常，血钙↓　　E. 血磷正常，血钙↑

（11）尿毒症患者口臭明显的原因是（　　　）

A. 酚类物质产生增多　　B. 丙酮呼出过多　　C. 口腔细菌繁殖

D. 尿素分解产生氨味　　E. 呼吸深快，CO_2 呼出过多

（12）急性肾小球肾炎诱发心力衰竭是由于（　　　）

A. 血浆蛋白减少　　　　B. 肾小管损害　　　　C. 高血压

D. 心肌损害　　　　　　E. 严重水钠潴留

（13）急性肾小管坏死患者，肾功能恢复最慢的是（　　　）

A. 肾小管浓缩功能　　　B. 肾小管分泌功能　　　C. 集合管分泌功能

D. 肾小球滤过功能　　　E. 肾血流量

（14）大量使用磺胺类药物可致（　　）

A. 慢性肾功能衰竭　　　B. 肾前性肾功能衰竭　　C. 肾性肾功能衰竭

D. 肾后性肾功能衰竭　　E. 尿崩症

（15）非少尿型急性肾功能衰竭表现为（　　）

A. 尿钠↑，尿比重↑　　B. 尿钠↑，尿比重↓　　C. 尿钠↓，尿比重↑

D. 尿钠↓，尿比重↓　　E. 尿钠正常，尿比重↓

2. 多选题

（1）细胞代谢涉及的代谢途径主要包括（　　）

A. 有氧氧化　　　　　　B. 糖酵解　　　　　　C. 氨基酸代谢

D. 脂肪酸代谢　　　　　E. 三羧酸循环

（2）失血性休克导致尿量减少的原因有（　　）

A. 肾血流量减少　　　　　　　　　　B. 肾交感神经兴奋

C. 肾素－血管紧张素－醛固酮系统激活　　D. ADH 分泌增加

E. 血浆胶体渗透压升高

（3）应激时泌尿系统的变化包括（　　）

A. 尿比重升高　　　　　B. 尿量减少　　　　　C. 尿钠降低

D. 尿钾降低　　　　　　E. 肾小球滤过率降低

（4）引起低钾血症的原因可能有（　　）

A. 禁食　　　　　　　　B. 代谢性酸中毒　　　C. 代谢性碱中毒

D. 长期使用呋塞米　　　E. 肾上腺皮质功能亢进

（5）过量使用肾上腺盐皮质激素诱发代谢性碱中毒可能是因为（　　）

A. 促进肾小管泌 K^+　　B. 促进肾小管泌 H^+　　C. 促进肾小管泌 Cl^-

D. 促进肾小管重吸收 Na^+　　　　　　E. 促进肾小管水的重吸收

（6）髓袢性利尿剂导致代谢性碱中毒的机制有（　　）

A. 抑制髓袢对 Na^+ 的重吸收　　　　　B. 促进醛固酮分泌

C. 抑制髓袢对 Cl^- 的重吸收　　　　　D. 促进远曲小管 Na^+-K^+ 交换

E. 抑制近曲小管上皮细胞 Na^+-H^+ 交换

（7）急性肾功能不全引起入球动脉收缩的机制包括（　　）

A. 腺苷增多　　　　　　B. 肾小管细胞内 Ca^{2+} 增多

C. 血管紧张素Ⅱ增多　　D. 儿茶酚胺增多　　E. 前列腺素 E_2 增多

（8）多系统器官功能衰竭时，肾脏功能障碍表现为（　　）

A. 蛋白尿　　　　　　　B. 血肌酐升高　　　　C. 氮质血症

D. 尿钠降低　　　　　　E. 少尿或无尿

3. 问答题

（1）剧烈运动大量出汗后尿量会如何变化？请分析其机制。

（2）简述排尿反射的基本过程。

（3）比较呋塞米和阿米洛利利尿作用的异同点。

（4）试述正常人分别饮清水1 L和饮生理盐水1 L，各对尿量有何影响，阐明其变化机制。

（5）少尿型急性肾功能不全在少尿期有哪些代谢紊乱，其机制是什么？

四、举一反三→体现B to B的问题

1. 问答题

（1）试述临床常用甘露醇治疗急性肾功能不全的原因。

（2）根据泌尿系统结构及功能的知识，分析哪些环节可作为利尿药的靶点。

2. 病案分析

患者，男，45岁，因腰痛、乏力、下肢水肿、尿频、尿急及夜尿增多入院就诊。常规检查：尿蛋白（+++），血清白蛋白20 g/L；肾组织活检可见肾小球弥漫性病变，肾小球基底膜上皮侧见少量散在分布的嗜复红小颗粒（Masson染色），基底膜增厚；免疫荧光检查可见lgG和C3细颗粒状沿肾小球毛细血管壁沉积，无其他疾病史和家族史。诊断为原发性肾病综合征。给予口服呋塞米和泼尼松并适量补钾后，患者症状明显减轻。

问题：

（1）该患者为什么会出现大量蛋白尿和下肢水肿？

（2）呋塞米属于哪类利尿药？其作用机制是什么？

（3）为什么患者需要适量补钾？

参考答案

一、关注生命科学研究热点→聚焦学生感兴趣的问题

1. 单选题：（1）～（4）CEDD

2. 多选题：（1）ABCD　（2）AD　（3）ABCDE

3. 问答题

（1）答：糖尿病患者由于缺乏胰岛素，机体不能充分利用血糖供能，因而血糖浓度升高，当血糖浓度超过肾糖阈时，经肾小球滤出而进入小管液中的葡萄糖将不能全部被近端小管重吸收，其他部位的肾小管又无重吸收葡萄糖的能力，因而导致终尿中出现葡萄糖，即糖尿。由于小管液有较多的没有被重吸收的葡萄糖，将使小管液溶质的浓度升高，渗透压升高，妨碍或减少了水的重吸收，从而出现渗透性利尿现象，引起多尿。

（2）答：脑水肿形成的直接原因可能是毛细血管壁通透性增加，富含蛋白质的液体

通过血管壁进入脑组织间隙。

机制：甘露醇进入血液后，血浆渗透压↑，组织液中的水分进入血浆，使血管内血容量和肾血流量↑，组织脱水。由于甘露醇在肾小管内很少被重吸收，因此甘露醇以尿液形式排出时带走大量水分，尿量↑。

二、强化基础知识→训练学生逻辑思维的问题

1. 单选题：（1）～（10）ACEBA BEEDA 　（11）～（20）DCEDE ABBAD

（21）～（30）CAEDC AEBCA 　（31）～（40）DBACA DDCAB

（41）～（43）ADC

2. 多选题：（1）ABCE （2）ABCDE （3）ACDE

3. 问答题

（1）答：肾小球的滤过作用的动力是有效滤过压，有效滤过压＝肾小球毛细血管血压－（血浆胶体渗透压＋肾小囊内压）。血液在肾小球毛细血管中流动时，由于不断生丰超滤液，血液中血浆蛋白浓度会逐渐增加，血浆胶体渗透压逐渐上升，有效滤过压逐渐降低到零，而达到滤过平衡。影响肾小球滤过的因素：①滤过膜面积和通透性；②有效滤过压，涉及肾小球毛细血管血压、囊内压和血浆胶体渗透压；③肾血浆流量。

（2）答：安静状态下，动脉血压在70～180 mmHg范围内波动，肾血流量能维持相对稳定，这主要是通过肾血流量的自身调节机制来实现的，自身调节的机制存在两种学说，即肌源性机制和管－球反馈机制。

肾血流量经自身调节而保持相对稳定，肾小球滤过率在血压为70～180 mmHg时保持相对稳定，机体对钠、水和其他物质的排泄不会因血压的波动而发生较大的变化，这对肾脏的尿生成功能具有重要意义。但在紧急情况下，机体则通过交感神经和肾上腺髓质激素等使全身血量重新分配，减少肾血流量，以确保心、脑等重要器官的血液供应。所以，肾血流量的神经和体液调节主要是使肾血流量与全身循环血量相配合。在循环血量减少、强烈的伤害性刺激、情绪激动或剧烈运动时，全身多数交感神经活动加强，肾血流量减少；反之，当循环血量增多时，交感活动减弱，肾血流量增加。

三、学科交叉融合→推动学生创新的问题

1. 单选题：（1）～（10）ABDCE DCBBC （11）～（15）DEACD

2. 多选题：（1）ABCDE （2）ABCD （3）ABCE （4）ACDE （5）ABD

（6）ABCD （7）ABCD （8）ABCE

3. 问答题

（1）答：大量出汗后尿量减少。刚从汗腺分泌出来的汗液与血浆是等渗的，但在流经汗腺管腔时，在醛固酮的作用下，汗液中的 Na^+ 和 Cl^- 被重吸收，最后排出的汗液是低渗的，大量出汗后血浆晶体渗透压升高，下丘脑渗透压感受器受刺激而兴奋；同时由于血容量也减少，心房及胸腔内大静脉中的容量感受器对下丘脑视上核和室旁核的抑制作用减弱。上述两条途径均使下丘脑合成和释放ADH增多，使集合管对水的通透性增加。重吸

收的水增多，尿量减少。此外，大量出汗还可使血浆胶体渗透压升高，肾小球有效滤过压降低，原尿生成量减少，最终使尿量减少。

（2）答：正常情况下，膀胱内压经常保持在 10 cmH₂O 以下。当尿量增加为 400～500 mL 时，膀胱内压超过 10 cmH₂O，刺激膀胱壁的牵张感受器，冲动沿盆神经传入到骶髓的排尿反射初级中枢；同时也上传至脑桥和大脑皮质的排尿反射高位中枢，产生尿意，如果条件许可，即可产生排尿反射，冲动沿盆神经副交感纤维传出，引起逼尿肌收缩，尿道内括约肌松弛，尿液进入后尿道，刺激尿道的感受器，将兴奋沿阴部神经再次传到骶髓排尿中枢，以正反馈方式，加强其活动，并反射性抑制阴部神经，使尿道外括约肌松弛，排出尿液，正反馈反复进行，直至尿液排空为止。

（3）答：相同点在于，呋塞米和阿米洛利均属于利尿剂，临床上用于治疗心脏性水肿、肾性水肿、肝硬化腹水、功能障碍或血管障碍所引起的周围性水肿等。

不同点在于，呋塞米属于排钾利尿剂，通过抑制 Na⁺-K⁺-2Cl⁻ 同向转运体功能，阻碍髓袢升支粗段对 Na⁺、K⁺ 和 Cl⁻ 的重吸收，从而影响尿的浓缩而发挥利尿作用。阿米洛利属于保钾利尿剂，抑制顶端膜 Na⁺ 通道，即抑制肾脏远曲小管和集合管的 Na⁺-K⁺ 交换，减少 Na⁺ 和 Cl⁻ 的重吸收，从而使 Na⁺、Cl⁻ 和水排泄增多，而 K⁺ 排泄减少，发挥利尿作用，但其作用不依赖于醛固酮。

（4）答：饮用 1 L 清水后尿量增加，尿渗透压下降，称为低渗尿。水被吸收后，细胞外液量增加，但晶体渗透压下降，对下丘脑渗透压敏感区的刺激作用减弱，ADH 的释放减少，集合管顶端膜上的 AQP2 通过内吞作用将水转入胞内，使集合管对水的通透性下降，水的重吸收减少，而此时，溶质（如钠等）仍被重吸收，结果是尿量增多，尿渗透压降低。如果大量饮水，还会降低血浆胶体渗透压，使有效滤过压增大，尿量增加。饮用等渗的生理盐水，则对下丘脑渗透压敏感区的刺激作用无明显的改变。

（5）答：①氮质血症。其机制是：肾小球滤过率↓，使肾排出非蛋白氮减少；组织分解代谢增强，非蛋白氮产生增多。②代谢性酸中毒。其机制是：肾小球滤过率↓，肾排酸减少；肾小管泌 H⁺、泌 NH₃ 能力降低，同时 NaHCO₃ 重吸收↓；体内分解代谢增强，酸性代谢产物增多。③水中毒。其机制是：肾排水减少，如肾小球滤过率↓，抗利尿激素分泌增多；体内分解代谢增强，内生水增多；水摄入过多，如大量饮水、输液过多。④高钾血症。其机制是：少尿使 K⁺ 排出减少；低钠血症时，肾小管 Na⁺-K⁺ 交换减少；分解代谢增强、酸中毒使 K⁺ 从细胞内向细胞外转移；输入库存血或摄入含 K⁺ 高的食物或药物。

四、举一反三→体现 B to B 的问题

1. 问答题

（1）答：①甘露醇可引起渗透性利尿，减少超滤液在肾小管的重吸收，利于清除阻塞肾小管的色素和蛋白管型；②甘露醇属血管扩张剂，有助于解除微动脉的持续收缩；③甘露醇造成的高渗，可减轻毛细血管内皮细胞的肿胀，利于克服无复流现象；④甘露醇可抑制肾缺血所致的肾素分泌；⑤甘露醇是羟自由基清除剂，可减轻肾缺血－再灌注损

伤，并降低血液黏滞度。

（2）答：①靶向髓袢升支粗段，抑制 $Na^+-K^+-2Cl^-$ 同向转运体，抑制 Na^+ 重吸收，从而抑制 H_2O 的重吸收，达到利尿作用。②靶向远曲小管近端，抑制 Na^+-Cl^- 同向转运体，抑制 Na^+ 重吸收，从而抑制 H_2O 的重吸收，达到利尿作用。③靶向远曲小管远端和集合管，拮抗醛固酮受体或抑制 Na^+ 通道，达到利尿效果。④靶向近曲小管，抑制碳酸酐酶活性（碳酸酐酶抑制剂），通过抑制碳酸酐酶的活性而抑制 HCO_3^- 的重吸收，由于 Na^+ 在近曲小管可与 HCO_3^- 结合排出，近曲小管 Na^+ 重吸收会减少，水的重吸收减少。⑤靶向髓袢及肾小管其他部位，抑制过滤物质的重吸收，导致肾小管内渗透压升高，对水的重吸收减少，达到利尿的效果，又可称为渗透性利尿。⑥靶向集合管上抗利尿激素受体，抑制抗利尿激素的结合，抑制水通道对水的重吸收，从而增加水的排出，达到利尿的效果。

2. 病案分析

分析：（1）肾小球滤过膜滤过孔径的大小影响滤过的物质，同时其表面带有负电荷，能阻止带负电荷的蛋白质通过，因此，正常人的尿液中不含蛋白质。而原发性肾病综合征患者的肾小球滤过膜被破坏，使滤过膜通透性增高，血浆蛋白进入超滤液，从而出现蛋白尿。一方面，大量蛋白尿造成低蛋白血症，血浆胶体渗透压下降，血管内的水分渗入组织间隙，使组织液生成增加，造成组织水肿。另一方面，肾小球滤过功能下降，造成水钠潴留，水分不能充分地通过尿液排出，加重组织水肿。由于重力作用，水分积聚在下肢，遂形成下肢水肿。

（2）呋塞米又称"速尿"，是髓袢利尿剂的代表药物，属于强效利尿药。其作用机制是抑制 $Na^+-K^+-2Cl^-$ 同向转运体功能，抑制髓袢升支粗段对 Na^+、K^+ 和 Cl^- 的吸收，导致外髓渗透浓度梯度形成障碍，内髓的渗透浓度梯度也无法形成，水的重吸收量减少，排出增多，产生利尿作用。

（3）适量补钾的原因：呋塞米抑制 $Na^+-K^+-2Cl^-$ 同向转运体功能，因此也抑制髓袢升支粗段对 K^+ 的重吸收；加之利尿引起的肾远端小管流速的增加，导致排 K^+ 增加，可引起低钾血症。

第十一章

感觉器官的结构与功能

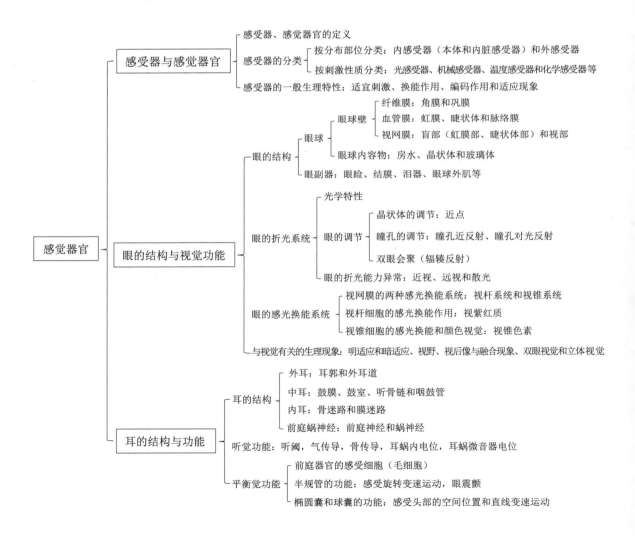

感受器与感觉器官
- 感受器、感觉器官的定义
- 感受器的分类
  - 按分布部位分类：内感受器（本体和内脏感受器）和外感受器
  - 按刺激性质分类：光感受器、机械感受器、温度感受器和化学感受器等
- 感受器的一般生理特性：适宜刺激、换能作用、编码作用和适应现象

眼的结构与视觉功能
- 眼的结构
  - 眼球
    - 眼球壁
      - 纤维膜：角膜和巩膜
      - 血管膜：虹膜、睫状体和脉络膜
      - 视网膜：盲部（虹膜部、睫状体部）和视部
    - 眼球内容物：房水、晶状体和玻璃体
  - 眼副器：眼睑、结膜、泪器、眼球外肌等
- 眼的折光系统
  - 光学特性
  - 眼的调节
    - 晶状体的调节：近点
    - 瞳孔的调节：瞳孔近反射、瞳孔对光反射
    - 双眼会聚（辐辏反射）
  - 眼的折光能力异常：近视、远视和散光
- 眼的感光换能系统
  - 视网膜的两种感光换能系统：视杆系统和视锥系统
  - 视杆细胞的感光换能作用：视紫红质
  - 视锥细胞的感光换能和颜色视觉：视锥色素
- 与视觉有关的生理现象：明适应和暗适应、视野、视后像与融合现象、双眼视觉和立体视觉

感觉器官

耳的结构与功能
- 耳的结构
  - 外耳：耳郭和外耳道
  - 中耳：鼓膜、鼓室、听骨链和咽鼓管
  - 内耳：骨迷路和膜迷路
  - 前庭蜗神经：前庭神经和蜗神经
- 听觉功能：听阈，气传导，骨传导，耳蜗内电位，耳蜗微音器电位
- 平衡觉功能
  - 前庭器官的感受细胞（毛细胞）
  - 半规管的功能：感受旋转变速运动，眼震颤
  - 椭圆囊和球囊的功能：感受头部的空间位置和直线变速运动

一、关注生命科学研究热点→聚焦学生感兴趣的问题

"以辣椒为钥，解躯体感受之谜"——2021年诺贝尔生理学或医学奖

人类对温度和触碰的感知能力对自身的生存至关重要，这种能力支撑了人类与周围世界的互动。能够感知温度和触碰的神经脉冲是如何产生的？2021年诺贝尔生理学或医学奖得主戴维·朱利叶斯和阿德姆·帕塔普蒂安的研究成果帮助人类洞悉了其中的机理。

长久以来，人类对感知能力背后的机理充满好奇心，并提出过各种假说。约瑟夫·厄兰格和赫伯特·加瑟两位科学家曾发现，不同类型的感觉神经纤维可以对不同的刺激，例如对疼痛和非疼痛触碰作出反应，两人因此获得1944年诺贝尔生理学或医学奖。之后，科学家发现神经细胞是高度专业化的，不同分工的神经细胞可以探测和转导不同类型刺激，并使人类能感知到周围环境的细微差别。

然而，在朱利叶斯和帕塔普蒂安的发现之前，人类对神经系统如何感知环境的理解存在一片空白区域：温度和触碰如何在神经系统中转化为电脉冲？

20世纪90年代后期，在美国加利福尼亚大学旧金山分校工作的戴维·朱利叶斯通过分析辣椒素如何使人产生灼热感而取得重大进展。朱利叶斯和他的同事创建了一个由数百万个DNA片段组成的基因库，这些DNA片段与感觉神经元中表达的基因对应，这些基因可以对疼痛、温度和触摸作出反应。朱利叶斯和他的同事推测，该基因库中应该包含一个DNA片段，它能编码一种可以对辣椒素作出反应的蛋白质。

经过艰苦的搜索，朱利叶斯和他的同事终于发现了一个能够使细胞对辣椒素敏感的基因。该基因编码了一种新的离子通道蛋白，这种对辣椒素敏感的蛋白被命名为TRPV1。当朱利叶斯进一步研究TRPV1蛋白对热的反应能力时，他意识到自己发现了一种对热敏感的受体，这种受体在机体能感觉到疼痛的温度下才能被激活。

辣椒曾被作为镇痛剂使用，直到TRPV1被发现后，人们才发现其镇痛机理：TRPV1的离子通道在被持续激活时，阳离子将不断地涌入细胞，而过多的Ca^{2+}可产生细胞毒性，细胞出于自身保护便会反馈性地关闭TRPV1通道，并使伤害性感受神经元对辣椒素甚至其他伤害性刺激脱敏，减少痛觉信号的产生，由此抑制疼痛感受。

因此，可将TRPV1作为一个新的药物靶点，通过控制TRPV1通道，对促进或者阻止该通道的功能，来直接促进或者阻止大脑对痛觉的感知，以此可研发出新的高效镇痛药，用以弥补和降低现有药物的局限与风险（如阿片类镇痛药有成瘾性，一些抗炎止痛药有心血管风险）。现在正在临床试验的药物就有关节内注射反式辣椒素CNTX-4975——一种可治疗膝骨关节炎相关疼痛的药物。

为了解释机械刺激如何转为触觉，在美国斯克里普斯研究所工作的帕塔普蒂安希望找出被机械刺激激活的受体。帕塔普蒂安和他的同事首先发现了一种细胞系，当其中单个细胞被微管戳到时，该细胞系会发出可测量的电信号。他们随后筛选并鉴定出72个候选基

因，通过将这些基因逐个关闭，成功识别出一个对机械刺激敏感的基因，当该基因关闭后，细胞对被微管戳到的压力不再敏感。

帕塔普蒂安和他的同事发现的是一种全新的压力敏感离子通道，他们将其命名为Piezo1。这个词来源于希腊语中的"压力"一词。根据与Piezo1的相似性，帕塔普蒂安和他的同事还发现了第二种与压力感知相关的离子通道，并将其命名为Piezo2。研究还发现，通过对细胞膜施加压力，Piezo1和Piezo2离子通道可以被直接激活。帕塔普蒂安以及其他团队在此基础上发表了一系列论文，证明了Piezo2离子通道对触觉至关重要，此外，还在身体位置和运动感知方面发挥着关键作用。Piezo通道功能一旦出现异常，会造成先天性淋巴发育不良、遗传性干瘪红细胞增多症、显性远端关节挛缩等疾病，可见Piezo有望作为相关疾病治疗的药物靶点。

1. 单选题

（1）人们在听到爆炸声时习惯张开嘴巴，生理意义在于（ 　　 ）

A. 调节中耳与内耳之间的压力平衡 　　　　B. 调节圆窗膜内外压力平衡

C. 调节前庭膜两侧的压力平衡 　　　　　　D. 调节鼓室与大气之间的压力平衡

E. 调节基底膜两侧的压力平衡

（2）下列关于感受器适应的叙述，哪项是错误的（ 　　 ）

A. 刺激未变但传入冲动减少或消失 　　　　B. 适应是所有感受器的功能特点之一

C. 有快适应和慢适应感受器 　　　　　　　D. 感受器适应与感觉适应无关

E. 感受器适应不同于感受器疲劳

（3）眼球前后径正常的人，眼的近点越近，说明其（ 　　 ）

A. 双眼会聚能力越强 　　B. 角膜越呈球形 　　　C. 缩瞳能力越强

D. 晶状体弹性越好 　　　E. 对光的反应能力越强

（4）"久入兰室不闻其香"，从生理学的角度，这种现象说明（ 　　 ）

A. 过度刺激导致嗅上皮损伤 　　　　　　　B. 人的嗅觉中枢不发达

C. 某些嗅质对嗅觉中枢有抑制作用 　　　　D. 人对香味的嗅敏度较低

E. 人的嗅觉适应较快

（5）耳聋的贝多芬在创作音乐时，用牙咬住一根木棒的一端，把木棒的另一端插入钢琴的共鸣箱内，借此来"听"声音。贝多芬耳聋后还能"听"声音的原因是（ 　　 ）

A. 气传导 　　　　　　B. 骨传导 　　　　　C. 牙可以增幅声音

D. 牙促进声波传导 　　E. 液体传导

2. 多选题

（1）感受器对刺激强度信息的编码机制包括（ 　　 ）

A. 感受器的换能作用 　　　　　　　　　　B. 感受器的感受野大小

C. 被募集的感受器数量 　　　　　　　　　D. 感受器电位的幅度高低

E. 感受器电位的持续时间

（2）关于特殊感觉器官的叙述，正确的是（　　　）

A. 具有附属结构　　　　B. 对适宜刺激敏感　　　C. 具有换能作用

D. 具有信息编码功能　　E. 以上选项均不正确

（3）下列关于近视眼的叙述，正确的是（　　　）

A. 可用凹透镜纠正　　　　　　　　　　　B. 近点较正常眼更远

C. 眼球前后径过长　　　　　　　　　　　D. 眼的折光力过强

E. 平行光线聚焦于视网膜前

3. 问答题

（1）正常人眼视近物时做了哪些方面的调节？各有何意义？

（2）可见光指什么？什么叫颜色视觉？人的色觉是如何形成的？

二、强化基础知识→训练学生逻辑思维的问题

1. 单选题

（1）当刺激感受器时，刺激持续但传入冲动频率已开始下降的现象，称为（　　　）

A. 疲劳　　　　　　　B. 抑制　　　　　　　C. 适应

D. 传导阻滞　　　　　E. 衰减传导

（2）眼的结构中，折光系数最大的是（　　　）

A. 玻璃体　　　　　　B. 晶状体　　　　　　C. 角膜

D. 房水　　　　　　　E. 脉络膜

（3）近视眼与正常视力者相比，近视眼的（　　　）

A. 近点变远，远点变近　　　　　　　　　B. 近点变远，远点不变

C. 近点变近，远点变远　　　　　　　　　D. 近点和远点都变远

E. 近点和远点都变近

（4）使近处物体发出的辐散光线在视网膜上聚焦成像的功能称为（　　　）

A. 眨眼反射　　　　　B. 眼的调节　　　　　C. 视轴会聚反射

D. 瞳孔对光反射　　　E. 角膜反射

（5）视黄醛由下列哪种维生素转化而来（　　　）

A. 维生素 A　　　　　B. 维生素 B　　　　　C. 维生素 C

D. 维生素 D　　　　　E. 维生素 E

（6）夜盲症发生的原因是（　　　）

A. 视黄醛过多　　　　B. 视蛋白合成障碍　　C. 视紫红质过多

D. 视紫红质缺乏　　　E. 维生素 A 过多

（7）临床上较为多见的色盲是（　　　）

A. 红色盲　　　　　　B. 绿色盲　　　　　　C. 黄色盲

D. 蓝色盲　　　　　　E. 红绿色盲

（8）视近物时，眼的调节不会出现（　　　）

A. 双眼会聚　　　　　　B. 物像仍可落在视网膜的相称位置

C. 晶状体变凸　　　　D. 眼轴变短　　　　E. 瞳孔缩小

（9）当睫状肌收缩时可使（　　　）

A. 晶状体曲度减小　　B. 晶状体曲度增大　　C. 角膜曲度增大

D. 角膜曲度减小　　　E. 瞳孔缩小

（10）听觉的感受器是（　　　）

A. 鼓膜与听骨链　　　　B. 外淋巴与卵圆窗　　C. 耳蜗螺旋器

D. 内淋巴与蜗管　　　　E. 椭圆囊和球囊

（11）听阈是指能引起听觉的（　　　）

A. 某一频率的最大振动强度　　　　　　B. 某一频率的中等振动强度

C. 某一频率的最小振动强度　　　　　　D. 任何频率的最小振动强度

E. 任何频率的最大振动强度

（12）静息状态时，能够形成清晰视觉的眼前物体最远点，称为（　　　）

A. 远点　　　　　　B. 节点　　　　　　C. 焦点

D. 近点　　　　　　E. 主点

（13）对远视眼的错误叙述（　　　）

A. 由于眼球前后径过短所致　　　　　　B. 近点移远

C. 眼的折光力过弱　　　　　　　　　　D. 平行光线聚焦于视网膜之前

E. 看远物时需要调节

（14）对感受器电位的错误描述是（　　　）

A. 以电紧张方式扩布　　B. 为"全或无"式

C. 在一定范围内电位随刺激强度的增加而增大

D. 可以总和　　　　　E. 为感觉神经末梢或感受细胞上的局部电位

（15）根据视觉三色学说，三种视锥细胞特别敏感的颜色是（　　　）

A. 红黄蓝　　　　　B. 红绿蓝　　　　　C. 红黄黑

D. 红黑白　　　　　E. 红蓝紫

（16）眼球能看清眼物体的最近距离，称为（　　　）

A. 远点　　　　　　B. 节点　　　　　　C. 焦点

D. 近点　　　　　　E. 主点

（17）听骨链传导声波使振动（　　　）

A. 幅度增大，压强增大　　　　　　B. 幅度减小，压强减小

C. 幅度减小，压强增大　　　　　　D. 幅度减小，压强不变

E. 幅度增大，压强减小

（18）声音传向内耳的主要途径是（　　　）

A. 骨传导　　　　　　　　B. 外耳－鼓膜－听骨链－卵圆窗－内耳

C. 外耳 – 鼓膜 – 听骨链 – 圆窗 – 内耳　　　　　　D. 颅骨 – 耳蜗内淋巴

E. 外耳 – 鼓膜 – 鼓室空气 – 圆窗 – 内耳

（19）使平行光线聚焦于视网膜前方的眼，称为（　　　）

　　A. 远视眼　　　　　　　B. 正视眼　　　　　　　C. 老花眼

　　D. 散光眼　　　　　　　E. 近视眼

（20）耳蜗底部毛细胞受损将出现（　　　）

　　A. 高频听力损失　　　　B. 低频听力损失　　　　C. 中频听力损失

　　D. 高低频听力均损失　　E. 对高低频听力均无影响

（21）人乘电梯突然上升时发生的屈腿反应的感受器位于（　　　）

　　A. 球囊　　　　　　　　B. 肌肉关节中的本体感受器

　　C. 水平半规管　　　　　D. 垂直半规管　　　　　E. 半规管壶腹嵴

（22）椭圆囊和球囊囊斑的适宜刺激是（　　　）

　　A. 直线匀速运动　　　　B. 角匀速运动　　　　　C. 正角加速度

　　D. 负角加速度　　　　　E. 直线正负加速度运动

（23）散光眼产生的原因多半是由于（　　　）

　　A. 眼球前后径过长　　　　　　　　　　B. 眼球前后径过短

　　C. 晶状体曲率半径过小　　　　　　　　D. 晶状表面不呈正球面

　　E. 晶状体曲率半径过大

（24）眼近点的远近主要取决于（　　　）

　　A. 角膜的曲率半径　　　B. 晶状体的弹性　　　　C. 玻璃体的折光指数

　　D. 瞳孔的直径　　　　　E. 房水的折光指数

（25）瞳孔对光反射中枢位于（　　　）

　　A. 中脑　　　　　　　　B. 延髓　　　　　　　　C. 枕叶皮质

　　D. 脑桥　　　　　　　　E. 丘脑外膝体

（26）瞳孔近反射和对光反射中枢的共同部位是（　　　）

　　A. 大脑皮质　　　　　　B. 脑桥　　　　　　　　C. 下丘脑

　　D. 中脑　　　　　　　　E. 延髓

（27）半规管中壶腹嵴毛细胞的适宜刺激是（　　　）

　　A. 直线加速运动　　　　B. 直线减速运动　　　　C. 直线匀速运动

　　D. 旋转变速运动　　　　E. 旋转匀速运动

（28）晕车、晕船反应是因为过度刺激了（　　　）

　　A. 上、后半规管　　　　B. 耳石　　　　　　　　C. 壶腹

　　D. 视觉器官　　　　　　E. 本体感受器

2. 多选题

（1）硫酸阿托品对眼部的调节包括（　　　）

　　A. 散瞳　　　　　　　　B. 缩瞳　　　　　　　　C. 降低眼内压

D. 升高眼内压　　　　　　E. 调节麻痹

（2）感受器电位的特征为（　　　）

A. 以电紧张方式扩布　　B. 多为极化电位　　　　C. "全或无"式

D. 有总和现象　　　　　E. 有超极化电位

（3）感受器的生理特性是（　　　）

A. 有快慢不同的适应现象　　　　　　　B. 对刺激信息有处理加工作用

C. 每种感受器均有一种最敏感的刺激　　D. 能把刺激能量转变为神经冲动

E. 对不适宜的刺激也有反应

（4）形成不同的感觉主要取决于（　　　）

A. 刺激频率　　　　　　B. 刺激的性质　　　　　C. 传入冲动最终到达大脑皮质的部位

D. 被刺激的感受器　　　E. 刺激强度

（5）引起嗅觉的刺激物的特性有（　　　）

A. 水溶性　　　　　　　B. 脂溶性　　　　　　　C. 易挥发

D. 分子量小　　　　　　E. 刺激性小

3. 问答题

（1）简述房水和眼压的关系及其生理意义。

（2）简述视杆细胞感受器电位的产生机制。

（3）简述前庭器官的适宜刺激和生理功能。

（4）试比较视杆系统和视锥系统的功能差别。

三、学科交叉融合→推动学生创新的问题

1. 单选题

（1）低浓度的毛果芸香碱滴眼液可治疗闭角型青光眼的机制在于（　　　）

A. 激动 M 型受体，瞳孔缩小，前房角间隙扩大，房水回流通畅，眼压下降

B. 抑制 M 型受体，瞳孔扩大，前房角间隙扩大，房水回流通畅，眼压下降

C. 激动 M 型受体，瞳孔扩大，前房角间隙扩大，房水回流通畅，眼压下降

D. 抑制 M 型受体，瞳孔缩小，前房角间隙扩大，房水回流通畅，眼压下降

E. 激动 N 型受体，瞳孔缩小，前房角间隙扩大，房水回流通畅，眼压下降

（2）女性患者，65 岁，慢性肺心病晚期，全身水肿严重，大剂量使用呋塞米利尿以减轻水肿，但长期反复用药后出现听力障碍，其原因是（　　　）

A. 血 Na^+、K^+、Cl^- 过低　　　　　　B. 耳蜗外淋巴中 Na^+ 浓度降低

C. 耳蜗内淋巴中 K^+ 浓度降低　　　　　D. 药物蓄积引起听神经损伤

E. 脱水引起螺旋器血供不足

2. 多选题

（1）进行眼科检查时，用后马托品滴眼可产生的结果是（ ）

A. 产生复视   B. 瞳孔扩大   C. 视近物模糊

D. 青光眼加重   E. 瞳孔缩小

（2）支持色觉三色原学说的事实依据为（ ）

A. 视网膜中存在三类吸收光谱   B. 色盲的遗传现象及机制

C. 色弱的发生及可能机制   D. 颜色对比现象的客观存在

E. 色彩的心理特征

（3）囊斑的适宜刺激是（ ）

A. 角加速度运动   B. 直线正加速度运动   C. 直线匀速运动

D. 直线负加速度运动   E. 角匀速运动

（4）治疗青光眼的方法包括（ ）

A. 激光治疗   B. 高渗脱水剂降眼压   C. 扩瞳剂

D. 缩瞳剂   E. 手术治疗

3. 问答题

（1）成语"七窍生烟"的结构基础是什么？

（2）试分析临床应用缩瞳药和散瞳药的可能作用环节。

四、举一反三→体现B to B的问题

1. 问答题

（1）近视眼是如何形成的？用什么方法可以矫正？

（2）晕车反应是如何产生的？

2. 病案分析

10岁男孩小明，因视力下降、眼疼2个月就医。医生询问病史了解到，小明每当换季的时候就会患季节性过敏性结膜炎，出现双眼眼红、眼痒的症状，于是父母给其买妥布霉素地塞米松滴眼液，用后症状缓解，已持续2年。视力检查结果显示右眼0.25，左眼只有0.15；眼压也非常高：右眼40.5 mmHg，左眼39.7 mmHg（正常眼压10～21 mmHg）；另外，小明的视神经已经开始萎缩，现确诊为糖皮质激素性青光眼。

问题：

（1）妥布霉素地塞米松滴眼液的作用是什么？

（2）为何小明使用妥布霉素地塞米松滴眼液2年后患上糖皮质激素性青光眼？

参考答案

一、关注生命科学研究热点→聚焦学生感兴趣的问题

1. 单选题：（1）～（5）DDDEB

2. 多选题：（1）BD （2）ABCD （3）ACDE

3. 问答题

（1）答：①晶状体的调节。当看近物时，晶状体变凸，曲率半径增加。意义：增加折光能力，使物像前移于视网膜上，以保持清晰的成像。②瞳孔的调节。看近物时，可反射性引起双侧瞳孔缩小，这就是瞳孔近反射，又称瞳孔调节反射。意义：瞳孔缩小后可减少人眼的光线量和减少折光系统产生的球面像差和色像差，使视网膜成像更清晰。③双眼会聚。当双眼视近物时，双眼球内及两眼视轴向鼻侧会聚的现象，也称辐辏反射。意义：两眼会聚后，可使物体成像于两眼视网膜的对称点上，不发生复视，而产生单一的清晰视觉。

（2）答：可见光指人眼可以感知的波长在 380～760 nm 的光。

颜色视觉简称色觉，是一种复杂的物理心理现象，是由不同波长的光线作用于视网膜后在人脑引起的主观感觉。正常人眼可分辨波长在 380～760 nm 的 150 种左右不同的颜色，每种颜色都与一定波长的光线相对应。

关于色觉的形成，主要有三色学说和对比色学说两种理论。三原色学说认为在视网膜中存在三种视锥细胞，分别对红、绿、蓝三种颜色的光敏感。当不同波长的光线作用于视网膜时，三种视锥细胞发生兴奋的比例不同，这样信息传到中枢，经视中枢分析处理后产生不同颜色的感觉。而对比学说认为，在红、绿、蓝、黄四种颜色中，红色与绿色、蓝色与黄色分别形成对比色；任何颜色都是由红、绿、蓝、黄四种颜色按不同比例混合而成的。

二、强化基础知识→训练学生逻辑思维的问题

1. 单选题：（1）～（10）CBEBA DEDBC （11）～（20）CADBB DCBEA
（21）～（28）AEDBA DDA

2. 多选题：（1）ADE （2）ABDE （3）ABCD （4）BCD （5）ABC

3. 问答题

（1）答：房水来源于血浆，由睫状体脉络膜丛产生，生成后由后房经瞳孔进入前房，然后流过前房角的小梁网，经许氏管进入静脉。房水不断生成，又不断回流入静脉，保持动态平衡，称为房水循环。房水具有营养角膜、晶状体及玻璃体的功能，并维持一定的眼内压。由于房水量的恒定及前、后房容积的相对恒定，因而眼压也保持相对稳定。眼压的相对稳定对保持眼球特别是角膜的正常形状与折光能力具有重要意义。若眼球被刺破，会导致房水流失、眼压下降、眼球变形，引起角膜曲度改变。房水循环障碍时（如房水排出受阻），会造成眼压增高，眼压的病理性增高称为青光眼，这时除眼的折光系统出现异常外，还可引起头痛、恶心等症状，严重时可导致角膜混浊、视力丧失。

（2）答：视杆细胞的外段是进行光电转换的关键部位。未经光照时，视杆细胞的静息电位为 $-40 \sim -30$ mV，这是由于外段膜上有受 cGMP 控制的 Na^+ 通道，Na^+ 顺浓度差流入膜内，使视杆细胞外段膜处于部分去极化状态。视杆细胞内段膜的 Na^+ 泵的持续活动将 Na^+ 移出膜外，以维持膜内外的 Na^+ 平衡。当视网膜受到光照时，视紫红质分解，引起视蛋白分子变构，激活了视盘中的传递蛋白，结果进一步激活了膜中的磷酸二酯酶，使外段胞质中的 cGMP 分解。胞质中的 cGMP 水平降低，Na^+ 通道关闭，产生超极化感受器电位。

（3）答：内耳的前庭器官由半规管、椭圆囊和球囊组成。半规管壶腹嵴的适宜刺激是正、负角加速度运动。人体三对半规管所在的平面互相垂直，因此可以感受空间任何方向的角加速度运动。椭圆囊和球囊囊斑的适宜刺激是直线加速度运动，其主要功能是感受头在空间的位置变化以及体位调节运动等，维持身体平衡。

（4）答：视杆系统是由视杆细胞和与它相关的传递细胞（如双极细胞和神经节细胞等）共同组成的感光换能系统。功能特点：对光线的敏感度高，能在昏暗的环境中感受弱光刺激而引起视觉，但对物体细微结构的分辨能力较差，仅能区别明暗，对物体细节的分辨能力较差，不能分辨颜色，故该系统专司夜光觉（或称暗视觉）。视锥系统是由视锥细胞和与它有关的传递细胞（如双极细胞和神经节细胞等）共同组成的感光换能系统。功能特点：对光线的敏感性差，只有在较强的光线刺激下才能发生反应，但能分辨颜色，且对物体细节有较高的分辨能力，因而这一系统专司昼光觉（或称明视觉）。

三、学科交叉融合→推动学生创新的问题

1. 单选题：（1）～（2）AC

2. 多选题：（1）BCD　（2）ABC　（3）BD　（4）ABDE

3. 问答题

（1）答："七窍生烟"中的"七窍"指的是人的两只眼睛、两只耳朵、两个鼻孔和一个嘴巴。眼睛通过鼻泪管和鼻腔相通，而鼻腔、口腔和耳朵通过咽鼓管相通。

（2）答：①缩瞳药，如：M 受体激动剂（毛果芸香碱），作用于瞳孔括约肌上的 M 胆碱受体，使括约肌收缩，瞳孔缩小。②散瞳药，如 M 受体阻滞剂（阿托品、托吡卡胺等），抗胆碱药，能竞争性抑制瞳孔括约肌 M 胆碱受体，阻滞乙酰胆碱引起的虹膜括约肌作用，瞳孔括约肌松弛，去甲肾上腺素能神经支配的瞳孔扩大肌功能占优势，引起瞳孔扩大，同时抑制睫状肌，使睫状肌松弛而退向外缘，悬韧带拉紧，晶状体变为扁平睫调节麻痹（因为睫状肌上也有 M 胆碱受体）；此外，还有 α 受体激动剂（去甲肾上腺素、去氧肾上腺素等）能与瞳孔开大肌上的 α 受体结合，引起瞳孔开大肌收缩，瞳孔散大。

四、举一反三→体现 B to B 的问题

1. 问答题

（1）答：近视眼形成的主要原因是遗传因素和不良习惯。常由于平时长时间的过度用眼、用眼习惯不良造成近视的形成。近视眼的矫正方法：第一，可以通过佩戴合适度数的眼镜进行矫正，包括框架眼镜和角膜接触镜两种，在正规医学验光之后进行佩戴。第二，进行激光手术进行矫正，术后注意对眼睛的保护。

（2）答：晕车反应是由于车身上下颠簸及左右摇摆，使上、后半规管的感受器受到过度刺激，前庭神经核与网状结构联系而引起自主神经功能失调，导致皮肤苍白、恶心、呕吐、出汗、心率加快、血压下降、呼吸加快以及唾液分泌增多等现象，称为前庭自主神经反应。

2. 病案分析

分析：（1）妥布霉素地塞米松滴眼液的作用包括减轻炎症反应、治疗细菌引起的眼部感染及治疗穿透性角膜损伤。①减轻炎症反应：妥布霉素地塞米松滴眼液由妥布霉素和地塞米松组成，妥布霉素对部分革兰阴性杆菌具有抗菌作用，比如链球菌里的革兰阳性菌，绿脓杆菌等；地塞米松可降低血管和细胞膜的通透性，减轻炎症渗出。因此，该药物可以抑制和杀灭眼部的细菌，同时减轻眼部的炎症反应，从而缓解眼部感染和疼痛、肿胀等相关症状。②治疗细菌引起的眼部感染：该药物常用于治疗细菌引起的眼部感染，如结膜炎、角膜炎、睑腺炎等。③治疗穿透性角膜损伤：本品也适用于治疗慢性前葡萄膜炎，化学性、放射性、灼伤性等穿透性角膜损伤等。

（2）由于妥布霉素地塞米松滴眼液含有地塞米松，长期使用会导致小梁细胞功能和细胞外基质发生改变，房水外流阻力增加，引起眼压升高，与其他原因导致的长期高眼压一样，会压迫视神经，使得视神经纤维变薄，杯盘比增大，导致视力出现不可逆性的损害，最终患上糖皮质激素性青光眼。

第十二章

神经系统的结构与功能

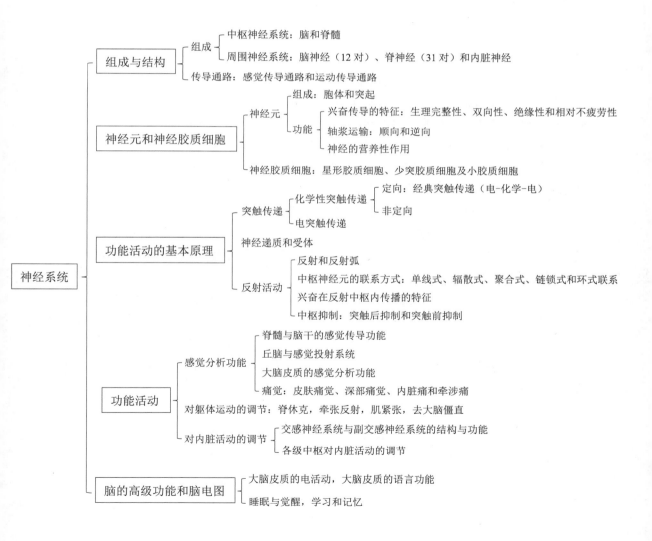

神经系统

- **组成与结构**
  - 组成
    - 中枢神经系统：脑和脊髓
    - 周围神经系统：脑神经（12 对）、脊神经（31 对）和内脏神经
  - 传导通路：感觉传导通路和运动传导通路

- **神经元和神经胶质细胞**
  - 神经元
    - 组成：胞体和突起
    - 功能
      - 兴奋传导的特征：生理完整性、双向性、绝缘性和相对不疲劳性
      - 轴浆运输：顺向和逆向
      - 神经的营养性作用
  - 神经胶质细胞：星形胶质细胞、少突胶质细胞及小胶质细胞

- **功能活动的基本原理**
  - 突触传递
    - 化学性突触传递
      - 定向：经典突触传递（电-化学-电）
      - 非定向
    - 电突触传递
  - 神经递质和受体
  - 反射活动
    - 反射和反射弧
    - 中枢神经元的联系方式：单线式、辐散式、聚合式、链锁式和环式联系
    - 兴奋在反射中枢内传播的特征
    - 中枢抑制：突触后抑制和突触前抑制

- **功能活动**
  - 感觉分析功能
    - 脊髓与脑干的感觉传导功能
    - 丘脑与感觉投射系统
    - 大脑皮质的感觉分析功能
    - 痛觉：皮肤痛觉、深部痛觉、内脏痛和牵涉痛
  - 对躯体运动的调节：脊休克，牵张反射，肌紧张，去大脑僵直
  - 对内脏活动的调节
    - 交感神经系统与副交感神经系统的结构与功能
    - 各级中枢对内脏活动的调节

- **脑的高级功能和脑电图**
  - 大脑皮质的电活动，大脑皮质的语言功能
  - 睡眠与觉醒，学习和记忆

一、关注生命科学研究热点→聚焦学生感兴趣的问题

阿尔茨海默病

阿尔茨海默病（alzheimer disease，AD），是痴呆的一种类型，是一种与年龄高度相关的、以进行性认知障碍和记忆力损害为主的中枢神经系统退行性疾病，表现为记忆力、判断力、抽象思维等一般智力的丧失。临床上以记忆障碍、失语、失用、失认、视空间能力损害、执行功能障碍以及人格和行为改变等表现为特征，病因迄今未明。据国际阿尔茨海默病协会发布的《2023年世界阿尔茨海默病报告》显示，随着社会老龄化，全球痴呆患者人数预计将从2019年的5 500万增加到2050年的1.39亿。预计到2030年，痴呆相关的诊治费用也将增加1倍以上，从2019年的1.3万亿美元增加到2.8万亿美元。随着人类寿命的延长和社会老龄化问题的日益突出，AD患者的数量和比例将持续增高，全人类都在关注对AD的预防和治疗，2023年9月的世界阿尔茨海默病月的主题为"立防立治，无问早晚（never too early，never too late）"。

AD的治疗难点在于其发病机制未完全明确，但AD的典型组织病理学改变为脑内β淀粉样蛋白（β-amyloid，Aβ）沉积形成的老年斑和细胞内异常磷酸化的Tau蛋白聚集形成的神经纤维缠结。有人提出细胞内可溶性的Aβ可能是AD发病的早期诱因，但Aβ沉积为何导致神经元退行性变则不清楚，有研究提示可能是通过炎症反应、氧化应激或诱导Tau蛋白过度磷酸化来实现的。Tau蛋白是一种神经元微管结合相关蛋白，具有调节和维持微管稳定性的作用。正常状态下，人体内Tau蛋白的磷酸化/去磷酸化水平保持动态平衡；在AD患者脑中，Tau蛋白过度磷酸化，失去与微管结合的能力，聚集形成的神经纤维缠结沉积于脑中，导致神经元变性，引起神经元细胞的凋亡。此外，氧化应激和神经炎症在AD发病中的作用亦受到重视。上述关于AD发病机制的研究进展将为研发治疗AD的新药提供新的靶点。

目前采用的两种比较特异性的治疗策略，一是增加中枢胆碱能神经元的功能，二是拮抗谷氨酸能神经元的功能，其中胆碱酯酶抑制药和离子型谷氨酸受体的NMDA受体阻断药效果相对肯定，能有效地缓解认知功能下降的表现，但还是不能从根本上消除病因。其他如Tau蛋白过度磷酸化抑制剂、AD疫苗、小胶质细胞激活抑制剂、5-HT$_6$和H$_3$受体的拮抗剂等也正在研究开发中。

1. 单选题

（1）AD是一种中枢神经系统退行性疾病，主要表现不包括（　　　）

A. 渐进性记忆障碍　　　B. 认知功能障碍　　　C. 人格改变

D. 震颤麻痹　　　　　　E. 执行功能障碍

（2）健忘和AD有本质区别，健忘的表现不包括（　　　）

A. 出现器质性的智能衰退，大脑发生病理性变化

B. 虽会记错日期，有时讲前忘后，但仍能料理自己的生活，甚至能照顾家人

C. 有七情六欲

D. 对做过的事情，遗忘总是部分性的

E. 可能只有部分记忆丧失，提醒后可以回忆起

（3）应该进行 AD 筛查的人群不包括（　　　）

A. 65 岁以上的老年人

B. 自觉或者家属发现有记忆力下降者

C. 肥胖者

D. 家族中有 AD 的患者

E. 有脑外伤、脑血管意外患者

（4）AD 占老年期痴呆的（　　　）

A. 50%～60%　　　　B. 50%～70%　　　　C. 50%～80%

D. 60%～70%　　　　E. 60%～80%

（5）治疗 AD 的药物中，属于兴奋性氨基酸受体拮抗剂的是（　　　）

A. 卡巴拉汀　　　　B. 多奈哌齐　　　　C. 美金刚

D. 甘露特钠　　　　E. 石杉碱甲

2. 多选题

（1）AD 的临床表现有（　　　）

A. 记忆障碍、失语、失认　　　　B. 视空间技能损害

C. 执行功能障碍　　　D. 人格和行为改变　　　E. 震颤麻痹

（2）甘露特钠治疗 AD 的作用机理包括（　　　）

A. 抑制 Aβ 斑块形成　　B. 调节脂质代谢　　C. 平衡肠道菌群

D. 减轻神经炎症　　　E. 改善肠道菌群失调

（3）预防 AO，需要注意的方面包括（　　　）

A. 防治心脏病　　　　B. 控制血压和血糖　　C. 保护大脑

D. 口腔检查　　　　E. 避免体育运动

（4）治疗 AD 的胆碱酯酶抑制药包括（　　　）

A. 左旋多巴　　　　B. 加兰他敏　　　　C. 石杉碱甲

D. 利凡斯的明　　　E. 多奈哌齐

（5）关于 AD 病理变化的描述，正确的是（　　　）

A. 老年斑　　　　B. 颗粒样空泡变性　　C. 脑萎缩

D. 神经元纤维缠结　　E. 大量的神经元脱失，皮质突触显著减少

3. 问答题

（1）AD 早期记忆障碍有何特点？

（2）根据所学的生理学知识，分析梦的产生及其意义。

二、强化基础知识→训练学生逻辑思维的问题

1. 单选题

（1）突触前抑制的特点是（　　　）

　A. 突触前轴突末梢释放抑制性递质

　B. 突触后膜的兴奋性降低，突触后电位降低

　C. 突触前膜超极化

　D. 通过轴突 – 树突突触的活动实现

　E. 突触后膜的兴奋性降低

（2）当兴奋性递质与突触后膜结合后，引起突触后膜（　　　）

　A. Na^+、K^+ 通透性增加，出现去极化

　B. Cl^-、Ca^{2+} 通透性增加，出现超极化

　C. K^+、Ca^{2+} 通透性增加，出现去极化

　D. Na^+、K^+ 通透性增加，出现超极化

　E. K^+、Cl^- 通透性增加，出现超极化

（3）下列关于突触后电位的错误描述是（　　　）

　A. 由突触后膜对全部带电离子通透性增加所引起

　B. 呈电紧张方式扩布

　C. 不属于动作电位

　D. 局部去极化或超极化电位

　E. 可以总和

（4）突触前抑制产生的机制是（　　　）

　A. 突触前轴突末梢去极化释放抑制性递质

　B. 突触前轴突末梢去极化幅度减小，释放兴奋性递质减少

　C. 突触前轴突末梢超极化，释放抑制性递质

　D. 递质对突触前膜反馈抑制

　E. 突触前轴突末梢处于有效不应期

（5）N 型胆碱能受体的阻断药是（　　　）

　A. 筒箭毒　　　　　　B. 阿托品　　　　　　C. 普萘洛尔

　D. 烟碱　　　　　　　E. 酚妥拉明

（6）神经递质的释放过程是（　　　）

　A. 易化扩散　　　　　B. 出胞作用　　　　　C. 入胞作用

　D. 单纯扩散　　　　　E. 主动运输

（7）下列主要与胆碱 M 样作用有关的效应是（　　　）

A. 支气管痉挛　　　　　B. 心脏活动增强　　　　C. 胃肠活动减弱

D. 瞳孔扩大　　　　　　E. 终板电位增大

（8）下列关于兴奋性突触传递的叙述，哪一项是错误的（　　　）

A. 突触小泡释放递质，并与突触后膜受体结合

B. Ca^{2+} 由膜外进入突触前膜内

C. 突触后膜电位去极化达阈电位时，引起突触后神经元产生动作电位

D. 突触前轴突末梢去极化

E. 突触后膜对 Na^+、K^+，尤其是对 K^+ 的通透性升高

（9）α 肾上腺素能受体的阻断药是（　　　）

A. 筒箭毒　　　　　　　B. 阿托品　　　　　　　C. 心得安

D. 酚妥拉明　　　　　　E. 心得宁

（10）下列哪种神经元的连接方式是产生反馈性调节作用的结构基础（　　　）

A. 环状联系　　　　　　B. 辐散式联系　　　　　C. 链锁状联系

D. 聚合式联系　　　　　E. 单线式联系

（11）交感神经系统兴奋时，内脏的表现为（　　　）

A. 膀胱逼尿肌收缩　　　B. 胃肠运动增强　　　　C. 瞳孔开大肌收缩

D. 支气管平滑肌收缩　　E. 促进胰岛素的分泌

（12）副交感神经系统兴奋时，内脏的表现为（　　　）

A. 糖原分解增加　　　　B. 胃肠运动减慢　　　　C. 瞳孔开大肌收缩

D. 支气管平滑肌收缩　　E. 心率加快

（13）交感节后神经末梢释放的去甲肾上腺素失活途径主要是（　　　）

A. 肝内破坏　　　　　　B. COMT 破坏　　　　　C. 单胺氧化酶破坏

D. 弥散入血　　　　　　E. 神经末梢再摄取

（14）儿茶酚胺与 α 受体结合后，可产生抑制作用的部位是（　　　）

A. 小肠　　　　　　　　B. 支气管　　　　　　　C. 扩瞳肌

D. 括约肌　　　　　　　E. 子宫

（15）交感神经系统功能的生理意义在于（　　　）

A. 生殖　　　　　　　　B. 保存能量　　　　　　C. 促进消化

D. 加速排泄　　　　　　E. 应对环境的急骤变化

（16）自主神经系统神经末梢的化学递质主要是去甲肾上腺素和（　　　）

A. 多巴胺　　　　　　　B. 5-HT　　　　　　　　C. GABA

D. 乙酰胆碱　　　　　　E. Glu

（17）注射肾上腺素后，血压（　　　）

A. 上升　　　　　　　　B. 下降　　　　　　　　C. 先上升后下降

D. 先下降后上升　　　　E. 不变

（18）下列神经纤维属于肾上腺素能纤维的是（　　）

A. 全部交感节前纤维　　　　　　　　B. 大部分交感节后纤维

C. 小部分交感节后纤维　　　　　　　D. 全部副交感节前纤维

E. 所有副交感节后纤维

（19）有髓神经纤维的传导速度（　　）

A. 与直径成正比　　　B. 不受温度的影响　　　C. 比无髓纤维传导慢

D. 与髓鞘的厚度无关　　E. 与刺激强度有关

（20）下列属于 β 受体的阻断药是（　　）

A. 筒箭毒　　　　　　B. 阿托品　　　　　　C. 普萘洛尔

D. 六烃季铵　　　　　E. 烟碱

（21）神经细胞兴奋阈值最低，最易产生动作电位的部位是（　　）

A. 轴突末梢　　　　　B. 树突末梢　　　　　C. 轴突始段

D. 胞体　　　　　　　E. 树突

（22）哺乳动物神经细胞间信息传递主要靠（　　）

A. 电突触　　　　　　B. 化学突触　　　　　C. 非突触性化学传递

D. 易化扩散　　　　　E. 单纯扩散

（23）脊髓突然横断后，断面以下的脊髓所支配的骨骼肌紧张性（　　）

A. 不变　　　　　　　B. 永久增强　　　　　C. 永久性消失

D. 暂时性增强　　　　E. 暂时性减弱甚至消失

（24）兴奋性突触后电位与抑制性突触后电位的相同点是（　　）

A. 都与后膜上 Na^+ 通透性降低有关

B. 是递质使后膜上某些离子通透性改变的结果

C. 都可向远端不衰减传导

D. 突触后膜膜电位去极化

E. 突触后膜膜电位超极化

（25）为保证神经冲动传递的灵敏性，递质释放后（　　）

A. 加强刺激强度　　　B. 保持递质恒定　　　C. 必须迅速移除或灭活

D. 保持较高浓度　　　E. 不必移除或灭活

（26）作为神经递质的去甲肾上腺素存在于（　　）

A. 交感神经节前纤维末梢　　　　　　B. 大部分交感神经节后纤维末梢

C. 自主神经节前纤维　　　　　　　　D. 神经－肌肉接头

E. 副交感神经节后纤维末梢

（27）下列属于 M 型胆碱受体的阻断药是（　　）

A. 筒箭毒　　　　　　B. 阿托品　　　　　　C. 六烃季铵

D. 毒蕈碱　　　　　　E. 十烃季铵

（28）对肾上腺素能纤维正确的叙述是（　　　）

A. 所有的交感神经节后纤维都是肾上腺素能纤维

B. 其末梢释放的递质都是去甲肾上腺素

C. 其末梢释放的递质都是乙酰胆碱

D. 酚妥拉明可阻断其兴奋的全部效应

E. 支配肾上腺髓质的交感神经纤维是肾上腺素能纤维

（29）下列选项中，交感神经节前纤维直接支配的是（　　　）

A. 肾上腺皮质　　　　　B. 肾上腺髓质　　　　C. 汗腺

D. 性腺　　　　　　　　E. 甲状腺

（30）肾上腺素受体兴奋不涉及的作用是（　　　）

A. β_1 受体兴奋致多数内脏平滑肌抑制

B. β_1 受体兴奋产生强心作用

C. α_1 受体兴奋效应主要为血管平滑肌收缩

D. α_2 受体兴奋导致小肠平滑肌舒张

E. α_2 受体兴奋导致肾上腺素能神经元合成与释放去甲肾上腺素过程改变

（31）传入侧支性抑制的形成是由于（　　　）

A. 兴奋性递质释放量减少　　　　　　　B. 轴突末梢去极化

C. 兴奋性中间神经元的兴奋　　　　　　D. 抑制性中间神经元的兴奋

E. 兴奋递质破坏过多

（32）有关神经冲动的跳跃式传导，正确的是（　　　）

A. 其速度与温度无关　　　　　　　　　B. 其速度与纤维直径大小无关

C. 比非跳跃式传导耗能多　　　　　　　D. 非跳式跃传导要慢

E. 只存在于有髓神经纤维

（33）引起支气管平滑肌舒张的受体是（　　　）

A. β_1 受体　　　　　B. N 受体　　　　　C. α_1 受体

D. α_2 受体　　　　　E. β_2 受体

（34）在中脑上、下丘之间切断脑干的动物，将出现（　　　）

A. 去大脑僵直现象　　　B. 心跳停止　　　　C. 呼吸停止

D. 骨骼肌明显松弛　　　E. 四肢痉挛性麻痹

（35）肾上腺素能纤维包括（　　　）

A. 大部分交感神经节前纤维　　　　　　B. 大部分交感神经节后纤维

C. 副交感神经节前纤维　　　　　　　　D. 副交感神经节后纤维

E. 交感神经节前与节后纤维

（36）交感神经节后纤维的递质是（　　　）

A. 去甲肾上腺素　　　B. 5- 羟色胺　　　　C. 乙酰胆碱或去甲肾上腺素

D. 乙酰胆碱　　　　　E. 肾上腺素

（37）自主神经节的兴奋性递质是（　　　）

A. 肾上腺素　　　　　　B. 去甲肾上腺素　　　　C. ATP

D. ACh　　　　　　　　E. GABA

（38）破伤风毒素导致骨骼肌痉挛引起抽搐，是因为干扰了中枢内哪种活动（　　　）

A. 正反馈作用　　　　　B. 突触前抑制　　　　　C. 后发放

D. 回返性抑制　　　　　E. 传入侧支性抑制

（39）骨骼肌终板膜上的受体是（　　　）

A. N_1 受体　　　　　　B. N_2 受体　　　　　　C. M 受体

D. α_1 受体　　　　　　E. β_2 受体

（40）维持躯体姿势的最基本的反射是（　　　）

A. 腱反射　　　　　　　B. 屈肌反射　　　　　　C. 翻正反射

D. 肌紧张反射　　　　　E. 对侧伸肌反射

（41）与慢波睡眠有关的递质是（　　　）

A. 褪黑激素　　　　　　B. GABA　　　　　　　　C. 5- 羟色胺

D. 甘氨酸　　　　　　　E. 多巴胺

（42）脊髓前角 α 运动神经元传出冲动增加时，可使（　　　）

A. 梭外肌收缩　　　　　B. 梭内肌收缩　　　　　C. 腱器官传入冲动减少

D. 肌梭传入冲动增加　　E. 梭外肌和梭内肌同时收缩

（43）抑制性突触后电位导致突触后神经元活动减弱的原因在于（　　　）

A. 后膜产生超极化电位　　　　　　　　B. 后膜产生去极化电位

C. 突触前神经元活动减弱　　　　　　　D. 兴奋性突触释放递质量减少

E. 轴丘始段去极化

（44）有关感觉非特异投射系统功能的描述，正确的是（　　　）

A. 维持和改变大脑皮质的兴奋状态　　　B. 抑制大脑皮质的活动

C. 对大脑皮质活动无影响　　　　　　　D. 可以产生特定感觉

E. 提高大脑皮质特异感觉的阈值

（45）中枢神经系统内，化学传递的特征不包括（　　　）

A. 中枢延搁　　　　　　B. 双向传递　　　　　　C. 兴奋节律改变

D. 易受药物等因素的影响　　　　　　　E. 易疲劳性

（46）前庭小脑（绒球小结叶）的主要功能是（　　　）

A. 调节肌紧张　　　　　B. 维持身体平衡　　　　C. 完成牵张反射

D. 发动随意运动　　　　E. 协调机体的精细运动

（47）反射时间长短主要取决于（　　　）

A. 神经纤维传导速度　　B. 感受器兴奋性　　　　C. 刺激强度

D. 效应器兴奋性　　　　E. 中枢突触数目

（48）脊髓前角 γ 运动神经元传出冲动增加时，可使（　　　）

　　A. 梭外肌收缩　　　　　B. 梭内肌收缩　　　　　C. 腱器官传入冲动减少

　　D. 肌梭传入冲动增加　　E. 梭外肌和梭内肌均收缩

（49）副交感神经节后纤维释放的递质是（　　　）

　　A. 乙酰胆碱　　　　　　B. 去甲肾上腺素　　　　C. 组胺

　　D. 谷氨酸　　　　　　　E. 肾上腺素

（50）胆碱能受体不正确的叙述为（　　　）

　　A. N_1 受体存在于自主神经的节前纤维

　　B. 六烃季铵既可阻断 N_1 受体也可阻断 N_2 受体

　　C. 胆碱能受体包括 M 受体和 N 受体两种

　　D. M 受体激活可产生副交感神经兴奋的效应

　　E. 阿托品可阻断汗腺胆碱能受体的兴奋

（51）大脑皮质的运动区主要位于（　　　）

　　A. 中央前回　　　　　　B. 中央后回　　　　　　C. 颞叶皮质

　　D. 岛叶皮质　　　　　　E. 枕叶皮质

（52）关于躯体深部痛，描述错误的是（　　　）

　　A. 来自骨、关节和肌肉等处　　　　　　B. 缺血性疼痛可引起恶性循环

　　C. 不发生牵涉痛　　　　　　　　　　　D. 一般表现为慢痛性质

　　E. 可引起临近骨骼肌收缩

（53）肌梭感受器的适宜刺激是（　　　）

　　A. 梭外肌收缩　　　　　B. 梭外肌松弛　　　　　C. 梭外肌受到牵拉

　　D. 梭内肌紧张性降低　　E. γ-纤维传出冲动减少

（54）内脏痛最主要的特点（　　　）

　　A. 伴有自主神经反应　　B. 一般表现为锐痛　　　C. 伴有不愉快情绪

　　D. 潜伏期和持续时间长　　　　　　　　E. 定位不准确

（55）"望梅止渴"属于（　　　）

　　A. 第一信号系统的活动　　　　　　　　B. 第二信号系统的活动

　　C. 非条件反射　　　　　　　　　　　　D. 交感神经兴奋所致

　　E. 副交感神经兴奋所致

（56）牵涉痛放射到特定体表部位的原因是（　　　）

　　A. 该部位是内脏在体表的投影　　　　　B. 邻近的体腔壁受到牵涉

　　C. 该部位与患病内脏源于相同胚胎节段　　D. 内脏痛感受器明显比体表稀疏

　　E. 内脏痛经由躯体神经传入

（57）临床上存在一些顽固的神经痛（如头痛、三叉神经痛等），为减轻患者痛苦常采用局部麻醉药封闭疗法，其作用机制是（　　　）

　　A. 长期应用可使神经支配的肌肉发生代谢改变，减轻疼痛

B. 局部麻醉药阻断神经冲动的传导，减轻疼痛

C. 长期应用可使神经支配的肌肉发生功能改变，减轻疼痛

D. 可使神经末梢释放的神经营养因子减少

E. 以上均不对

（58）帕金森病的主要病变部位是（　　　）

A. 皮层小脑　　　　B. 中脑黑质　　　　C. 苍白球

D. 纹状体　　　　　E. 脑内多巴胺

2. 多选题

（1）下列化学物质中，属于兴奋性递质的是（　　　）

A. 去甲肾上腺素　　B. GABA　　　　　C. 乙酰胆碱

D. 谷氨酸　　　　　E. 甘氨酸

（2）下列生理活动的神经调节中枢位于延髓的是（　　　）

A. 呼吸运动　　　　B. 心脏活动　　　　C. 水平衡调节

D. 血管运动　　　　E. 肺牵张反射

（3）神经递质去甲肾上腺素的失活方式有（　　　）

A. 末梢重摄取　　　　　　　　　B. 被末梢单胺氧化酶氧化失活

C. 被 COMT 破坏失活　　　　　　D. 弥散入血，在肝脏被破坏失活

E. 被胆碱酯酶水解

（4）有关牵张反射的正确叙述是（　　　）

A. 是维持姿势的基本反射　　　　　B. 在抗重力肌表现最为明显

C. 感受器是肌梭　　　　　　　　　D. 由牵拉肌肉刺激腱器官而引起

E. 骨骼肌受到外力牵拉时能反射性地引起受牵拉的同一肌肉收缩

（5）胆碱能纤维包括（　　　）

A. 交感神经节前纤维　　　　　　　B. 副交感神经节前纤维

C. 大部分交感神经节后纤维　　　　D. 大部分副交感神经节后纤维

E. 支配汗腺的交感神经节后纤维

（6）下丘脑的功能主要包括（　　　）

A. 管理摄食活动　　B. 调节水平衡　　　C. 控制生物节律

D. 控制躯体运动　　E. 调节内分泌活动

（7）肌紧张时脑干网状结构易化区的作用是（　　　）

A. 对肌紧张起易化作用　　　　　　B. 对肌紧张起抑制作用

C. 主要加强 γ 运动神经元的活动　　D. 主要加强 α 运动神经元的活动

E. 主要加强 γ 和 α 运动神经元的共同活动

（8）自主神经系统神经末梢释放的化学递质是（　　　）

A. 去甲肾上腺素　　B. 乙酰胆碱　　　　C. 多巴胺

D. 5-HT　　　　　　E. GABA

（9）抑制肌紧张的高位中枢包括（　　　）

A. 纹状体 　　　　　　　B. 小脑前叶蚓部 　　　　　C. 大脑皮质运动区

D. 前庭核 　　　　　　　E. 延髓网状结构腹内侧部位

（10）快波睡眠的特征包括（　　　）

A. 持续时间较长 　　　　B. 生长素分泌减少 　　　　C. 肌紧张减弱

D. 可出现快速眼球运动 　　　　　　　　　　　　　　E. 脑内蛋白质合成加快

3. 问答题

（1）帕金森病又称震颤麻痹，是一种常见于中老年人的神经系统变性疾病，主要表现为全身肌紧张增高、肌肉强直、随意运动减少、动作缓慢、面部表情呆板，常伴有静止性震颤（动作的准备阶段出现震颤，而动作一旦发起，则可继续进行）。请解释帕金森病为什么会出现"随意运动减少、动作缓慢"？可通过什么策略缓解这种表现？

（2）简述经典突触的传递过程。

（3）比较条件反射与非条件反射的不同点。

（4）何谓兴奋性突触后电位（excitatory postsynaptic potential，EPSP）和抑制性突触后电位（inhibitory postsynaptic potential，IPSP）？试述其产生机制。

（5）试述内脏病症常见的牵涉痛体表部位、产生机制及临床意义。

三、学科交叉融合→推动学生创新的问题

1. 单选题

（1）下列哪一器官对缺氧最敏感（　　　）

A. 心脏 　　　　　　　　B. 肺 　　　　　　　　　　C. 肾

D. 大脑 　　　　　　　　E. 胃肠道

（2）使瞳孔缩小，心率减慢，胃肠收缩加强的递质是（　　　）

A. 去甲肾上腺素 　　　　B. ATP 　　　　　　　　　C. 5-HT

D. 乙酰胆碱 　　　　　　E. P 物质

（3）左侧大脑皮质布罗卡三角区受损的患者，会发生（　　　）

A. 失写症 　　　　　　　B. 失读症 　　　　　　　　C. 失用症

D. 运动性失语症 　　　　E. 感觉性失语症

（4）应激时影响机体情绪反应的主要结构基础是（　　　）

A. 下丘脑 　　　　　　　B. 大脑边缘系统 　　　　　C. 大脑皮质

D. 间脑 　　　　　　　　E. 中脑

（5）能使骨骼肌松弛的阻断药是（　　　）

A. 普萘洛尔（心得安） 　B. 筒箭毒 　　　　　　　　C. 酚妥拉明

C. 肉桂硫胺 　　　　　　E. 阿托品

（6）愤怒、恐惧、忧虑等应激原引起下丘脑兴奋的通道是（　　）

　　A. 下丘脑　　　　　　　　　B 大脑皮质边缘系统杏仁核纤维

　　C. 垂体前叶　　　　　　　　D. 肾上腺皮质

　　E. 脑干网状结构的上行激动系统

（7）下列受体属于 G 蛋白耦联受体的是（　　）

　　A. 毒蕈碱受体　　　　　B. 烟碱受体　　　　　　C. 甘氨酸受体

　　D. NMDA 受体　　　　　E. GABAA 受体

（8）休克时，交感 – 肾上腺髓质系统的状态为（　　）

　　A. 改变不明显　　　　　B. 强烈抑制　　　　　　C. 强烈兴奋

　　D. 先抑制后兴奋　　　　E. 先兴奋后抑制，最后衰竭

（9）下列属于帕金森病症状表现的是（　　）

　　A. 感觉迟钝　　　　　　B. 肌张力增高　　　　　C. 意向性震颤

　　D. 运动共济失调　　　　E. 运动时震颤加重

（10）评价脑再灌注损伤的主要代谢指标为（　　）

　　A. cAMP 增多　　　　　B. cGMP 减少　　　　　C. 乳酸增多

　　D. ATP、磷酸肌酸及葡萄糖减少　　　　　　　　E. 过氧化脂质生成增多

（11）脑缺血 – 再灌注损伤时增加的物质是（　　）

　　A. ATP　　　　　　　　B. cAMP　　　　　　　　　C. 磷酸肌酸

　　D. 糖原　　　　　　　　E. 葡萄糖

（12）肝性脑病时芳香族氨基酸入脑的机制是（　　）

　　A. 血支链氨基酸减少　　B. 血脑屏障破坏　　　　C. 血硫醇含量增加

　　D. 血短链脂肪酸增加　　E. 血氨浓度增加

（13）假性神经递质造成意识障碍的机制是（　　）

　　A. 假性神经递质是抑制性递质　　　　　　B. 取代去甲肾上腺素

　　C. 取代乙酰胆碱　　　　　　　　　　　　D. 抑制多巴胺的合成

　　E. 抑制去甲肾上腺素的合成

（14）血氨升高抑制丙酮酸氧化脱羧过程而影响脑功能的原因是（　　）

　　A. 谷氨酰胺增多　　　　B. γ – 氨基丁酸减少　　C. 乙酰胆碱减少

　　D. 谷氨酸减少　　　　　E. 以上都不对

（15）下列哪组属于抑制性中枢神经递质（　　）

　　A. 谷氨酸和乙酰胆碱　　　　　　　　　　B. 苯丙氨酸、酪氨酸和色氨酸

　　C. 亮氨酸、异亮氨酸和缬氨酸　　　　　　D. γ – 氨基丁酸和谷氨酰胺

　　E. 苯乙醇胺、羟苯乙醇胺和 5– 羟色胺

（16）中枢神经系统衰竭时会出现（　　）

　　A. 昏迷　　　　　　　　B. 弥散性血管内凝血　　C. 败血症

　　D. 乳酸脱氢酶升高　　　E. 明显的进行性呼吸困难，发绀

（17）降低颅内压的首选药物是（　　　）

A. 氢氯噻嗪　　　　　　　B. 呋塞米　　　　　　　C. 20% 甘露醇

D. 50% 甘露醇　　　　　　E. 50% 葡萄糖

2. 多选题

（1）动物或人的脊髓横断处于脊休克期间，将出现下列哪些表现（　　　）

A. 大小便失禁　　　　　　B. 骨骼肌紧张性降低或消失

C. 发汗反应增强　　　　　D. 血压下降　　　　　　E. 外周血管扩张

（2）应用阿托品可出现（　　　）

A. 瞳孔扩大　　　　　　　B. 心跳加快　　　　　　C. 唾液减少

D. 汗液减少　　　　　　　E. 消化管的括约肌收缩

（3）以下哪些表现可在胆碱能 N 受体被非选择性阻断时出现（　　　）

A. 骨骼肌松弛　　　　　　B. 血压降低　　　　　　C. 消化腺分泌抑制

D. 肠蠕动减少　　　　　　E. 血压升高

（4）应激时人体会出现（　　　）

A. 蓝斑区 NE 神经元激活和反应性增高

B. 蓝斑区酪氨酸羟化酶活性降低

C. 紧张感增强，专注度提高

D. 焦虑、害怕或愤怒等情绪反应

E. 促肾上腺皮质激素释放激素通过边缘系统而导致的情绪行为变化

（5）以下哪些变化可在 α_1 肾上腺素受体被阻断后出现（　　　）

A. 心率减慢　　　　　　　B. 瞳孔缩小　　　　　　C. 瞳孔扩大

D. 血压降低　　　　　　　E. 血压升高

（6）下列哪些神经递质和调质有损于学习和记忆（　　　）

A. 多巴胺　　　　　　　　B. 脑啡肽　　　　　　　C. 血管升压素

D. 肾上腺素　　　　　　　E. 催产素

（7）肺性脑病可能的发生机制为（　　　）

A. 缺氧和酸中毒损害脑细胞　　　　　　B. 缺氧使脑细胞 ATP 生成减少

C. 缺氧和酸中毒使脑血管扩张　　　　　D. 脑水肿使颅内压升高

E. 脑血管内皮受损所致的血管内凝血

（8）尿毒症患者出现神经系统症状的原因有（　　　）

A. 肾性高血压　　　　　　B. 毒物蓄积　　　　　　C. 脑水肿

D. 脑血管痉挛　　　　　　E. 脑细胞酸碱平衡紊乱

3. 问答题

（1）人是如何维持直立姿势的？

（2）比较交感神经系统与副交感神经系统的结构特征和功能特征。

（3）总结神经系统中主要的神经递质和相应受体，尝试分析它们作为治疗神经系统疾病药物靶点的可行性。

（4）高碳酸血症对机体中枢神经功能有何影响？

四、举一反三→体现B to B的问题

1. 问答题

（1）试分析药物影响突触传递的可能作用位点。

（2）根据自主神经对内脏功能活动的支配特点，分析临床实施腰麻后出现血压下降、恶心、呕吐反应的原因。

（3）血脑屏障的结构组成是什么？有何作用？对药物分布有何影响？中枢麻醉药苯巴比妥为什么较巴比妥起效快？可通过哪些方法提高药物脑内分布？

（4）狂犬病的感染部位在皮肤，为什么临床表现是以神经症状为主而不是皮肤症状为主？

2. 病案分析

患者，男，62岁，2年前无明显诱因出现记忆力下降，表现为近事遗忘，丢三落四，说话找不到合适的词，理解力尚可，阅读、书写能力不受影响。伴有学习新事物的能力下降，注意力不集中，面对复杂或紧急的事情有困难，面对生疏和复杂事物容易出现疲乏、焦虑等消极情绪，对一些事情缺乏兴趣。患者由于近日记忆力下降加重，且睡眠差伴有入睡困难，遂入院就诊。简易精神状态量表（mini-mental state examination，MMSE）22分，蒙特利尔认知评估量表（montreal cognitive assessment，MoCA）19分，腰穿脑脊液常规生化正常，但P-Tau和T-Tau水平增高，遂诊断为阿尔茨海默病。

问题：

（1）AD的典型症状及病理特征是什么？

（2）关于AD发病机制，有哪些假说？

（3）根据所学知识，推测治疗AD的策略有哪些？可通过哪些药物发挥作用？

参考答案

一、关注生命科学研究热点→聚焦学生感兴趣的问题

1. 单选题：（1）～（5）DACDC

2. 多选题：（1）ABCD　（2）ACDE　（3）ABC　（4）BCDE　（5）ABCDE

3. 问答题

（1）答：记忆障碍是AD早期的突出症状或核心症状。其特点为近事记忆障碍，即记不住新近发生的事。主要表现为短时记忆困难、记忆保存困难和学习新知识困难。

（2）答：梦是睡眠时大脑活动的结果。当人们处于睡眠状态时，一部分脑神经不受意识控制，大脑中的痕迹继续活跃，导致梦境的产生。这种活动包括各种各样的脑电波，特别是在快速眼动睡眠期间，脑电波的频率变高，大脑活动类似于清醒状态，梦境主要发生在这一阶段。梦境主要由大脑前额叶皮质和海马体产生，这些区域在清醒时与记忆、情绪和认知相关联。

意义：①记忆整合和学习巩固。梦有助于整合和巩固我们白天所学到的知识和经历。人们在进行记忆任务后，梦中会出现与之相关的片段或情节，表明梦可以帮助我们巩固和加强记忆，有助于知识的长期保存。②情感整理与精神压力的调节。梦境中的情节往往与我们的情绪和内心体验相关。在梦中，我们有机会处理日常生活中的情感冲突和困扰，包括噩梦也可被看作大脑自我疗愈机制的一部分，帮助我们释放压力和排解负面情绪。③创造力和创新思维的激发。梦境中的奇幻情境和无逻辑的组合有时能够激发我们的创造力和创新思维，如一些科学家、艺术家和作家经常通过梦境来获取灵感。

二、强化基础知识→训练学生逻辑思维的问题

1. 单选题：（1）～（10）DAABA BAEDA　（11）～（20）CDEAE DCBAC
　　　　　（21）～（30）CBEBC BBEBA　（31）～（40）DEEABCDDBD
　　　　　（41）～（50）CAAAB BEBAB　（51）～（58）ACCEB CBB

2. 多选题：（1）ACD　（2）ABDE　（3）ABCD　（4）ABCE　（5）ABDE
　　　　　（6）ABCE　（7）AC　（8）AB　（9）ABCE　（10）BCDE

3. 问答题

（1）答：帕金森病的产生是黑质多巴胺能神经元变性所致。由于多巴胺可通过 D_1 受体增强直接通路的活动，亦可通过 D_2 受体抑制间接通路的活动，所以该递质系统受损时，可引起直接通路活动减弱而间接通路活动增强，使大脑皮质对运动的发动受到抑制，从而出现随意运动减少和动作缓慢的表现。临床上给予多巴胺的前体左旋多巴能明显改善帕金森病患者的症状。

（2）答：当突触前神经元有冲动传到末梢时，突触前膜发生去极化。当去极化达到一定水平时，前膜上电压门控钙通道开放，Ca^{2+} 内流，导致轴浆内 Ca^{2+} 浓度的瞬时升高，触发突触囊泡的出胞，引起末梢神经递质量子式释放入突触间隙，与受体结合引起受体蛋白构象改变；通道开放，突触后膜因带电离子跨膜移动，发生一定程度的去极化或超极化；神经递质作用于受体产生生物效应后，很快被清除。

（3）答：条件反射与非条件反射的不同点如表 12-1。

表 12-1　条件反射与非条件反射对比表

对比项	条件反射	非条件反射
神经活动级别	高级	初级
形成	后天习得	先天遗传
反射形式	多样而易变	较固定
数量	无限（可建可退）	有限

续表

对比项	条件反射	非条件反射
适应性	高度完善	比较有限
预见性	有	无
完成反射所需的神经结构	大脑皮质	大脑皮质以下中枢

（4）答：① EPSP 指突触后膜的膜电位在递质作用下发生去极化改变，导致该神经元对其他刺激的兴奋性增高的这种电位变化。EPSP 的产生是由于突触前膜释放的兴奋性层与突触后膜相应受体结合，突触后膜在化学递质作用下，引起细胞膜对 Na^+、K^+ 等离子的通透性增加（主要是 Na^+），导致 Na^+ 内流，出现局部去极化电位。② IPSP 指突触后膜的膜电位在递质作用下发生超极化改变，导致该神经元对其他刺激的兴奋性降低的电位变化。IPSP 是由突触前膜释放抑制性递质（抑制性中间神经元释放的递质）与突触后膜的相应受体结合，导致突触后膜主要对 Cl^- 通透性增加，Cl^- 内流产生局部超极化电位。

（5）答：内脏病症常见的牵涉痛体表部位见表 12-2。

表 12-2　内脏病症常见的牵涉痛体表部位对应表

内脏病症	体表牵涉痛部位
心肌缺血	心前区、左肩和左上臂
膈中央部受刺激	肩上部
胃溃疡和胰腺炎	左上腹和肩胛间
胆囊炎、胆石症发作	右肩胛区
阑尾炎早期	上腹部或脐周
肾结石	腹股沟区
输尿管结石	睾丸

牵涉痛产生机制：发生牵涉痛的部位与疼痛原发内脏具有相同胚胎节段和皮节来源，它们都受同一脊髓节段的背根神经节支配，即患病内脏的传入神经纤维和引起牵涉痛的皮肤部位的传入神经纤维由同一背根神经节进入脊髓。牵涉痛的发生机制有会聚学说和易化学说 2 种。

牵涉痛临床意义：各种牵涉痛的体表放射部位比较固定，因而对临床某些疾病的诊断具有重要的提示作用和旁证意义。

三、学科交叉融合→推动学生创新的问题

1. 单选题：（1）～（10）DDDBB BACBE （11）～（17）BABCD AC

2. 多选题：（1）BDE （2）ABCDE （3）ABCD （4）ACDE （5）BD
　　　　　（6）BE （7）ABCDE （8）ABCDE

3. 问答题

（1）答：人取直立体位时，支持体重的关节由于重力影响而趋向于弯曲，从而使伸肌的肌梭受到持续的牵拉，被牵拉的肌肉收缩，使背部的骶棘肌、颈部以及下肢的伸肌群

的肌紧张加强以对抗关节的屈曲，保持抬头、挺胸、伸腰、直腿的直立姿势。另外，高位中枢不断下传冲动兴奋 γ 运动神经元，影响肌梭敏感性，进而影响 α 运动神经元兴奋性，使骨骼肌处于持续地轻微收缩状态。

（2）答：交感神经系统与副交感神经系统结构与功能特征的对比情况见表 12-3。

表 12-3　交感神经系统与副交感神经系统结构与功能特征对比表

项目	交感神经系统	副交感神经系统
中枢起源	脊髓胸、腰段（$T_1 \sim L_3$ 灰质侧角）	脑神经核（Ⅲ、Ⅶ、Ⅸ、Ⅹ）、$S_2 \sim S_4$ 中间外侧核
神经节位置	远离效应器	离效应器较近或就在效应器壁内
节前纤维长度	短	长
节后纤维长度	长	短
节前纤维：节后纤维	1：（11：17）	1：2
支配效应器范围	广泛	局限
兴奋时效应范围	较广泛	较局限
节前纤维释放的递质	乙酰胆碱	乙酰胆碱
节后纤维释放的递质	去甲肾上腺素、乙酰胆碱（支配汗腺和骨骼肌舒血管的纤维）	乙酰胆碱（绝大多数）
活动明显增加的时间	环境急剧变化时	安静时
对整体生理功能调节的意义	动员机体潜力，提高适应能力，应对环境急剧变化	保护机体、休整恢复、促进消化、积蓄能量及加强排泄和生殖功能

（3）答：①ACh 及其受体。能与 ACh 特异性结合的受体称为胆碱能受体，分为毒蕈碱受体（M 受体）和烟碱受体（N 受体）两类。M 受体分为 5 种亚型（$M_1 \sim M_5$）。N 受体分为 N_1 和 N_2 型受体。M 受体激活时的效应包括心脏活动抑制，内脏平滑肌收缩，骨骼肌血管舒张和消化腺、汗腺分泌增加等，可被 M 受体拮抗剂阿托品阻断。小剂量 ACh 在自主神经节能激活 N_1 型受体而兴奋节后神经元，也能在骨骼肌激活 N_2 型受体而使其收缩。大剂量 ACh 则可能因 N_1 型受体脱敏、神经元过度去极化导致的钠通道失活等原因而产生自主神经节阻滞作用，可被筒箭毒碱阻断。②去甲肾上腺素（NE）和肾上腺素及其受体。能与 NE 和肾上腺素结合的受体称为肾上腺素能受体，可分为 α 和 β 受体。α 受体主要分布在血管及大多数内脏平滑肌，能使平滑肌收缩，可被酚妥拉明阻断；β 受体主要分布在心肌、大多数血管及内脏平滑肌，能使心肌兴奋、平滑肌舒张，可被普萘洛尔阻断。③多巴胺（dopamine，DA）及其受体。已发现并克隆的 DA 受体有 5 种，DA 系统主要参与对躯体运动、精神情绪活动、垂体内分泌功能及心血管活动等的调节。④5- 羟色胺（5-hydroxytryptamine，5-HT）及其受体。5-HT 受体有 7 种，5-HT 系统主要功能为调节情绪、情感行为和睡眠等功能活动。氟氧苯丙胺通过选择性阻断 5-HT 的重摄取达到抗抑郁的效果。⑤组胺及其受体。组胺受体有 H_1、H_2 和 H_3 型，组胺与 H_1 受体结合后能激活磷脂酶 C，与 H_2 受体结合后能提高细胞内 cAMP 浓度，多数 H_3

受体为突触前受体，激活后抑制递质的释放。组胺系统可能与觉醒、性行为、腺垂体激素分泌、血压、饮水和痛觉等的调节有关。

（4）答：高碳酸血症指大量CO_2潴留所致的血液中CO_2增高超过正常水平的病理状态，严重时对机体的影响可主要表现为中枢神经功能紊乱，即CO_2麻醉。CO_2直接作用于脑血管，使之扩张，或增高血管通透性，引起间质水肿，导致颅内压升高或脑疝形成；脑细胞酸中毒、抑制性神经递质γ-氨基丁酸生成增加及神经细胞的变性坏死等均可加重脑功能障碍。

四、举一反三→体现 B to B 的问题

1. 问答题

（1）答：突触传递要经历递质释放、扩散、突触后膜受体激活及递质清除等环节。因此，凡影响递质释放、递质与受体结合及已释放递质清除的因素均可影响突触传递过程，均可成为药物的作用位点。如新斯的明和有机磷酸酯可通过抑制递质的酶解代谢影响已释放递质的清除；毛果芸香碱可激活突触后膜受体，促进突触传递过程；而阿托品的作用与之相反，可发挥阻断突触传递的效应。

（2）答：神经系统对内脏活动的调节是通过内脏神经系统（又称自主神经系统）进行的。内脏神经系统的功能特点是双重神经支配，其神经末梢是通过释放化学递质作用于效应器的受体上引起生理反应的。大多数交感神经节后纤维释放去甲肾上腺素，副交感神经节后纤维释放乙酰胆碱。腰麻时血压下降是因脊神经被阻滞后，麻醉区域的血管扩张，回心血量减少，心排出量降低所致；恶心、呕吐是因麻醉平面过高，发生低血压和肋间肌部分麻痹而出现呼吸抑制，造成脑缺血、缺氧而兴奋呕吐中枢。

（3）答：血脑屏障存在于血液和脑组织之间，是对物质通过有选择性阻碍作用的动态界面，由脑的连续性无膜孔的毛细血管内皮、细胞间紧密连接、完整的基膜、周细胞及星形胶质细胞血管周足构成，形成较厚的脂质屏障。同时，位于血管内皮细胞腔面侧的外排药泵蛋白 P-gp、MMP、BCRP 等可识别小分子脂溶性药物，主动将其排出脑外。这种严密的天然屏障，一方面可以为脑组织提供相对稳定的内环境，维持大脑正常的生理功能，但另一方面却极大地限制了极性小分子、大分子药物透入脑组织。

此屏障能阻碍许多大分子、水溶性或解离型药物通过，只有脂溶性高的药物才能以简单扩散的方式通过血脑屏障。

苯巴比妥相较于巴比妥具有更强的亲脂性，故能更容易通过血脑屏障进入脑组织，很快发挥其催眠麻醉效应。

增加脑部药物传递的方法：①对药物结构进行改造，如引入亲脂性基团，制成前药，增加化合物的脂溶性。②药物直接注入脑脊液，如通过开颅手术直接把药给到脑组织，但这种方式损伤性较大，限制了临床使用的广泛性和可接受性。③暂时破坏血脑屏障，如高渗甘露醇溶液或使用超声等可暂时打开血脑屏障，增加药物入脑，但因缺乏特异性，安全隐患较大；④血脑屏障跨细胞途径，如脑毛细血管内皮细胞有多种载体蛋白，能将血中物质运出内皮细胞。靶向这些载体蛋白，可提高药物在脑内的分布。⑤通过鼻腔途径给药。

由于鼻腔与脑组织之间存在直接解剖学通道，药物可通过鼻腔嗅黏膜吸收绕过血脑屏障，直接进入脑组织。

（4）答：狂犬病毒是一种嗜神经病毒，对神经组织有很强的亲和力。该病毒在被咬伤部位周围的横纹肌细胞内缓慢增殖4～6天，然后侵入周围神经，以运输小泡为载体，沿轴突以递轴浆运动的方向向中枢神经系统"向心性"移行，到达背根神经节后大量增殖；并且将侵入脊髓和中枢神经系统，侵犯脑干及小脑等处的神经元，使神经元肿胀、变性；在中枢神经系统中增殖后，病毒通过轴突的顺向轴浆运输"离心性"扩散进入腹侧根、被根神经节及其感觉轴突，形成以神经症状为主的临床表现（如痉挛、麻痹和昏迷等）。

2. 病案分析

分析：（1）AD起病隐匿，持续进行性发展，主要表现为认知功能减退和非认知性神经精神症状。在该病的典型症状中，记忆减退是其核心症状。患者在患病前期（轻度AD）表现为记忆力轻度受损等；中度AD表现为记忆障碍等；重度AD表现为情感淡漠、言语能力丧失等。

AD的病理特征：脑内β淀粉样蛋白的异常沉积，形成老年斑；脑内Tau蛋白过度磷酸化，在神经细胞内形成神经元纤维缠结，神经元丢失，伴有神经胶质细胞增生。大脑内的老年斑形成、神经元缠结、胶质增生的病理变化促进了AD的发生。

（2）AD与老化有关，但与正常老化又有本质区别，其发病机制目前尚未完全明确，学术界提出的假说有十余种，但目前研究较多、比较被认可的主要有胆碱能学说、神经兴奋毒性假说、β淀粉样蛋白毒性学说和Tau蛋白过度磷酸化学说等。

（3）基于AD发病机制的各种假说，治疗AD的策略可能有：增加乙酰胆碱能神经的活性、抑制谷氨酸的兴奋毒性、促进β淀粉样蛋白的清除、减少Tau蛋白过度磷酸化和神经炎症反应。①乙酰胆碱酯酶抑制剂：如盐酸多奈哌齐片，可以提高脑中乙酰胆碱水平，改善神经递质传递，从而改善早期和中期AD患者认知功能，延缓症状进展。②NMDA受体拮抗剂：如盐酸美金刚片，通过抑制谷氨酸的兴奋作用，减缓神经元的损伤，改善认知功能，可用于中期和晚期AD患者。③选择性5-HT再摄取抑制剂：伴有抑郁、焦虑等精神症状的AD患者，可遵医嘱服用草酸艾司西酞普兰片、盐酸舍曲林片等。④不典型抗精神病药：例如奥氮平片，控制AD患者的抑郁等精神症状。⑤脑代谢赋活剂：例如奥拉西坦片，可以改善脑代谢、营养脑神经。

第十三章

内分泌系统的结构与功能

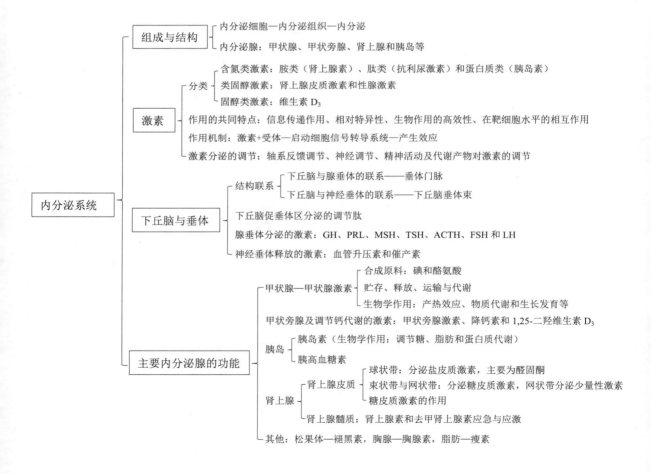

内分泌系统
- 组成与结构
  - 内分泌细胞—内分泌组织—内分泌
  - 内分泌腺：甲状腺、甲状旁腺、肾上腺和胰岛等
- 激素
  - 分类
    - 含氮类激素：胺类（肾上腺素）、肽类（抗利尿激素）和蛋白质类（胰岛素）
    - 类固醇激素：肾上腺皮质激素和性腺激素
    - 固醇类激素：维生素 D_3
  - 作用的共同特点：信息传递作用、相对特异性、生物作用的高效性、在靶细胞水平的相互作用
  - 作用机制：激素+受体—启动细胞信号转导系统—产生效应
  - 激素分泌的调节：轴系反馈调节、神经调节、精神活动及代谢产物对激素的调节
- 下丘脑与垂体
  - 结构联系
    - 下丘脑与腺垂体的联系——垂体门脉
    - 下丘脑与神经垂体的联系——下丘脑垂体束
  - 下丘脑促垂体区分泌的调节肽
  - 腺垂体分泌的激素：GH、PRL、MSH、TSH、ACTH、FSH 和 LH
  - 神经垂体释放的激素：血管升压素和催产素
- 主要内分泌腺的功能
  - 甲状腺—甲状腺激素
    - 合成原料：碘和酪氨酸
    - 贮存、释放、运输与代谢
    - 生物学作用：产热效应、物质代谢和生长发育等
  - 甲状旁腺及调节钙代谢的激素：甲状旁腺激素、降钙素和 1,25-二羟维生素 D_3
  - 胰岛
    - 胰岛素（生物学作用：调节糖、脂肪和蛋白质代谢）
    - 胰高血糖素
  - 肾上腺
    - 肾上腺皮质
      - 球状带：分泌盐皮质激素，主要为醛固酮
      - 束状带与网状带：分泌糖皮质激素，网状带分泌少量性激素
      - 糖皮质激素的作用
    - 肾上腺髓质：肾上腺素和去甲肾上腺素应急与应激
  - 其他：松果体—褪黑素，胸腺—胸腺素，脂肪—瘦素

一、关注生命科学研究热点→聚焦学生感兴趣的问题

甲状腺功能亢进

甲状腺功能亢进症（hyperthyroidism）简称"甲亢"，是多种致病因素引起甲状腺激素分泌增多，造成机体代谢亢进及交感神经兴奋的一种临床常见的内分泌疾病，其症状和体征的严重程度与病史长短、激素升高的程度和患者年龄等因素相关。甲亢患者的典型症状主要有易激动、烦躁、失眠、心悸、乏力、怕热、多汗、消瘦、食欲亢进，其基础代谢率可比正常值高 25% ～ 80%。甲亢患者的复发率高，若多次复发则会导致多种并发症的发生，严重威胁患者的身体健康。

甲亢是由于甲状腺过于活跃导致过量的甲状腺激素生成和分泌而引发的病症。造成甲亢的原因众多，最常见的是由体内的特定抗体——促甲状腺激素受体抗体（TRAb）过多引发的格雷夫斯（Graves）病。甲亢病因还包括多结节性毒性甲状腺肿、甲状腺高功能腺瘤、基因突变引起的甲状腺结节或腺瘤、碘甲亢等。甲亢在女性中的发病率高于男性，青年女性易患 Graves 病，而老年人易患毒性结节性甲状腺肿。

甲亢的治疗主要包括抗甲状腺药物治疗、放射碘治疗和手术治疗。目前常用的抗甲状腺药物为硫脲类药物，包括硫氧嘧啶类和咪唑类药物，如丙硫氧嘧啶及甲巯咪唑等。此类药物主要通过抑制甲状腺激素的合成而发挥治疗作用，但硫脲类药物治疗存在一些不良反应，包括皮疹、粒细胞减少、关节疼痛及肝功能受损等。放射碘治疗主要通过甲状腺自身对碘的摄取发挥作用。在实际治疗过程中，通过予以患者 ^{131}I 制剂，使其进入患者的血液循环，使甲状腺对 ^{131}I 制剂进行摄取，释放短射程 β 射线，破坏部分甲状腺组织，进而治疗由甲状腺激素分泌过多引起的临床症状。手术治疗适用于甲状腺肿大显著，或高度怀疑甲状腺恶性肿瘤，或甲状腺肿大压迫气管诱发呼吸困难等病情严重的患者，手术前需用药物将患者甲状腺功能控制到正常范围内，并予以患者复方碘溶液做术前准备，以确保手术的安全性及治疗效果。

1. 单选题

（1）甲状腺功能亢进不会出现（　　）

　A. 基础代谢率增加　　　　B. 喜冷怕热　　　　　　C. 体重增加

　D. 心输出量增加　　　　　E. 情绪易激动

（2）下列导致甲亢的病因中最为多见的是（　　　）

　A. 自主性高功能甲状腺结节　　　　　　　B. Graves 病

　C. 甲状腺癌　　　　　　　　　　　　　　D. 多结节性甲状腺肿伴甲亢

　E. 亚急性甲状腺炎伴甲亢

（3）甲状腺激素是由（　　　）

　　A. 甲状腺胶质细胞分泌　　　　　　　　　B. 甲状腺腺泡细胞分泌

　　C. 甲状旁腺细胞分泌　　　　　　　　　　D. 甲状腺腺泡旁细胞分泌

　　E. 以上都不是

（4）妊娠期甲亢首选的治疗措施是（　　　）

　　A. 复方碘口服液　　　　B. 心得安　　　　　　C. 放射碘治疗

　　D. 手术切除甲状腺　　　E. 以上均不是

（5）下列甲亢治疗方法中最易引起甲状腺功能减退的是（　　　）

　　A. 甲硫氧嘧啶　　　　　B. 他巴唑　　　　　　C. 放射性碘治疗

　　D. 手术切除甲状腺　　　E. 以上均不是

（6）甲亢的单纯性眼突与甲状腺激素的哪项生物学作用有关（　　　）

　　A. 交感神经兴奋性增高　　　　　　　　　B. 基础代谢增高

　　C. 促进生长发育　　　　D. 加速蛋白质分解　　E. 增加心输出量

2. 多选题

（1）抗甲状腺亢进药物治疗的适应证包括（　　　）

　　A. 甲状腺轻、中度肿大者　　　　　　　　B. 孕妇、高龄患者

　　C. 年龄 20 岁以下者　　　　　　　　　　D. 合并严重心、肝、肾疾病者

　　E. 甲状腺巨大有压迫症状者

（2）抗甲状腺亢进药物治疗的不良反应包括（　　　）

　　A. 粒细胞减少　　　　　B. 药物过敏　　　　　C. 肝功能受损

　　D. 关节疼痛　　　　　　E. 血管炎

（3）甲亢的症状包括（　　　）

　　A. 心悸　　　　　　　　B. 出汗　　　　　　　C. 体重减轻

　　D. 突眼　　　　　　　　E. 视力减退

（4）治疗甲状腺危象的药物包括（　　　）

　　A. 普萘洛尔　　　　　　B. 甲状腺激素　　　　C. 酚妥拉明

　　D. 丙硫氧嘧啶　　　　　E. 复方碘溶液

（5）丙硫氧嘧啶的适应证包括（　　　）

　　A. 甲状腺危象　　　　　B. 甲状腺功能亢进　　C. 甲状腺功能亢进术前准备

　　D. 黏液性水肿　　　　　E. 单纯性甲状腺肿

3. 问答题

（1）简述激素作用的共同特征，并各举一例说明。

（2）长期缺碘引起地方性甲状腺肿的原因是什么？

（3）如何预防呆小症？

二、强化基础知识→训练学生逻辑思维的问题

1. 单选题

（1）下列关于肾上腺的描述，正确的是（　　　）

A. 位于肾的外上方　　　B. 左侧腺为三角形　　　C. 右侧肾上腺近似半月形

D. 属于腹膜内位器官　　　E. 分为周围的皮质和中央的髓质

（2）下列哪种激素由神经垂体分泌（　　　）

A. 催乳素　　　　　　B. 卵泡刺激素　　　　　C. 催乳素释放激素

D. 生长激素　　　　　E. 缩宫素

（3）肾脏产生的激素不包括（　　　）

A. 肾素　　　　　　　B. 1,25- 二羟胆钙化醇

C. 雌激素　　　　　　D. 促红细胞生长素　　　　E. 前列腺素

（4）下列哪种是甾体类激素（　　　）

A. 生长激素　　　　　B. 胃肠激素　　　　　　C. 甲状腺素

D. 肾上腺皮质激素　　　E. 胰岛素

（5）按化学结构分类，下列哪种属于脂类激素（　　　）

A. 性激素　　　　　　B. 抗利尿激素　　　　　C. 胰岛素

D. 催乳素　　　　　　E. 去甲肾上腺素

（6）下列关于旁分泌的描述，正确的是（　　　）

A. 是由神经细胞分泌发挥局部作用的激素

B. 激素通过血液作用于全身组织细胞

C. 激素通过组织液扩散作用于远距离的细胞

D. 激素通过组织液扩散作用于邻近细胞

E. 激素通过血液以外的途径作用于远距离的靶细胞

（7）下列哪种是促进女性青春期乳腺发育的主要激素（　　　）

A. 催乳素　　　　　　B. 雌激素　　　　　　　C. 孕激素

D. 皮质醇　　　　　　E. 生长激素

（8）甲状腺激素可降低（　　　）

A. 胰岛素分泌　　　　B. 糖酵解　　　　　　　C. 糖原异生

D. 血浆游离脂肪酸水平　　　　　　　　　　　E. 血浆胆固醇水平

（9）内分泌激素不包括（　　　）

A. 肾上腺素　　　　　B. 胰岛素　　　　　　　C. 内因子

D. 前列腺素　　　　　E. 甲状腺激素

（10）幼年时缺乏生长激素可致（　　　）

　A. 侏儒症　　　　　　B. 舞蹈症　　　　　　C. 佝偻病

　D. 呆小症　　　　　　E. 糖尿病

（11）影响神经系统发育最重要的激素是（　　　）

　A. 生长激素　　　　　B. 盐皮质激素　　　　C. 糖皮质激素

　D. 肾上腺素　　　　　E. 甲状腺激素

（12）含氮激素不包括（　　　）

　A. 抗利尿激素　　　　B. 胰岛素　　　　　　C. 生长激素

　D. 雄激素　　　　　　E. 催乳素

（13）血液中激素浓度极低，但生理作用却很明显的原因是（　　　）

　A. 激素的特异性很高　　　　　　　　B. 激素在体内随血液分布全身

　C. 激素的半衰期非常长　　　　　　　D. 细胞内存在高效能的生物放大系统

　E. 激素分泌的持续时间非常长

（14）调节胰岛素分泌最重要的因素是（　　　）

　A. 血 Na^+ 浓度　　　B. 血 K^+ 浓度　　　C. 血脂肪酸水平

　D. 血糖水平　　　　　E. 血氨基酸水平

（15）关于胰岛素对糖代谢的作用，下列描述正确的是（　　　）

　A. 抑制葡萄糖转化为脂肪

　B. 促进全身组织对葡萄糖的摄取利用

　C. 抑制全身组织对葡萄糖的摄取利用

　D. 促进糖异生

　E. 加速糖原分解

（16）下丘脑与腺垂体之间的功能联系主要依靠（　　　）

　A. 交感神经　　　　　B. 副交感神经　　　　C. 垂体门脉系统

　D. 室旁核 – 垂体束　　E. 视上核 – 垂体束

（17）地方性甲状腺肿的主要发病原因是（　　　）

　A. 由于促甲状腺素分泌过少　　　　　B. 甲状腺合成的甲状腺激素过多

　C. 食物中缺少钙和蛋白质　　　　　　D. 食物中缺少酪氨酸

　E. 食物中缺少碘

（18）血浆中降钙素的主要来源是（　　　）

　A. 甲状旁腺细胞　　　B. 胰岛 D 细胞　　　C. 甲状腺滤泡旁细胞

　D. 消化道黏膜细胞　　E. 胎盘

（19）切除肾上腺引起动物死亡的原因主要是缺乏（　　　）

　A. 肾上腺素　　　　　B 去甲肾上腺素　　　C. 糖皮质激素

　D. 醛固酮　　　　　　E. 糖皮质激素和醛固酮

（20）糖皮质激素对代谢的作用是（　　　）

A. 促进葡萄糖的利用，促进蛋白质合成

B. 促进葡萄糖的利用，促进蛋白质分解

C. 抑制葡萄糖的利用，抑制蛋白质分解

D. 抑制葡萄糖的利用，促进蛋白质分解

E. 促进葡萄糖的利用，抑制蛋白质分解

（21）下列关于糖皮质激素的作用，描述正确的是（　　　）

A. 使血糖浓度降低　　　　B. 使肾脏排水能力降低

C. 抑制蛋白质分解　　　　D. 参与应激反应　　　　E. 使红细胞数量减少

（22）下列关于胰岛激素的相互作用，描述错误的是（　　　）

A. 胰高血糖素促进胰岛素的分泌　　　　B. 胰高血糖素抑制胰岛素的分泌

C. 胰高血糖素促进生长抑素的分泌　　　　D. 生长抑素抑制胰岛素的分泌

E. 胰岛素抑制胰高血糖素的分泌

（23）关于胰岛素的生物作用，描述错误的是（　　　）

A. 促进氨基酸转运　　　　B. 抑胃肽对胰岛素的分泌有调节作用

C. 促进脂肪和蛋白质的分解和利用　　　　D. 促进糖的贮存和利用，使血糖降低

E. 促进葡萄糖转变成脂肪酸

（24）关于胰岛素分泌的调节，叙述错误的是（　　　）

A. 血糖浓度是重要的因素，血糖降低时分泌增加

B. 迷走神经兴奋可促进胰岛素分泌

C. 促胰液素可刺激胰岛素分泌

D. 进食时肠道抑胃肽分泌，促进胰岛素分泌

E. 胰高血糖素直接或间接地促进胰岛素分泌

（25）关于胰岛素对脂肪代谢的影响，描述正确的是（　　　）

A. 促进脂肪合成，抑制脂肪分解　　　　B. 抑制葡萄糖进入脂肪细胞

C. 促进脂肪氧化　　　　D. 抑制脂肪合成

E. 促进脂肪分解

（26）糖皮质激素过多时会导致（　　　）

A. 水中毒　　　　B. 肢端肥大症　　　　C. 向心性肥胖

D. 黏液性水肿　　　　E. 侏儒症

（27）关于糖皮质激素分泌调节的描述，不正确的是（　　　）

A. 长期服用皮质醇可使促肾上腺皮质激素分泌增多

B. 促肾上腺皮质激素是糖皮质激素的促激素

C. 糖皮质激素在午夜分泌量最低

D. 糖皮质激素在清晨分泌量最高

E. 应激反应中，糖皮质激素分泌增多

（28）下列关于甲状旁腺激素的生理作用的描述，错误的是（　　）

　　A. 促进脂肪分解和脂肪酸氧化　　　　　　　　B. 促进蛋白质合成

　　C. 增加机体产热，升高基础代谢率　　　　　　D. 促进成人脑和长骨的发育

　　E. 既可使血糖升高，又可导致血糖降低

（29）下列激素不能升高血糖的是（　　）

　　A. 生长激素　　　　　　　B. 降钙素　　　　　　　C. 甲状腺激素

　　D. 糖皮质激素　　　　　　E. 肾上腺髓质激素

（30）下列不能促进生长发育的激素是（　　）

　　A. 甲状旁腺激素　　　　　B. 甲状腺激素　　　　　C. 性激素

　　D. 胰岛素　　　　　　　　E. 生长激素

（31）去甲肾上腺素可被哪种酶灭活（　　）

　　A. 碳酸酐酶　　　　　　　B. 单胺氧化酶　　　　　C. 胆碱酯酶

　　D. 蛋白水解酶　　　　　　E. 过氧化物酶

（32）在应急反应中，血中哪种激素浓度升高（　　）

　　A. 肾上腺素　　　　　　　B. 甲状腺激素　　　　　C. 胰高血糖素

　　D. 生长激素　　　　　　　E. 肾上腺皮质激素

（33）下列关于成年男性体内生长激素的分泌及调节的描述，正确的是（　　）

　　A. 生长激素分泌过量可引起巨人症

　　B. 应急反应时，生长激素分泌增加

　　C. 胰岛素样生长因子对生长激素分泌有负反馈调节作用

　　D. 生长激素在快波睡眠时相分泌增加，维持人体正常生长

　　E. 生长激素的分泌受下丘脑生长激素释放激素和生长激素释放抑制激素的双重调
　　　节，以生长激素释放激素作用占优势

（34）幼年时缺乏哪种激素可引起呆小症（　　）

　　A. 胰岛素　　　　　　　　B. 甲状腺激素　　　　　C. 皮质醇

　　D. 生长激素　　　　　　　E. 缩宫素

（35）患者长期大量使用糖皮质激素可引起（　　）

　　A. 血中促肾上腺皮质激素减少　　　　　　　　B. 血中促甲状腺激素增加

　　C. 血中生长激素减少　　　　　　　　　　　　D. 血中促肾上腺皮质激素释放激素增加

　　E. 血中催乳素增加

（36）正常成人调节血中钙磷代谢的激素是（　　）

　　A. 肾上腺素　　　　　　　B. 甲状腺激素　　　　　C. 胰高血糖素

　　D. 生长激素　　　　　　　E. 甲状旁腺激素

2. 多选题

（1）内分泌系统的组织或器官包括（　　）

　　A. 肾上腺　　　　　　　　B. 甲状腺　　　　　　　C. 垂体

D. 松果体　　　　　　　　E. 肝

（2）关于甲状腺描述正确的是（　　　）

A. 分泌甲状腺素，调节钙磷代谢　　　　B. 位于气管上端两侧

C. 是人体内最大的内分泌腺　　　　　　D. 吞咽时可随喉上、下移动

E. 可分为左右两个侧叶和峡部

（3）内分泌细胞所分泌激素向靶细胞效应分子递送信息的途径包括（　　　）

A. 细胞外液　　　　　　B. 血液循环　　　　　C. 胞浆

D. 神经纤维　　　　　　E. 腺体管道

（4）生长激素的生理作用包括（　　　）

A. 促进生长　　　　　　　　　　　　　B. 促进蛋白质合成

C. 幼年分泌过少可致呆小症　　　　　　D. 成年时缺乏可致血糖升高

E. 参与机体应激反应

（5）在甲状腺激素合成过程中，促甲状腺激素的作用环节是（　　　）

A. 甲状腺滤泡释放 T_4 和 T_3　　　　　　B. 滤泡细胞碘捕获

C. 无机碘的活化　　　　　　　　　　　D. 甲状腺球蛋白中酪氨酸残基碘化

E. 碘化酪氨酸的缩合

（6）刺激胰岛素释放的激素包括（　　　）

A. 抑胃肽　　　　　　　B. 生长抑素　　　　　C. 促胰液素

D. 胰高血糖素　　　　　E. 醛固酮

（7）激素间信息传递方式包括（　　　）

A. 血液运输　　　　　　B. 消化腺体导管分泌　　C. 神经 - 内分泌方式

D. 自分泌传递　　　　　E. 局部经组织液传递

（8）参与水、钠代谢的激素包括（　　　）

A. 雌激素　　　　　　　B. 醛固酮　　　　　　C. 抗利尿激素

D. 胰高血糖素　　　　　E. 糖皮质激素

（9）生理状态下，下列能促进蛋白质合成的激素包括（　　　）

A. 糖皮质激素　　　　　B. T_3　　　　　　　C. 胰岛素

D. 生长激素　　　　　　E. 甲状腺素

3. 问答题

（1）甲状腺激素的生物效应有哪些？

（2）试述正常情况下血中甲状腺激素水平保持相对稳定的机制。

（3）试分析糖皮质激素的作用机制。

（4）胰岛素的主要生理作用有哪些？

三、学科交叉融合→推动学生创新的问题

1. 单选题

（1）临床上长期服用强的松可致腺垂体（　　　）

　　A. 促进甲状腺激素分泌　　　　　　　　　　B. 促进促肾上腺皮质激素分泌

　　C. 抑制促肾上腺皮质激素分泌　　　　　　　D. 促进生长激素分泌

　　E. 抑制生长激素分泌

（2）一昼夜内，人在何时血液生长激素水平最高（　　　）

　　A. 清晨起床时　　　　　　B. 中午　　　　　　　C. 午后 1—2 点

　　D. 熟睡时　　　　　　　　E. 傍晚

（3）关于醛固酮的主要作用，描述正确的是（　　　）

　　A. 增加肾近曲小管保钠排钾

　　B. 增加肾远曲小管和集合管保钠排钾

　　C. 增加肾髓质保钠排钾

　　D. 增加肾近曲小管保钾排钠

　　E. 增加肾远曲小管和集合管保钾排钠

（4）下列哪项是调节氧化磷酸化的重要激素（　　　）

　　A. 生长激素　　　　　　　B. 甲状腺激素　　　　　C. 胰岛素

　　D. 肾上腺素　　　　　　　E. 肾上腺皮质素

（5）胰高血糖素促进脂肪动员是通过增加下列哪种酶活性实现的（　　　）

　　A. 乙酰乙酸脱羧酶　　　B. 脂蛋白脂肪酶　　　　C. 一脂酰甘油脂肪酶

　　D. 二脂酰甘油脂肪酶　　E. 三脂酰甘油脂肪酶

（6）苯丙酮尿症患者是由于体内缺乏（　　　）

　　A. 酪氨酸酶　　　　　　　B. 苯丙酮酸脱氢酶　　　C. 苯丙氨酸羟化酶

　　D. 苯丙氨酸转氨酶　　　　E. 酪氨酸脱氢酶

（7）糖尿病患者剧烈呕吐时易出现（　　　）

　　A. 呼吸性酸中毒合并代谢性碱中毒　　　　　B. 呼吸性酸中毒合并代谢性酸中毒

　　C. 呼吸性碱中毒合并代谢性碱中毒　　　　　D. 呼吸性碱中毒合并代谢性酸中毒

　　E. 代谢性酸中毒合并代谢性碱中毒

（8）应激时体内哪种内分泌激素分泌会减少（　　　）

　　A. 胰岛素　　　　　　　　B. 胰高血糖素　　　　　C. 糖皮质激素

　　D. 醛固酮　　　　　　　　E. 抗利尿激素

（9）下列哪项是应激过程中最突出的表现（　　　）

　　A. 淋巴细胞增多　　　B. 淋巴组织增生　　　　C. 肾上腺皮质增大

D. 中性粒细胞减少　　　　E. 胸腺细胞肥大

（10）尿毒症时人体内何种激素会减少（　　　）

　A. 胰高血糖素　　　　　　B. 睾酮　　　　　　　C. 胃泌素

　D. 催乳素　　　　　　　　E. 黄体生成素

2. 多选题

（1）与调节机体生长过程有关的激素包括（　　　）

　A. 生长抑素　　　　　　　B. 缩宫素　　　　　　C. 甲状旁腺激素

　D. 催乳素　　　　　　　　E. 胰岛素

（2）甲状腺手术时不慎伤及甲状旁腺会出现（　　　）

　A. 血钙水平过低　　　　　B. 血磷水平过高　　　C. 手足肌肉痉挛

　D. 呼吸困难　　　　　　　E. 声音嘶哑

（3）在应激反应中，血中浓度升高的激素包括（　　　）

　A. 糖皮质激素　　　　　　B. 催乳素　　　　　　C. 生长激素

　D. 促肾上腺皮质激素　　　E. 胰岛素

（4）肾上腺糖皮质激素可抑制下列哪些化学介质的生成和释放（　　　）

　A. 白三烯　　　　　　　　B. 缓激肽　　　　　　C. 5- 羟色胺

　D. 前列腺素　　　　　　　E. 肾上腺素

（5）应激时糖皮质激素发挥的作用包括（　　　）

　A. 稳定溶酶体膜　　　B. 促进蛋白质分解　　C. 促进脂肪动员

　D. 降低血糖　　　　　　　E. 维持心血管对儿茶酚胺的反应性

（6）应激时交感 - 肾上腺髓质系统兴奋所产生的防御性反应包括（　　　）

　A. 心肌收缩力增强　　　B. 心率增快　　　　　C. 血液重分布

　D. 支气管扩张加强通气　E. 促进糖原分解使血糖升高

（7）应激过程中儿茶酚胺促进下列哪些激素的分泌（　　　）

　A. 生长激素　　　　　　　B. 甲状腺激素　　　　C. 前列腺素

　D. 胰高血糖素　　　　　　E. 促肾上腺皮质激素

（8）下列哪些是非胰岛素依赖型糖尿病的发病机制（　　　）

　A. 受体酪氨酸激酶活性降低　　　　　　　B. PI3K 表达改变

　C. 胰岛素受体底物下调　　　　　　　　　D. 胰岛素增多

　E. 血液中存在抗胰岛素受体的抗体

（9）严重肝性脑病患者易出现低血糖的原因（　　　）

　A. 高胰岛素血症　　　B. 肝糖原分解障碍　　C. 血糖分解代谢加强

　D. 肝内糖原储备减少　　E. 葡萄糖吸收障碍

（10）下列激素在多系统器官功能衰竭时增高的有（　　　）

　A. 胰岛素　　　　　　　　B. 胰高血糖素　　　　C. 肾上腺素

　D. 盐皮质激素　　　　　　E. 糖皮质激素

3. 问答题

（1）试述糖尿病患者出现"三多一少"症状的机制。

（2）简述应激反应和应急反应的区别与联系。

（3）试分析临床上长期应用糖皮质激素类药物的患者不能突然停药的原因。

（4）请简述甲亢病患者手术前的主要用药及目的。

四、举一反三→体现B to B的问题

1. 问答题

（1）临床上长期过量使用糖皮质激素的患者，可出现典型的"满月脸，水牛背"的特殊体形，请解释为什么？

（2）请以糖皮质激素为例，说明下丘脑－腺垂体－靶腺轴的调节作用，并进一步说明临床上用糖皮质激素治疗的患者如何避免突然停药之后产生的不良反应。

2. 病案分析

患者，男，56岁，主诉"口干多饮多尿2年，血糖控制不佳3月余"。近2个月，患者出现"三多一少"典型症状，空腹血糖多 >10 mmol/L，餐后2小时血糖多在13 ～ 16 mmol/L，体重指数28，口服葡萄糖耐量试验（oral glucose tolerance test，OGTT）和胰岛素释放试验结果提示糖耐量降低，胰岛素抵抗，且伴胰岛素分泌高峰延迟，确诊为2型糖尿病，给予患者二甲双胍治疗后症状改善。

问题：

（1）何谓糖尿病的典型症状"三多一少"？

（2）何为"肾糖阈"？糖尿病患者为什么会出现糖尿？

（3）糖尿病一线药二甲双胍属于哪类降糖药物？试分析其治疗效果与可能机制。

参考答案

一、关注生命科学研究热点→聚焦学生感兴趣的问题

1. 单选题：（1）～（6）CBBDC A

2. 多选题：（1）ABCD （2）ABCDE （3）ABCDE （4）ADE （5）ABC

3. 问答题

（1）答：①相对特异性。甲状腺激素只能通过调节靶细胞来发挥生物学效应。②信使作用。激素既不能为细胞添加成分，也不能提供能量，仅调节靶细胞固有的生理生化反应，如生长激素促进生长发育。③生物作用的高效性。激素与受体结合后，引发细胞内的信号转导程序，经逐级放大后可产生效能极高的效应，如1 mol胰高血糖素可生成

3×10^{6} mol 葡萄糖，生物效应约放大 10 万倍。④在靶细胞水平的相互作用。内分泌腺体和细胞遍布全身，分泌的各种激素以体液为媒介递送信息，所产生的效应总会相互影响、彼此关联，包括协同作用，如生长激素、糖皮质激素与胰高血糖素等具有协同的升高血糖效应；拮抗作用，如胰岛素与胰高血糖素的作用；允许作用，如糖皮质激素的存在才能使儿茶酚胺类激素充分发挥调节心血管功能的作用；竞争作用，如盐皮质激素与孕激素都可结合盐皮质激素受体，孕激素的浓度较高时，可竞争结合盐皮质激素受体，而减弱盐皮质激素的作用。

（2）答：碘是合成甲状腺激素的重要原料，长期缺碘，T_3、T_4 合成减少，对腺垂体促甲状腺素（TSH）分泌的反馈抑制作用减弱，TSH 分泌水平提高。由于 TSH 长期效应会刺激甲状腺滤泡上皮细胞的增生，导致腺体增大，所以食物中长期缺碘会引起甲状腺代偿性增生肿大。

（3）答：胎儿在发育至 11 周之前不具备合成甲状腺激素的能力，必须由母体提供，因此，缺碘地区的孕妇尤其需要适时补充碘，以预防呆小症的发生和降低婴儿呆小症的发病率。先天甲状腺发育不全的呆小症患儿，一般在出生后数周或 3～4 个月，才表现出明显的智力迟钝和长骨生长迟滞，故应在婴儿出生后 3 个月内尽早补充甲状腺激素，过迟则难以奏效。

二、强化基础知识→训练学生逻辑思维的问题

1. 单选题：（1）～（10）EECDA DBECA （11）～（20）EDDDB CECED
（21）～（30）DBCAA CADBA （31）～（36）BACBA E

2. 多选题：（1）ABCD （2）BCDE （3）AB （4）ABE （5）ABCD
（6）ACD （7）ACDE （8）ABCE （9）BCDE

3. 问答题

（1）答：①产热效应。甲状腺激素可使绝大多数组织或器官的耗氧率和产热量增加，尤其以心、肝、骨骼肌和肾等最为显著。②对物质代谢的影响。一是蛋白质代谢，T_3、T_4 分泌不足时，蛋白质合成减少，肌肉无力，但组织间的黏蛋白增多，可结合大量的正离子和水分，引起黏液性水肿。二是糖代谢，甲状腺激素一方面促进小肠黏膜对糖的吸收，增强糖原分解，抑制糖原合成，加强肾上腺素、胰高血糖素、皮质醇和生长激素的升糖作用；另一方面，还可加强外周组织对糖的利用，降低血糖。三是脂肪代谢，甲状腺激素促进脂肪酸氧化，增强儿茶酚胺与胰高血糖素对脂肪的分解作用。③对生长发育的影响。甲状腺激素维持正常生长发育，对骨和脑的发育尤为重要。④对神经系统的影响。甲状腺激素不但影响中枢神经系统，对已分化为成熟的神经系统活动也有影响。⑤对心血管系统的影响。T_3、T_4 可使心率增快，心肌收缩力增强，心输出量与心脏做功量增加。

（2）答：正常情况下血中甲状腺激素水平保持相对稳定主要依赖于下丘脑－腺垂体－甲状腺轴调节系统。①下丘脑促甲状腺素释放激素（TRH）促进腺垂体 TSH 的释放；TSH 促进甲状腺激素的合成分泌，并能刺激甲状腺滤泡细胞生长发育。②甲状腺激素的反馈调节：血中游离甲状腺激素可负反馈调节下丘脑 TRH 和腺垂体 TSH 的分泌。

此外，甲状腺功能还受自身调节（碘阻滞效应）、神经调节（交感神经兴奋可促进甲状腺激素的分泌）及免疫因素的调节。

（3）答：糖皮质激素属于类固醇类激素，具有脂溶性和分子量较小的特点。其进入细胞后，与胞内受体结合形成复合物，转位入胞核，通过调节靶基因转录以及所表达的产物引起细胞生物效应。糖皮质激素还可通过非基因组机制调节靶细胞功能。

（4）答：①调节糖代谢。当血糖升高时，胰岛素是体内唯一降低血糖的激素。胰岛素的降糖作用主要通过减少血糖的来源（抑制肝糖原分解和糖异生作用以及增加血糖的去路促进糖原合成、外周组织氧化利用和转化为非糖物质等）实现的。②调节脂肪代谢。胰岛素可以促进脂肪的合成和储存，减少血液中的游离脂肪酸，并且使脂肪的分解氧化速度受到抑制。胰岛素如果缺乏，则会造成脂肪代谢紊乱，脂肪储存减少、分解加快，久而久之就会引起动脉硬化，进而引起心脑血管疾病。③调节蛋白质代谢。胰岛素一方面可以加速细胞对氨基酸成分的摄入和蛋白质合成，另一方面可以抑制蛋白质的分解；而腺垂体生长激素需要胰岛素的存在，才能促进蛋白质合成。因此，胰岛素是不可缺少的激素之一。

三、学科交叉融合→推动学生创新的问题

1. 单选题：（1）～（10）CDBBE CDACB
2. 多选题：（1）ACDE （2）ABCD （3）ABCD （4）ABCD （5）ABCE
（6）ABCDE （7）ABDE （8）ABCE （9）ABCD （10）BCDE
3. 问答题

（1）答：①糖尿病患者血糖浓度增高，超过肾糖阈后，肾小管的葡萄糖不能被完全重吸收，导致小管液溶质浓度增高，渗透压增大，水和 NaCl 重吸收减少形成渗透性利尿，出现多尿；②多尿导致水分丢失过多，发生细胞内脱水，患者口渴，饮水量和饮水次数都增多；③大量尿糖丢失，如每日失糖 500 g 以上，机体将处于饥饿状态，能量缺乏需要补充，引起食欲亢进，食量增加；④胰岛素不足，无法发挥其生理作用，导致体内碳水化合物、脂肪及蛋白质被大量消耗，体重减轻、消瘦。

（2）答：应急反应与应激反应的概念不同，两者既有区别又有联系。两者都是机体在受到有害刺激时，通过中枢神经系统整合，同时出现的保护性反应，以应对并适应环境的突然变化。但应急反应是交感－肾上腺髓质系统的活动增强，主要提高机体对环境突变的应变力；而应激反应则是下丘脑－腺垂体－肾上腺皮质轴的活动增强，主要使促肾上腺皮质激素和糖皮质激素的分泌增多，主要增强机体对伤害性刺激的耐受力。

（3）答：长期应用糖皮质激素，血液循环中糖皮质激素浓度很高，会抑制垂体合成和分泌促肾上腺皮质激素，从而导致自身糖皮质激素分泌不足。如果患者突然停药，就失去外源性糖皮质激素支持，同时自身分泌的内源性糖皮质激素又不足，就会产生一系列糖皮质激素缺乏的表现，如血糖下降、血压下降、神经系统兴奋性降低、对各伤害性刺激抵抗力和耐受力降低等一系列表现，甚至出现肾上腺皮质功能危象，严重时可能危及生命。

（4）答：①硫脲类药物（如丙硫氧嘧啶）。这类药可降低基础代谢率，防止麻醉及手术后甲状腺危象的发生。②大剂量碘剂。在手术前两周给药，可使甲状腺组织退化，血

运减少，腺体缩小，有利于手术进行及减少出血。

四、举一反三→体现 B to B 的问题

1. 问答题

（1）答：糖皮质激素对机体的脂肪代谢有影响，临床上短期使用对脂肪代谢无明显影响；大剂量长期使用可增高血浆胆固醇，激活四肢皮下脂酶，促使皮下脂肪分解，使脂肪重新分布于面部、胸、背及臀部，形成向心性肥胖，表现为"满月脸，水牛背"，呈现面圆、背厚、躯干部发胖而四肢消瘦的特殊体形。

（2）答：

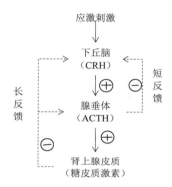

临床上用糖皮质激素治疗的患者突然停药产生的不良反应为停药反应，包括：①医源性肾上腺皮质功能不全，表现为恶心、呕吐、乏力、低血压和休克等。这是由于长期大剂量使用糖皮质激素，反馈性抑制垂体－肾上腺皮质轴致肾上腺皮质萎缩所致。因此，不可骤然停药，须缓慢减量，停用糖皮质激素后连续应用促肾上腺皮质激素 7 天左右；在停药 1 年内如遇应激情况（如感染或手术等），应及时给予足量的糖皮质激素。②反跳现象：突然停药或减量过快而致原有症状的复发或恶化，常需加大剂量再行治疗，待症状缓解后再缓慢减量、停药。③糖皮质激素抵抗：大剂量糖皮质激素治疗疗效很差或无效称为糖皮质激素抵抗。目前临床还未见解决糖皮质激素抵抗的有效措施。

2. 病案分析

分析：（1）"三多一少"指多饮、多食、多尿、体重减轻。

（2）尿中开始出现葡萄糖的血糖浓度，称为肾糖阈。糖尿病患者血糖浓度超过肾糖阈时，近球小管重吸收葡萄糖载体被用完，肾小球滤过的葡萄糖将不能被全部重吸收，导致终尿中出现葡萄糖，即糖尿。

（3）二甲双胍属于双胍类降糖药，既可以降低空腹血糖，也可降低餐后血糖，可能机制包括促进脂肪组织摄取葡萄糖、降低葡萄糖在肠的吸收及糖原异生、抑制胰高血糖素释放等。

第十四章

生殖系统的结构与功能

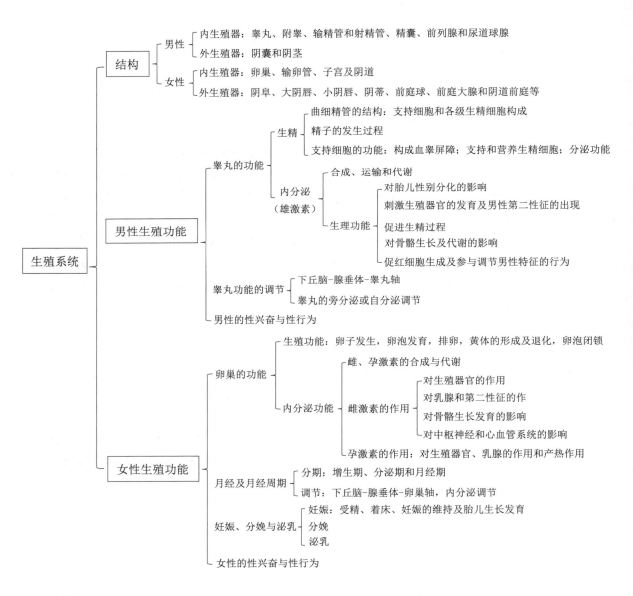

一、关注生命科学研究热点→聚焦学生感兴趣的问题

辅助生殖技术

辅助生殖技术（assisted reproductive technology，ART）是采用医疗辅助手段帮助不孕不育夫妇获得后代的技术，包括人工授精和体外受精－胚胎移植及其衍生技术两大类。

（1）人工授精：是以非性交方式将精液优化处理后注入女性生殖道的助孕技术。根据精液来源不同，分夫精人工授精和供精人工授精。两者适应证不同，夫精人工授精适应证包括：①少、弱精症；②精子在女性生殖道内运行障碍；③性交障碍。供精人工授精适应证包括：①男方有遗传疾病；②无精症；③夫妻间特殊性血型或免疫不相容。

（2）体外受精－胚胎移植技术及其各种衍生技术是指在体外人工控制的环境中完成精子和卵母细胞的结合，形成受精卵，并发育成前期胚胎后移植回母体子宫内，经妊娠后分娩婴儿。由于胚胎最初 2 天在试管内发育，所以又叫"试管婴儿技术"。

体外受精－胚胎移植技术及其衍生技术涉及激素的使用、配子的显微操作、胚胎体外培养和胚胎冻融等技术。其适应证包括：①男性轻度少精、弱精症；②输卵管堵塞；③子宫内膜异位伴盆腔内粘连或输卵管异常，使精子在盆腔内被巨噬细胞吞噬；④免疫性不育或抗精子抗体阳性；⑤其他不明原因的不育。

随着国家三孩生育政策的实施，前来咨询辅助生殖技术的患者不断增加。国家统计局数据显示，我国结婚登记女性的年龄占比中，35 岁及以上非最佳育龄妇女的占比正逐年增加。晚婚晚育与不孕不育人群增加的趋势也高度重合。我国育龄夫妇的不孕不育率已经攀升至 18%。目前主流的辅助生殖技术便是体外受精，也就是大家常说的"试管婴儿"。据 2022 年国家卫生健康委员会公布的数据，我国每年约有 30 万名试管婴儿诞生。

1. 单选题

（1）治疗不孕症的正确步骤为（　　）

A. 女方体检不必检查，只需男方诊治

B. 女方只需了解输卵管是否通畅并治疗

C. 男、女双方同时全面检查，对因治疗

D. 男方体检不必检查，只需女方诊治

E. 男方只查精液常规，正常者只需检查女方

（2）导致不孕症的因素有（　　）

A. 排卵障碍　　　　　　B. 自身免疫　　　　　　C. 同种免疫

D. 性生活不能或不正常　　　　　　E. 以上都是

（3）下列哪项为女性不孕最常见的原因（　　）

A. 子宫因素　　　　　　B. 宫颈因素　　　　　　C. 输卵管因素

D. 排卵障碍　　　　　　E. 盆腔因素

（4）人工授精不适合于（　　　）

　　A. 输卵管结扎术后　　　B. 女方有抗精子抗体　　C. 男方精子数量减少

　　D. 男方性功能障碍　　　E. 男方有不良遗传因素

（5）人工流产后继发感染造成的不孕属于（　　　）

　　A. 卵巢因素　　　　　　B. 宫颈因素　　　　　　C. 子宫因素

　　D. 阴道因素　　　　　　E. 输卵管因素

2. 多选题

（1）女，30 岁，婚后 3 年未孕，男方精液检查无异常，女方妇科检查正常，为监测排卵情况，可采取的措施有（　　　）

　　A. 基础体温测定　　　　B. 超声检查　　　　　　C. 排卵试纸监测卵泡发育情况

　　D. 宫颈黏液评分　　　　E. 腹腔镜检查

（2）女性不孕因素包括（　　　）

　　A. 免疫因素　　　　　　B. 子宫因素　　　　　　C. 性功能异常

　　D. 输卵管因素　　　　　E. 排卵障碍

（3）下列哪些属于女性不孕特殊检查（　　　）

　　A. 基础体温测定　　　　B. 卵巢功能评估　　　　C. 子宫输卵管造影

　　D. 体格检查　　　　　　E. 性交后试验

（4）导致不孕的子宫因素包括（　　　）

　　A. 宫腔粘连　　　　　　B. 子宫浆膜下肌瘤　　　C. 子宫发育不良

　　D. 子宫畸形　　　　　　E. 子宫内膜分泌反应不良

（5）导致不孕的输卵管因素有（　　　）

　　A. 输卵管阻塞　　　　　B. 输卵管积水　　　　　C. 输卵管伞端闭锁

　　D. 输卵管发育不全　　　E. 慢性输卵管炎

3. 问答题

（1）女性不孕的特殊检查有哪些？

（2）请根据优势卵泡选择机制分析，在实施试管婴儿技术时，如何获得更多的成熟卵子。

二、强化基础知识→训练学生逻辑思维的问题

1. 单选题

（1）产生精子的器官是（　　　）

　　A. 睾丸　　　　　　　　B. 附睾　　　　　　　　C. 前列腺

　　D. 精囊腺　　　　　　　E. 尿道球腺

（2）卵子受精的部位在（　　　）

　　A. 宫底　　　　　　　　B. 输卵管峡　　　　　　C. 输尿管漏斗

D. 输卵管壶腹　　　　　E. 输卵管子宫部

（3）产生卵子的器官是（　　　）

A. 子宫　　　　　　B. 卵巢　　　　　　C. 输卵管

D. 阴道　　　　　　E. 前庭大腺

（4）子宫壁由内向外可分为（　　　）

A. 黏膜层、肌层、浆膜层

B. 浆膜层、肌层、黏膜层

C. 子宫内膜基底层、肌层、浆膜层

D. 子宫内膜功能层、肌层、浆膜层

E. 子宫内膜功能层、子宫内膜基底层、肌层

（5）关于雄激素的作用，描述错误的是（　　　）

A. 维持正常的性欲

B. 刺激雄性副性器官发育并维持成熟状态

C. 刺激男性第二性征出现

D. 分泌过剩可使男子身高超出常人

E. 促进肌肉与骨骼生长，使男子身高在青春期冲刺式生长

（6）雄激素结合蛋白的生成部位是（　　　）

A. 基底细胞　　　　B. 支持细胞　　　　C. 生精细胞

D. 间质细胞　　　　E. 睾丸毛细血管内皮细胞

（7）睾酮的本质是（　　　）

A. 固醇类激素　　　B. 类固醇激素　　　C. 胺类激素

D. 肽类激素　　　　E. 蛋白质类激素

（8）关于睾丸功能的调节，描述错误的是（　　　）

A. 卵泡刺激素对生精过程有始动作用

B. 抑制素对卵泡刺激素分泌有负反馈作用

C. 睾酮与雄激素结合球蛋白结合，促进精母细胞减数分裂

D. 黄体生成素刺激间质细胞分泌睾酮

E. 睾酮对腺垂体卵泡刺激素的分泌起负反馈作用

（9）关于雌激素的生理作用，下列描述错误的是（　　　）

A. 使输卵管平滑肌活动增强

B. 促进阴道上皮细胞增生、角化

C. 刺激乳腺导管增生

D. 促进水、钠排出

E. 促进雌性第二性征的出现

（10）关于孕激素的作用，下列描述错误的是（　　　）

A. 刺激子宫内膜呈增生期变化　　　　　B. 促进能量代谢

C. 使体温升高　　　　　　D. 刺激乳腺腺泡发育　　E. 使子宫平滑肌活动减弱

（11）月经的发生是由于（　　　　）

　　A. 孕激素急剧减少　　　　　　　　　　　　　　B. 雌激素急剧减少

　　C. 孕激素与雌激素都急剧减少　　　　　　　　　D. 缩宫素减少

　　E. 前列腺素 F2α 减少

（12）结扎输卵管的妇女（　　　　）

　　A. 仍排卵，无月经　　　B. 仍排卵，有月经　　　C. 不排卵，无月经

　　D. 不排卵，有月经　　　E. 第二性征存在，副性器官萎缩

（13）可作为排卵的标志的是血中哪一项激素出现高峰（　　　　）

　　A. 孕激素　　　　　　　B. 催乳素　　　　　　　C. 黄体生成素

　　D. 卵泡刺激素　　　　　E. 催乳素释放因子

（14）人绒毛膜促性腺激素的作用是（　　　　）

　　A. 维持妊娠黄体　　　　　　　　　　　　　　　B. 使绒毛发生水泡样变

　　C. 刺激雌激素分泌　　　D. 刺激毛发生长　　　　E. 促进胎儿生长发育

（15）维持妊娠时黄体功能的主要激素是（　　　　）

　　A. 孕酮　　　　　　　　B. 卵泡刺激素　　　　　C. 黄体生成素

　　D. 雌激素　　　　　　　E. 人绒毛膜促性腺激素

（16）妊娠期内不排卵是受哪种因素的影响（　　　　）

　　A. 催乳素　　　　　　　B. 促性腺激素释放激素

　　C. 孕激素　　　　　　　D. 雌激素　　　　　　　E. 孕激素与雌激素

（17）影响生精小管发育最重要的两种激素是（　　　　）

　　A. 催产素与雌激素　　　　　　　　　　　　　　B. 黄体生成素与雄激素

　　C. 生长抑素与雄激素　　　　　　　　　　　　　D. 卵泡刺激素与雌激素

　　E. 卵泡刺激素与雄激素

（18）下列哪项是着床成功的关键条件（　　　　）

　　A. 足够水平的雄激素　　　　　　　　　　　　　B. 足够水平的黄体生成素

　　C. 足够水平的卵泡刺激素　　　　　　　　　　　D. 孕酮分泌水平受到抑制

　　E. 囊胚与子宫内膜适宜的相互作用

（19）于排卵前 1 天引起黄体生成素峰的激素主要是（　　　　）

　　A. 雌激素　　　　　　　B. 孕激素　　　　　　　C. 卵泡刺激素

　　D. 催乳素　　　　　　　E. 人绒毛膜促性腺激素

（20）下列哪项属于雌激素与孕激素的相同作用（　　　　）

　　A. 使体温升高　　　　　B. 促进阴道上皮角化　　C. 使子宫内膜增生变厚

　　D. 子宫内膜腺体分泌　　E. 使子宫颈黏液变稀薄

（21）人类 8 岁前通常不出现青春期的原因是（　　　　）

　　A. 机体不能合成类固醇激素　　　　　　　　　　B. 组织对促性腺激素无反应

C. 垂体不能合成与释放足量的促性腺激素　　　D. 卵巢和睾丸对促性腺激素无反应

E. 下丘脑不能脉冲式地分泌促性腺激素释放激素

（22）小赵，女，28岁，宫颈黏液分泌增多，而且变得稀薄，引起该生理性变化的激素为（　　　）

A. 黄体生成素　　　　　　B 雌激素和孕激素　　　C. 孕激素

D. 雌激素　　　　　　　　E. 人绒毛膜促性腺激素

（23）李女士，26岁，妊娠3个月后入院检查，医生怀疑胎儿宫内死亡，孕妇尿中的哪项指标异常可作为诊断指标（　　　）

A. 雌二醇突然减少　　　B. 雌三醇突然减少　　　C. 雌酮突然减少

D. 孕酮突然减少　　　　E. 人绒毛膜促性腺激素突然减少

（24）患者，女，33岁，平时月经周期规律，通常为28天，于月经周期第17天去医院行刮宫检查，其子宫内膜属于下列哪一期（　　　）

A. 分泌早期　　　　　　　B. 分泌晚期　　　　　　C. 增生早期

D. 增生晚期　　　　　　　E. 排卵期

（25）患者，女，30岁，有正常夫妻生活未避孕，但4年未受孕，去不孕不育门诊诊治过程中，以下哪一个不属于常规检测的激素（　　　）

A. 黄体生成素　　　　　　B. 卵泡刺激素　　　　　C. 前列腺素

D. 催乳素　　　　　　　　E. 雌激素

2. 多选题

（1）下列关于睾酮的生理作用，描述正确的是（　　　）

A. 维持正常性欲　　　　　　　　　　　B. 刺激男性特征的出现

C. 刺激内外生殖器官的发育与成熟　　　D. 促进蛋白质合成

E. 促进蛋白质分解

（2）睾丸支持细胞的功能包括（　　　）

A. 为精细胞供给营养　　　B. 构成血睾屏障　　　C. 产生抑制素

D. 产生雄激素　　　　　　E. 将精子排入曲细精管管腔

（3）体内可以产生雌激素的部位有（　　　）

A. 卵巢　　　　　　　　　B. 胎盘　　　　　　　　C. 睾丸

D. 肾上腺皮质网状带　　　　　　　　　E. 肾上腺皮质球状带

（4）孕激素的作用包括（　　　）

A. 排卵后使基础体温上升0.2～0.5℃

B. 在雌激素作用的基础上，使乳腺发育

C. 在雌激素作用的基础上，促进子宫内膜进一步增生

D. 促进水钠潴留和钙盐沉积

E. 使子宫平滑肌活动减弱

（5）关于雄激素，下列描述正确的是（　　　）

A. 维持正常性欲　　　　B. 属类固醇激素　　　　C. 由睾丸生精细胞合成

D. 促进蛋白质的合成　　　　　　　　　　　　　E. 刺激男性第二性征出现

3. 问答题

（1）简述精子发生及其调节过程。

（2）诱发排卵的黄体生成素是如何形成的？

（3）胎盘可分泌哪些与妊娠相关的激素？其主要作用是什么？

三、学科交叉融合→推动学生创新的问题

1. 单选题

（1）某 36 岁女性，因停经就医，根据临床和实验室检查诊断为卵巢早衰。该患者最不可能出现下列哪项改变（　　　）

A. 血中孕激素降低　　　B. 血中雌激素降低　　　C. 血中 FSH 降低

D. 血中 AMH 降低　　　E. 血中 LH 降低

（2）刺激红细胞生成的激素是（　　　）

A. 孕激素　　　　　　　B. 黄体生成素　　　　　C. 卵泡刺激素

D. 睾酮　　　　　　　　E. 雌激素

（3）患者，女，27 岁，孕 39 周 1 天，因破水入院，入院 5 h 后开始规律阵痛，入待产室等待分娩。在此期间与分娩的启动无关的选项是（　　　）

A. 神经介质的调控　　　　　　　　　B. 胎儿对子宫下段和宫颈的机械扩张

C. 母体与胎儿的内分泌调控　　　　　D. 子宫以及腹肌、膈肌等的收缩

E. 宫颈成熟及子宫下段形成

（4）妊娠末期的产妇意外容易诱发弥散性血管内凝血的原因是（　　　）

A. 纤溶系统活性增高　　　　　　　　B. 不恰当应用纤溶抑制剂

C. 微循环血流淤滞　　　　　　　　　D. 单核吞噬细胞系统功能低下

E. 血液处于高凝状态

（5）宫内死胎引起弥散性血管内凝血是激活下列哪一系统所致（　　　）

A. 内源性凝血系统　　　B. 外源性凝血系统　　　C. 补体系统

D. 激肽系统　　　　　　E. 纤溶系统

（6）麦角新碱治疗产后出血的主要机制（　　　）

A. 升高血压　　　　　　B. 促进纤溶系统　　　　C. 引起子宫平滑肌强直性收缩

D. 舒张血管　　　　　　E. 抑制凝血过程

（7）关于缩宫素的作用，描述正确的是（　　　）

A. 乳腺分泌　　　　　　B. 治疗痛经和月经不调　　C. 小剂量用于产后止血

D. 小剂量用于催产和引产　　　　　　E. 治疗尿崩症

（8）兴奋子宫作用最强、最快的药物是（　　　）

A. 缩宫素　　　　　　　B. 垂体后叶素　　　　C. 麦角毒

D. 麦角安胺　　　　　　E. 麦角新碱

2. 多选题

（1）体内可以产生雌激素的部位有（　　　）

A. 睾丸　　　　　　　　B. 胎盘　　　　　　　C. 卵巢

D. 肾上腺皮质　　　　　E. 子宫内膜

（2）胎盘可以产生的激素包括（　　　）

A. 孕激素　　　　　　　B. 雌激素　　　　　　C. 人绒毛膜促性腺激素

D. 催产素　　　　　　　E. 黄体生成素

（3）下列与妊娠期高凝状态有关的是（　　　）

A. 高脂血症　　　　　　B. 纤溶活性增高　　　C. 高胆固醇血症

D. 抗凝活性降低　　　　E. 凝血因子及血小板增多

（4）常用避孕药物有（　　　）

A. 缓释避孕药　　　　　B. 紧急避孕药　　　　C. 长效避孕针

D. 口服避孕药　　　　　E. 探亲避孕药

（5）关于孕激素的药理作用，描述正确的是（　　　）

A. 抑制黄体生成素分泌　　　　　　　B. 抗醛固酮作用

C. 抗利尿作用　　　　　　　　　　　D. 降低子宫对缩宫素的敏感性

E. 与雌激素一起促使乳腺腺泡发育

3. 问答题

（1）如何判断卵泡是否成熟及排卵？

（2）简述维持妊娠的主要机制。

（3）试述雌激素和孕激素对水钠代谢的影响。

四、举一反三→体现B to B的问题

1. 问答题

（1）根据所学生殖生理知识，设计安全的避孕方法并解释其原理。

（2）缩宫素的用药剂量与药效之间有何关系？

2. 病案分析

患者，女，32岁，未做任何避孕措施，因月经不调，结婚5年未孕就诊。该患者常规体格检查及一般血常规、尿常规等检查均无异常。患者月经周期为25～36天，每次月经持续4～7天，经量适中，无痛经。妇科检查子宫大小正常，外生殖器形态正常。患者丈夫精液分析各项指标正常。

问题：

（1）试分析该患者不孕的可能原因。

（2）综上，患者还需要做哪些检查来确定不孕原因？

参考答案

一、关注生命科学研究热点→聚焦学生感兴趣的问题

1. 单选题：（1）～（5）CECAE

2. 多选题：（1）ABCD （2）ABDE （3）ABCE （4）ACD （5）ABCDE

3. 问答题

（1）答：①输卵管通畅试验；②宫腔镜检查；③腹腔镜检查；④性交后试验和磁共振成像等；⑤卵巢功能检查，包括排卵监测和黄体功能检查。

（2）答：每个月经周期被募集的一群卵泡对卵泡刺激素（FSH）的敏感性并不一致。随着卵泡的生长，卵泡分泌的雌激素通过负反馈作用的方式使垂体FSH分泌有所减少。这时，一般仅有一个发育最快的卵泡由于其FSH阈值最小，对FSH的反应最为敏感，因而能够在已经降低的血中FSH浓度支持下继续发育成熟，而其他卵泡由于得不到足够的FSH的支持而闭锁。这就是卵泡选择的"FSH阈值"学说。按照上述原理，在临床上对不孕患者施行试管婴儿技术的超促排卵时，外源性补充FSH，使血中FSH在相对长的时间维持在较高水平，这就可以使更多的卵泡能持续得到FSH的支持，继续生长并最后达到成熟状态。

二、强化基础知识→训练学生逻辑思维的问题

1. 单选题：（1）～（10）ADBAD BBEDA （11）～（20）CBCAE EEEAC

（21）～（25）CDBAC

2. 多选题：（1）ABCD （2）ABCE （3）ABCD （4）ABCE （5）ABDE

3. 问答题

（1）答：精原干细胞增殖更新，精母细胞经过一次复制和两次连续成熟分裂，形成单倍体的精子。调节过程：睾酮与支持细胞产生的雄激素结合蛋白结合，转运至曲细精管，直接与雄激素受体结合或转变为活性更强的双氢睾酮后与生精上皮的雄激素受体结合，促进精子的生成，细胞再经变态形成精子。

（2）答：月经周期的中期，随优势卵泡成熟，体内雌激素水平进一步提高，此时血中高浓度的雌激素对下丘脑及腺垂体都产生正反馈调节作用，触发下丘脑促性腺激素（GnRH）大量释放，刺激腺垂体分泌的黄体生成素（LH）和FSH大幅增加达峰值，尤以LH峰更为明显。

（3）答：①人绒毛膜促性腺激素（hCG）。在妊娠早期，hCG刺激月经黄体转变成妊娠黄体。②类固醇激素。胎盘能分泌大量孕激素和雌激素，在妊娠黄体萎缩后接替黄体的功能继续保持体内高水平的孕激素和雌激素，以维持妊娠直到分娩。③其他蛋白质激素和肽类激素。胎盘还可以分泌人绒毛膜生长激素、绒毛膜促甲状腺激素、促肾上腺皮质激素（ACTH）、促甲状腺素释放激素（TRH）、GnRH及内啡肽等。其中人绒毛膜生长激素具有生长激素的作用，可调节母体和胎儿的糖、脂肪和蛋白质代谢，促进胎儿生长。

三、学科交叉融合→推动学生创新的问题

1. 单选题：（1）～（8）CDDEBCDE

2. 多选题：（1）ABCD　（2）ABC　（3）ACDE　（4）ABCDE　（5）ABDE

3. 问答题

（1）答：衡量卵泡成熟的标准主要是卵泡大小及分泌雌激素的量，因而在临床上常根据B超检测成熟卵泡直径（15～25 mm）及血中雌激素水平判断卵泡的成熟情况。如有排卵发生，黄体合成、分泌雌激素和孕激素，特别是孕激素水平增加，基础体温也相应升高，因而根据血中孕激素水平及基础体温可以判断是否排卵。

（2）答：受孕后，黄体继续存在，分泌孕酮和雌激素。在受精后第6天左右，胚泡滋养层细胞开始分泌人绒毛膜促性腺激素（hCG），刺激母体持续分泌孕酮和雌激素；此后，胚泡的部分滋养层细胞与母体组成胎盘，可分泌大量hCG、人绒毛膜生长素、雌三醇和孕酮。雌三醇是胎儿与母体共同参与合成的。因此受孕后，妊娠的维持与多种因素有关，包括母体与胎儿、黄体与胎盘及其他等。

（3）答：①雌激素，能够激活肾素-血管紧张素系统，使醛固酮分泌增加，促进肾小管对水、钠的重吸收，故可致轻度的水钠潴留和血压升高；雌激素对儿童可显著增加骨骼的钙盐沉积，促进长骨骨骺愈合；对成人则能增加骨量，改善骨质疏松。②黄体酮，与醛固酮结构相似，通过竞争性对抗醛固酮的作用，增加Na^+和Cl^-的排泄，从而产生利尿作用。

四、举一反三→体现B to B的问题

1. 问答题

（1）答：避孕是指采用一定的方法使妇女暂时不受孕。常用的方法有口服避孕药，如雌孕激素复合制剂，和上节育环等。基本原理主要是通过控制生殖过程中以下环节来达到不受孕的目的：控制精子和卵子产生；阻止精子和卵子结合；使女性生殖道内环境不利于精子获能、生存，或者不适宜受精卵着床和发育。针对受孕的各个环节，采用相应的阻断或终止受孕的措施，可以达到避孕的目的。

（2）答：缩宫素能够直接兴奋子宫平滑肌，加强子宫平滑肌的收缩力和增加收缩频率。子宫平滑肌的收缩强度取决于缩宫素的剂量及子宫的生理状态。小剂量的缩宫素（2～5 U/L）可加强子宫（特别是妊娠末期子宫）的节律性收缩，其收缩性质与正常分娩近似，使子宫底部产生节律性的收缩，对子宫颈则可产生松弛作用，因此便可促使胎儿顺利娩出。然而，大剂量的缩宫素（如10 U/L）可使子宫平滑肌发生持续性的强直性收

缩，从而不利于胎儿的娩出。

2. 病案分析

分析：（1）根据女性生殖功能的特点，妇女成功怀孕必须具备以下基本条件。①女方卵巢功能正常，卵泡能正常发育并排卵；②卵子和精子能够在输卵管内结合成为受精卵；③受精卵从输卵管进入子宫腔继续发育成囊胚，最后植入具备接受态的子宫内膜。

患者不孕的可能原因：①下丘脑、垂体功能异常导致卵泡发育异常和（或）不能排卵；②黄体功能异常导致子宫内膜不能接受胚胎植入；③输卵管病变。

（2）需要做的检查：①生殖相关激素检查（血浆雌二醇、孕酮、睾酮、FSH、LH、催乳素、AMH）；②B超观察卵泡发育，结合基础体温判断有无排卵，并观察子宫形态及内膜厚度；③输卵管造影诊断输卵管的通畅程度。

参考文献

［1］周华, 杨向群. 人体解剖生理学[M]. 8版. 北京: 人民卫生出版社, 2022.

［2］王庭槐. 生理学[M]. 9版. 北京: 人民卫生出版社, 2018.

［3］王建枝, 钱睿哲. 病理生理学[M]. 9版. 北京: 人民卫生出版社, 2018.

［4］杨宝峰, 陈建国. 药理学[M]. 9版. 北京: 人民卫生出版社, 2018.

［5］李俊. 临床药理学[M]. 6版. 北京: 人民卫生出版社, 2018.

［6］陈誉华, 陈志南. 医学细胞生物学[M]. 6版. 北京: 人民卫生出版社, 2018.

［7］曹雪涛. 医学免疫学[M]. 7版. 北京: 人民卫生出版社, 2018.

［8］姚文兵. 生物化学[M]. 9版. 北京: 人民卫生出版社, 2022.

［9］李继承, 曾园山. 组织学与胚胎学[M]. 9版. 北京: 人民卫生出版社, 2018.

［10］郝希山, 魏于全. 肿瘤学[M]. 4版. 北京: 人民卫生出版社, 2010.

［11］Tang D, Kang R, Berghe T V, et al. The molecular machinery of regulated cell death[J]. Cell Res, 2019, 29 (5): 347-364.

［12］Meng Y, Sandow J J, Czabotar P E, et al. The regulation of necroptosis by post-translational modifications[J]. Cell Death Differ, 2021, 28 (3): 861-883.

［13］Liu S, Yao S, Yang H, et al. Autophagy: Regulator of cell death[J]. Cell Death Dis, 2023, 14 (10): 648.

［14］Strasser A, Vaux D L. Cell Death in the Origin and Treatment of Cancer[J]. Mol Cell, 2020, 78 (6): 1045-1054.

［15］Dixon S J, Olzmann J A. The cell biology of ferroptosis[J]. Nat Rev Mol Cell Biol, 2024, 25 (6): 424-442.

［16］Wei Z D, Liang K, Shetty A K. Complications of COVID-19 on the Central Nervous System: Mechanisms and Potential Treatment for Easing Long COVID [J]. Aging Dis, 2023, 14 (5): 1492-1510.

［17］Xia X. Domains and Functions of Spike Protein in SARS-CoV-2 in the Context of Vaccine Design[J]. Viruses, 2021, 13 (1): 109.

［18］Choudhury A, Mukherjee S. In silico studies on the comparative characterization of the interactions of SARS-CoV-2 spike glycoprotein with ACE-2 receptor homologs and human TLRs[J]. J Med Virol, 2020, 92 (10): 2105-2113.

［19］Duan T, Xing C, Chu J, et al. ACE2-dependent and -independent SARS-CoV-2 entries dictate viral replication and inflammatory response during infection[J]. Nat Cell Biol, 2024, 26 (4): 628-644.